PROGRESS IN LATIN AMERICA (IN THE POST-COVID REALITY)

PROGRESO

EN AMÉRICA LATINA

(EN UNA REALIDAD POST-COVID)

Editoras: Magdalena Lisińska, Monika Sawicka

Jagiellonian University Press

PROGRESS

IN LATIN AMERICA

(IN THE POST-COVID REALITY)

Edited by: Magdalena Lisińska, Monika Sawicka

Jagiellonian University Press

Publikacja została sfinansowana przez Uniwersytet Jagielloński ze środków Instytutu Amerykanistyki i Studiów Polonijnych.

Recenzent
dr hab. Katarzyna Krzywicka, prof. UMCS

Projekt okładki
Marta Jaszczuk
Na podstawie plakatu autorstwa DoLasu Pracowania Graficzna

ISBN 978-83-233-5404-8 (druk)
ISBN 978-83-233-7584-5 (PDF)
https://doi.org/10.4467/K7584.141/23.24.19622

JAGIELLONIAN
UNIVERSITY
PRESS

www.wuj.pl

Wydawnictwo Uniwersytetu Jagiellońskiego
Redakcja: ul. Michałowskiego 9/2, 31-126 Kraków
tel. +48 12 663 23 80
Dystrybucja: tel. 12 631 01 97
tel. kom. +48 506 006 674, e-mail: sprzedaz@wuj.pl
Konto: PEKAO SA, nr 80 1240 4722 1111 0000 4856 3325

CONTENTS

PART III: HUMAN RIGHTS

PART IV: MIGRATION AND VIOLENCE

http:/orcid.org/0000-0001-9625-9495
Magdalena Lisińska

magdalena.lisinska@uj.edu.pl

http:/orcid.org/0000-0002-8889-6061
Monika Sawicka

monika.sawicka@uj.edu.pl

INTRODUCTION

Introducción

Goodbye to Macondo – such was the title of Latinobarómetro's annual report published in October 2021. The caption unequivocally referred to one of the most brilliant novels of the 20th century, in which Gabriel García Márquez placed his characters in a fictional village, cut off from the world and devoid of memory. Presenting the results of public opinion polls conducted among Latin American citizens, the report's authors pointed to uninspiring data from early 2021, which showed that a region with 8% of the world's population concentrated 20% of all cases and as many as 30% of deaths from SARS--CoV-2 (Corporación Latinobarómetro, 2021: 5). The pandemic once again shed light on core and age-old challenges facing the region, related to governance, public health, economic progress, and social policies, as well as citizen participation in the search for solutions to pressing problems. The data we have at the beginning of 2023 allows us to point to Latin America as a region particularly affected by the pandemic. The World Bank did not hesitate to say so either, reporting on its website that Latin America is the region "hardest hit by the COVID-19 pandemic" (World Bank, 2023). From the start of the pandemic through early February 2023, the region recorded 1.76 million deaths (approx. 26%). Peru became the country with the world's highest mortality rate due to the *coronavirus* disease (664.85 per 100,000 population), and Brazil the country with the second-highest number of deaths in absolute terms (697.533 as per 9th of February 2023) (Johns Hopkins University & Medicine, 2023). With an economic contraction of 6.8% in GDP and 7.7% in GDP per capita in 2020, the pandemic also dragged millions back into poverty and extreme poverty (reaching 32.1% and 13.8% respectively in 2021) and increased inequalities (with the GINI index being on average 0.7% higher on average in 2020 than in 2019) (ECLAC, 2022: 18). Published in the midst of a pandemic that has taken a tragic toll on Latin America, the Latinobarómetro report, however, not only drew attention to the endemic problems facing the region, but also smuggled in a message of opportunity and new prospects. New technologies which in recent years became accessible to many of the region's poor allowed millions of marginalized Latin Americans to follow on their smartphone screens how other places around the world were dealing with the health crisis and the political, economic and social challenges it posed. In a reality in which the Internet allowed for comparisons, challenging the policies of local elites, an opportunity opened up for the region's residents to "become part of the great globalized society that wants common goals" (Corporación Latinobarómetro, 2021: 7; authors' translation). The same technologies also enabled residents of other regions to follow the reactions of Latin American citizens to the pandemic: their determination and agency through which they often sought to support the residents of their communities through local initiatives. By doing this they often substituted for the state, absent as it was from many groups of its citizens.

The premise of creating a space for an interdisciplinary discussion of the opportunities and threats that the coronavirus pandemic has opened up to 670 million Latin American citizens also guided the organizers of the 6th Kraków Conference of Latin American Studies *Progreso en América Latina (en una realidad post-COVID)* [*Progress in Latin America (in a post-COVID reality)*], which was held on the 1st and 2nd of April 2022. This was yet another edition of the regular meetings organized by the Department of Latin American Studies at the Jagiellonian University.[1] The event was special, as the day before, on the 31st of March, the Department celebrated its bicentennial anniversary. The event was attended by established scientists and students from Mexico, Ecuador, Peru, Brazil, Argentina, Australia, The United States, Spain, Austria, Lithuania, Serbia, and Poland. During the two-day event, we sought to address questions about the lessons learned by Latin American countries and societies from the pandemic, key issues which require immediate state intervention, identify groups of citizens particularly vulnerable and affected by the pandemic, as well as grassroots initiatives that were started by Latin American societies. Among other things, we discussed new development models for the region, the human rights which Latin Americans once again had to fiercely defend, the political tensions that the sanitary crisis has further sharpened, the transformations taking place in urban spaces, and the reality of migrants risking their lives and health in search of a better tomorrow.

We are pleased to present some conclusions and reflections on our discussions.[2] The various parts of this book focus on important aspects of Latin America's reality in times

---

1 Conclusions from previous editions of the conference were presented in earlier publications, including *La Violencia en América Latina: Retos y perspectivas para el future* [Violence in Latin America: Challenges and Prospects for the Future], eds. Á.-B. Espina Barrio, K. Derwich, M. Sawicka, Kraków: Jagiellonian University Press, 2021; *Migraciones y diásporas en la América Latina contemporánea* [Migrations and Diasporas in Contemporary Latin America], eds. K. Derwich, M. Sawicka, Kraków: Jagiellonian University Press, 2018; *Los derechos humanos en América Latina. Teoría y práctica* [Human Rights in Latin America: Theory and Practice], eds. K. Derwich, M. Kania, Kraków: Jagiellonian University Press, 2014; *Ruchy społeczne i etniczne w Ameryce Łacińskiej* [Social and Ethnic Movements in Latin America], eds. K. Derwich, M. Kania, Kraków: Wydawnictwo Uniwersytetu Jagiellońskiego, 2012; *Doświadczenie demokracji w Ameryce Łacińskiej* [The Experience of Democracy in Latin America], eds. A. Kaganiec-Kamieńska, M. Kania, Kraków: Wydawnictwo Uniwersytetu Jagiellońskiego, 2008.

2 While noting that the views and conclusions express the positions of the authors and do not necessarily reflect the positions of the editors of the volume.

of pandemic. The initial reflections focus on a broader consideration of the geopolitical and geoeconomic location of Latin America in the world. Among factors that determine this position is the recent one: the coronavirus crisis. Slobodan S. Pajović's chapter emphasizes that the sanitary emergency, acutely felt in the region, has implications for the political and economic cycles that distinguish the region. The author also considers the global reshaping of the international system, further dynamized by the pandemic, which may lead to a different positioning of Latin America in the world. The contributors to the first part of the volume also stress that the health crisis has once again exposed the weaknesses of the neoliberal economic model, which is becoming increasingly unacceptable to millions of citizens in the region. Johannes Maerk draws a picture of the global career of neoliberalism. While the author stresses that the financial crisis of 2008 did not undermine the foundations of the global economic framework based on premises dating back to the ideas of Friedrich Hayek, he poses the question of whether the global health crisis will prove to be a watershed event for the world economy. This thought is continued by Miguel Ángel Urrego, who notes that while the pandemic may have initially provided the impetus to continue neoliberal policies, coupled with tardiness in the implementation of assistance programs, such policies encountered resistance from citizens. His chapter analyses the aftermath of neoliberal policies – the *estallido social* (social outburst) that swept through the countries of the region, opening up new opportunities for social movements. Andrés Musacchio and Jürgen Kaiser turn their attention to the problem of the debt crisis facing countries in the Global South, which has recently been further exacerbated by the global epidemiological crisis, in addition to factors such as global warming and the Russian invasion of Ukraine. The authors then focus on analysing the case of Argentina, touching also on possible exit strategies from the impasse. Isabella Spies Agraz writes about the group of citizens most threatened by the economic policies in Latin America, who at the same time were exceptionally affected by the pandemic. Her chapter, on indigenous peoples, contrasts the contemporary dominant neoliberal view of development with the understanding of development of indigenous peoples, and elaborates on the long-term challenges of implementing programs based on the former.

The authors of the next section point out the complex political situation and tensions, persisting due to a series of challenges that governments in Latin America have tried to address for decades with varying results. Since the pandemic coincided with elections in many countries, several authors pose the question whether the pandemic could have affected election results in countries in the region. This issue is looked at by Ieva Giedraitytė in her study about Honduras. The author finds that despite the notable presence of the topic in the narratives of presidential candidates in 2021 that were discernible in social media, the sanitary crisis was not the main factor that impacted the electoral outcome. The particularly grim political and economic situation of Haiti is presented by Katherine Cheung García, who describes the acute consequences of PetroCaribe's downfall for the state's stability. Examining the deepening chaos on the island, the author supplements this picture with data on the pandemic, which has not spared the most fragile country of the Americas. In this section three chapters are devoted to Brazil, a country whose struggles with the pandemic have been followed across the world, in large part because of the denialist standing of President Jair Bolsonaro, until recently its leader, who challenged the scientific knowledge and recommendations of epidemiologists, opposing the social distancing policies implemented by many state governors. Rajko Petrović outlines the scale of the pandemic in Brazil and highlights the reasons that led to a dramatic surge of cases, including the lack of consistent action by the federal government. His chapter also assesses the significance that the health crisis had on the outcome of the 2022 presidential election. The authors of the next chapter, Camila Amorim Jardim and Devika Misra, also weigh in on the key points of the 2022 presidential debate. Their chapter, starting from an analysis of the populist ideology adopted by Bolsonaro, highlights the crucial importance of social programs in a country where the pandemic has contributed to increased hunger and poverty. While both major candidates emphasized the need to continue conditional cash transfers, the program offered by President Bolsonaro raised concerns about its allocation criteria. The final chapter in this part of the book centers on public universities under Bolsonaro, which were repeatedly attacked as hubs promoting the development of expert knowledge and opposing the construction of a post-truth reality. The latter practice was further highlighted by the scale of fake news to which the power elite resorted during the pandemic. Amurabi Oliveira presents the growing conflict between Brazil's far right and public universities using the example of the Federal University of Santa Catarina, located in one of the states where Bolsonaro enjoyed the highest support in recent years.

The extraordinary measures and restrictions that Latin American governments have drawn upon also raise questions about the lawfulness of such decisions and their impact on human rights in the region. The third section of the book is devoted to this matter. M. Isabel Garrido Gómez emphasizes, in her chapter, the importance of a human rights-based approach that should be the foundation of the state administrations' policies, as their task is to ensure adequate levels of protection for the most vulnerable members of the society. The issue of non-compliance with human rights and the progressive process of democratic backsliding is addressed in the next chapter, by Laura Loeza Reyes and Carla Ivonne Martínez Hernández. In it, both researchers analyse the rule of Andrés Manuel López Obrador in Mexico and the deteriorating working conditions for NGOs and journalists. The issue of human rights violations during the pandemic is also presented by Daria Konarska, who focuses on the case of Colombia led by President Iván Duque. In her analysis, the author focuses on the abuse of power against the 2021 *El Paro Nacional* protesters, gender-based violence, and the killings of former FARC members and human rights defenders. In the last chapter of this section Magdalena Lisińska discusses the arrangements made by the Argentine authorities to commemorate the 40th anniversary of the naval war on the South Atlantic, which was memorialized in the midst of the pandemic. The event is understood as a fundamental part of the state's memory policy that makes use of the Malvinas/Falklands with the aim of strengthening national unity.

Millions of people in Latin America and Central America in particular did not live in conditions that would have allowed them to stay at home during the ongoing health crisis. The last part of the book focuses on migrants who continued their efforts to find a better and often safer place to live in times of pandemic as well as on the question of security. In his chapter, Daniel Manchinelly scrutinizes access to health care for the irregular migrant population during the pandemic in the United States in 2020. The author explores how policies adopted by the administration of Donald Trump, by abandoning a human rights-based approach, made the group particularly vulnerable to the pandemic.

What follows is an analysis of discursive practices and policies regarding migrants from countries of the Northern Triangle seeking refuge, through their passage across Mexico, in the United States. Érica Sarmiento points out that these practices dehumanize people by transforming the question of human security into border and state security threatened by migrants, as well as treating human beings as disposable bodies. In the last chapter of the book Zulia Orozco Reynoso presents the results of her study on security challenges in the Mexican state of Baja California. Besides being plagued by the SARS-CoV-2 virus more recently, the state for has experienced for decades a severe security crisis. Her chapter analyses whether and how the pandemic changed the patterns of crime in Baja California.

The 6th Kraków Conference of Latin American Studies holds a special meaning for the organizers and participants also because it was the last one organized by an extraordinary academic and dear friend, Professor Karol Derwich, prominent Latin Americanist, head of the Department of Latin American Studies and the Mexican Center at the Institute of American Studies and Polish Diaspora. Both in his research, teaching work, and as an organizer of periodic conferences dedicated to Latin America, Karol Derwich always sought to develop and disseminate knowledge on the region that was his great love. He was also the link that for many years managed to connect and develop a dialogue between researchers from Poland and prominent scientists from research institutions in Mexico, Venezuela, Colombia, Peru, Chile, Argentina and Brazil, among many others. Despite numerous challenges and difficulties, the pandemic being one more of them, Latin America never ceased to enchant and amaze him. In organizing the Kraków Conference of Latin American Studies, Karol Derwich aimed to make debates on challenges a starting point for conversations about new opportunities and possibilities. The volume we are handing over attempts to account for an extremely difficult moment in the region and thus accentuates the many trials facing Latin American countries and societies. However, we hope that the attempt to analyse the policies undertaken in the region in the years of the coronavirus pandemic can contribute to further discussions on the development paths that are opening up. For we also believe and agree with Latinobarometro's authors that "the societies that will emerge from the pandemic in Latin America will no longer be Macondo, hidden in a self-referential jungle where everything starts from the beginning with a cyclical time without memory", but increasingly conscious citizens demanding that governments respect their rights (Corporación Latinobarómetro, 2021: 7, authors' translation).

Kraków, 9 of February 2023

References

Corporación Latinobarómetro (2021). *Informe 2021. Adios a Macondo.* Santiago de Chile.

Derwich, K., Kania, M. (eds.) (2012). *Ruchy społeczne i etniczne w Ameryce Łacińskiej* [Social and Ethnic Movements in Latin America]. Kraków: Wydawnictwo Uniwersytetu Jagiellońskiego.

Derwich, K., Kania, M. (eds.) (2014). *Los derechos humanos en América Latina. Teoría y práctica* [Human Rights in Latin America: Theory and Practice]. Kraków: Jagiellonian University Press.

Derwich, K., Sawicka, M. (eds.) (2018). *Migraciones y diásporas en la América Latina contemporánea* [Migrations and Diasporas in Contemporary Latin America]. Kraków: Jagiellonian University Press.

ECLAC (2022). *The sociodemographic impacts of the COVID-19 pandemic in Latin America and the Caribbean* (LC/CRPD.4/3). Santiago de Chile.

Espina Barrio, Á.-B., Derwich, K., Sawicka, M. (eds.) (2021). *La Violencia en América Latina: Retos y perspectivas para el future* [Violence in Latin America: Challenges and Prospects for the Future]. Kraków: Jagiellonian University Press.

Johns Hopkins University & Medicine (2023). *Mortality Analyses*. Available at: https://coronavirus.jhu.edu/data/mortality (access: 9.02.2023).

Kaganiec-Kamieńska, A., Kania, M. (eds.) (2008). *Doświadczenie demokracji w Ameryce Łacińskiej* [The Experience of Democracy in Latin America]. Kraków: Wydawnictwo Uniwersytetu Jagiellońskiego.

World Bank (2023). *The World Bank in Latin America and the Caribbean. COVID-19 (Coronavirus) Response*. Available at: https://www.worldbank.org/en/region/lac/coronavirus (access: 9.02.2023).

PART I

ECONOMY AND GEOPOLITICS

http:/orcid.org/0000-0001-7256-097X
Slobodan S. Pajović

pajovicslobodan@gmail.com

LA GEOPOLÍTICA Y GEOECONOMÍA EN LA AMÉRICA LATINA POSPANDÉMICA

Geopolitics and geoeconomics in post-pandemic Latin America

Abstract

Looking at the geopolitical position of Latin America in the twenty-first century, diverse internal and external variables that influenced the development and affected in different ways the geoeconomic changes and international positioning of the region become evident.

The most important internal variable is the cyclicality in the regional ideological-political history, which impacted economic, political, and integrative development. Further, the additional consequences of the rivalry between conservative and progressive governments caused by the pandemic will be considered. They exposed many weaknesses in Latin American governance, especially in health and social policies. However, the pandemic is only one of the causes leading to a crisis of the neoliberal development model that caused the dismantling of several State jurisdictions and instruments.

The analysis of external variables will show that Latin American geopolitics changed significantly over the first 15 years of the twenty-first century. Progressive, leftist, or revolutionary governments, by strengthening Latin American integrationist regionalism, opened space for the region's new multipolar projection. There is no doubt that, within these frameworks, the challenges of the pandemic caused numerous problems that are not limited to a sanitary and preventive character. This chapter will focus on the analysis of the changes that have taken place in the field of Latin American geopolitics and geoeconomics: the international position of the region and the presence and influence of external actors. In short, it will seek to answer the following question: can some new geopolitical and geoeconomic drivers be identified in Latin American foreign policy strategies despite the existing political and ideological divergences?

Keywords: Latin America, geopolitics, pandemic, political cycles, multipolarity, COVID-19

Resumen

Al observar la posición geopolítica de América Latina en el siglo XXI, es evidente que existen diferentes variables internas y externas que incidieron en el desarrollo e influyeron de forma diferente en cambios geoeconómicos y de posicionamiento internacional de la región.

La variable interna más importante es la ciclicidad en la historia ideológico-política regional, que tuvo consecuencias en el desarrollo económico-político e integrativo. Además, se considerarán las consecuencias adicionales de la rivalidad entre gobiernos conservadores y progresistas causadas por la pandemia que ha mostrado muchos puntos débiles de la gobernabilidad latinoamericana y, sobre todo, en el ámbito de salud y los temas sociales. Sin embargo, la pandemia es solo una de las causas de la crisis del modelo neoliberal de desarrollo que supuso el desmantelamiento de varias jurisdicciones e instrumentos de Estado.

El análisis de las variables externas mostrará que la geopolítica latinoamericana cambió significativamente durante los primeros 15 años del siglo XXI. Los gobiernos progresistas, de izquierda o revolucionarios, al fortalecer el regionalismo integrador latinoamericano, abrieron espacio para una nueva proyección multipolar de la región. No cabe duda de que, dentro de esos marcos, los desafíos de la pandemia provocaron numerosos problemas no solamente de carácter sanitario y preventivo. Sin pretensiones de analizar con más detalles las consecuencias económicas, sociales y sanitarias, ese texto se centrará en análisis de los cambios que se han dado en el campo de la geopolítica y la geoeconomía latinoamericana: la posición internacional de la región y la presencia e influencia de actores externos a ella. En resumen, se buscará la respuesta a la siguiente pregunta: ¿se pueden identificar algunos nuevos impulsores de carácter geopolítico y geoeconómico en las estrategias de política exterior latinoamericana a pesar de las existentes divergencias políticas e ideológicas?

Palabras claves: América Latina, geopólitica, pandemia, ciclicidad política, multipolaridad, COVID-19

Algunas advertencias introductorias sobre la crisis provocada por la pandemia

La explicación de la hipótesis inicial requiere identificar los elementos básicos de análisis que servirán para argumentar la postura de que durante las dos primeras décadas del siglo XXI se han producido cambios significativos en la geopolítica y geoeconomía latinoamericana. Por ende, la pandemia fue solo uno de los importantes promotores externos que aceleraron ese proceso.

En realidad, hay que observar y analizar varios procesos en los que participan de forma interactiva los contextos interno y externo-internacional (global) y que inciden de manera directa en las modificaciones de los principales rectores geopolíticos de América Latina. En otras palabras, se trata del fenómeno de la ciclicidad político-ideológica y económica, consecuentes cambios en la política exterior, aparición de nuevos interlocutores externos, reorientaciones en las agendas de integración, cuestiones de seguridad, etc., que forman parte de estos procesos, así como sus consecuencias en el desarrollo del regionalismo en América Latina, su estructura y su posición internacional. Al constatarlo, parece importante tener en cuenta que la variable interna junto con las consecuencias de su interacción con las externas son el fenómeno que sirve para evaluar multidimensionalmente una situación histórica determinada. Sobre este tema se expresaron varias opiniones de los más destacados expertos en estudios regionales, quienes enfatizan el significado de la nueva posición internacional de América Latina, el surgimiento de nuevos socios como resultado del fortalecimiento de multilateralismo en el mundo, así como diversos instrumentos a través de los cuales América Latina ha podido incidir en los acontecimientos mundiales[1].

De hecho, cuando se observan las variables externas (la vinculación y las interacciones entre los contextos regional, internacional y global), a primera vista la pandemia fue el detonador de una profunda crisis sistémica acumulada que ya se podía divisar durante las dos primeras décadas del siglo XXI. Según Jiménez (2017: 1-39) su velocidad, consecuencias psicológicas y otras numerosas de distinta índole demostraron que el Estado neoliberal minimalista, presente en la mayoría de los países regionales *a posteriori* de la reforma neoliberal, no disponía de suficientes autoridades, capacidad y aún menos de los instrumentos correspondientes para responder a tantos desafíos que emergieron durante dos años de pandemia[2]. De hecho, la progresiva y acelerada expansión de la pandemia generaba en América Latina problemas similares a los de otras regiones con países en desarrollo. Es decir, surgieron múltiples y complejas consecuencias de tipo político, económico, social y sanitario.

Incluso, muchos autores opinan que la pandemia causó una crisis sin precedentes en América Latina, demostrando fallas estructurales acumuladas a partir de la crisis de la deuda en la década de 1980 y la última crisis financiera de 2009. La región ha registrado después de esa última crisis un período de diez años de bajo rendimiento económico y estancamiento de la inversión extranjera directa por lo cual no hubo una mayor recuperación productiva. Perduraron y aumentaron la informalidad laboral, la pobreza, la inseguridad alimentaria y la desigualdad social[3]. La política de severos ajustes fiscales adoptada por la mayoría de los gobiernos agravó aún más la situación social y, sobre todo, la pobreza, puesto que fue notablemente reducida la capacidad de desarrollar políticas

---

1 Señalaremos solo algunos autores que, a nuestro juicio, revisan y explican los aspectos más importantes de este proceso. Sus trabajos están accesibles en el Internet. Entre otros: Carlos Malamud Rikles, Alberto van Klaveren, Heraldo Muñoz, Vladimir Davydov, Manfred Mols, Andrés Serbin, Mariano Turzi, Víctor López Villafañe, Víctor M. Mijares, etc.

2 Por ejemplo, el español Jiménez Redondo (2017: 1-39) asevera que el neoliberalismo como concepto o fundamento ideológico tuvo consecuencias tanto a escala mundial como al interior de los países y sus sociedades. La idea de desmantelar el costoso, y a menudo ineficaz, Estado de bienestar social se basó en la idea del Estado mínimo, cuya finalidad es reducir la fuerza y los gastos de un aparato interventor para elevar supuestamente la competitividad económica en el mercado global, que es visto como el mecanismo más importante de asignación de recursos.

3 En el *Informe sobre el impacto económico en América Latina y el Caribe de la enfermedad por coronavirus (COVID-19)* elaborado por la CEPAL (2020) a petición de la Comunidad de Estados Latinoamericanos y Caribeños (CELAC) se destaca que la pandemia llegó a América Latina y el Caribe en un momento de debilidad económica y de vulnerabilidad macroeconómica. Se recalca que, después de la crisis financiera mundial (2010-2019), la tasa de crecimiento del PIB regional bajó del 6% al 0.2%; más aún durante el período 2014-2019 que se caracterizó por el menor crecimiento desde la década de 1950 (0-4%). A medida en que la pandemia progresaba en la región, causando una profunda crisis sanitaria, económica y social, empezó a hablarse de la mayor crisis económica y social de la región en décadas con efectos altamente negativos en el empleo, el combate a la pobreza y la reducción de la desigualdad.

compensatorias. Sin embargo, hay que mencionar que los quince años de los gobiernos progresistas del siglo XXI trajeron una recuperación económica leve, pero inestable, por lo cual no hubo mayores cambios cuando se observan los indicadores económico-financieros más importantes.

Adicionalmente, hay que reconocer que la llegada de la pandemia a América Latina ha encontrado un complejo y tenso panorama socio-económico: la creciente desigualdad, la vulnerabilidad de los estratos medios de la población, la pobreza y la extrema pobreza. En realidad, las sociedades latinoamericanas estaban ya en medio de una crisis causada por el debilitamiento de la cohesión social y la erupción de múltiples manifestaciones de descontento popular en varios países. En breve, además de las lamentables pérdidas humanas, los repetidos brotes epidemiológicos afectaron muy seriamente las economías regionales profundizando aún más la crisis de su modelo de desarrollo[4].

Si bien la crisis de la pandemia es observada como una variable externa, pero de carácter global, sus efectos en América Latina evidenciaron varios puntos débiles del modelo de desarrollo latinoamericano, que oscilaba entre el desarrollismo progresista y el conservadurismo, es decir, la fase neoliberal del desarrollo. Según Malamud y Nuñez Castellano (2020: 6-11), la crisis demostró la profunda debilidad de la mayoría de los gobiernos regionales, su incapacidad para atender y solucionar, de forma adecuada, las demandas sociales, la profundización de las diferencias de clase, el aumento de la pobreza y la marginación. Paralelamente, la llegada rápida e inesperada de la pandemia también señaló varias debilidades de los Estados para tomar medidas de emergencia en el ámbito de los servicios públicos y, en particular, el sanitario. En definitiva, las condiciones de estancamiento económico, la frágil gobernabilidad, los instrumentos estatales de administración débiles e ineficientes, el aumento de la corrupción y el mal funcionamiento de los servicios públicos en salud, seguridad social, educación, transporte y seguridad ciudadana causaron el descontento popular generalizado y varios estallidos de conflictos sociales masivos que cambiaron el panorama político regional[5].

---

4 Por ejemplo, el impacto de la pandemia sobre la actividad económica en México ha sido muy significativo. Las consecuencias directas pueden identificarse en varios sectores de la economía mexicana la que, según el PIB, ocupa el segundo lugar de América Latina y el decimoquinto del mundo. Según fuentes consultadas, en tan solo dos semanas desde el estallido de la pandemia México redujo 0.4% su PIB. Posteriormente, la economía mexicana fue afectada por el cierre de varios países y la correspondiente cancelación de vuelos internacionales. También se indica que el confinamiento en países asiáticos y europeos causaron las primeras disrupciones importantes en los procesos productivos asociados a las cadenas globales de valor de algunos sectores manufactureros (Esquivel, 2020; Beteta, 2020; Gutiérrez-Moreno, 2020).

5 Malamud y Núñez Castellano en su análisis titulado *El COVID-19 en América Latina: desafíos políticos, retos para los sistemas sanitarios e incertidumbre económica* (2020) subrayan principalmente la importancia de los problemas de gobernabilidad en los momentos iniciales y posteriores a llegada de la pandemia en América Latina. Destacan que faltó una lucha rápida y eficaz contra la expansión de la pandemia por parte del Estado y sus instituciones. Buscando razones y causas de tal situación, que fue característica de casi toda la región, anotan entre otras cosas que la mayoría de los gobiernos no estaban en capacidad de actuar con rapidez y eficiencia tanto por el estancamiento económico como por la erosión de la situación política en condiciones de tensión social e insatisfacción generalizada. Además, establecen particularidades como la plena crisis de liderazgo político-social (Chile); la incapacidad de afrontar una nueva crisis económica de enorme magnitud (Argentina); el hecho de que los mandatos presidenciales se encontraran en el tramo final (Perú y Ecuador); los

De lo anterior, se desprende que la pandemia apuntó a los principales problemas, debilidades y vulnerabilidades de la América Latina contemporánea en situaciones de emergencia. Su desarrollo político y socioeconómico inestable, el rol reducido e inadecuado del llamado *Estado minimalista*, la existencia de administraciones estatales disfuncionales, la corrupción en alza, la pobreza creciente y la insatisfacción social generalizada fuertemente manifestada en varios países de la región. Al considerar las demás consecuencias que ha dejado la pandemia, como el número de muertos, los problemas en la adquisición de vacunas y otros materiales médicos y el aumento de la violencia y el desempleo, es evidente que el principal desafío que se presenta en este sentido es la urgente redefinición del Estado y sus competencias, en especial la política social y el desarrollo económico sostenible como apoyo a la solución de los problemas de pobreza y marginación. Con todo, parece que los países de esta región tendrán la tarea urgente de iniciar una reforma integral del Estado que inevitablemente incluirá reformas constitucionales, considerando que, en la década de los noventa, se adoptó una serie de cambios constitucionales durante el proceso de adaptación a los principios de la reforma neoliberal contenidos en el Consenso de Washington[6].

Resumiendo, ya se destacó que, incluso antes de la pandemia, era evidente que el modelo de desarrollo latinoamericano estaba en crisis y quedaban demostrados su agotamiento, sus limitaciones estructurales y de balanzas de pago, su creciente desigualdad, sus exportaciones concentradas en sectores de baja tecnología, su crisis cambiaria y de deuda cíclica, sus bajos índices de crecimiento económico y el aumento de la informalidad y la pobreza, etc. Por todo esto, en los debates llevados a cabo en la región, se ha opinado que la recuperación posterior a la pandemia debería ser un período de transformación del modelo de desarrollo, de fortalecimiento de Estado y de la democracia, de

---

efectos de una campaña electoral muy polarizada (Bolivia); administraciones públicas muy débiles (la mayoría de Centroamérica y el Caribe); un fuerte deterioro institucional y económico (Nicaragua y Venezuela) o que se tratara de Estados fallidos (Haití). Los autores expresaron que las dos grandes potencias regionales (México y Brasil) serán las más afectadas por la extensión del coronavirus. Brasil es ya el país con mayor número de infectados y en el caso de México uno de sus grandes riesgos es su cercanía a EEUU y su rápido ritmo de propagación de la enfermedad.

6 Es bien conocido que la crisis constitucional desatada en Chile a raíz de lo sucedido a partir del 18 de octubre de 2019 ha demostrado el vínculo directo entre la constitución y el descontento social. Otra pregunta es si un proceso constituyente, como fue previsto en Chile, tiene suficiente potencial para sanear las consecuencias de un malestar acumulado y una crisis social. Durante la última década, en Chile hubo un debate sobre el futuro de la democracia que fue amenazada tanto por la situación política como social. En el centro de los debates se impuso el estado de desarrollo del capitalismo neoliberal y sus deficiencias frente a las alternativas exigidas por amplios estratos sociales. De hecho, una de las causas principales de la crisis chilena es el mismo sistema político basado en unos partidos tradicionales distanciados de los ciudadanos y sus problemas. En todo caso, el mencionado estallido social, sus consecuencias políticas, sociales e institucionales impuso inevitablemente la necesidad de reformar el modelo capitalista chileno. Por ejemplo, según Gutiérrez Campos (2019) en Chile el Estado y sus instituciones, que son la base del orden social, debían ajustarse a las exigencias de una clase política y empresarial de ideología neoliberal que optó por la expansión de los mercados globales, pero descuidó la construcción de un sistema efectivamente democrático y participativo. En ese sentido, indica que la modernización del Estado se apoyaba en la creciente implementación de recursos tecnológicos para ofrecer una relación más rápida y directa con los ciudadanos, pero desatendiendo y descuidando servicios y programas para responder a las necesidades ciudadanas.

respeto a los derechos humanos y de mantenimiento de la paz social con base en el desarrollo sostenible. En el centro de estas ideas está el nuevo papel de Estado que debería sostenerse en un equilibrio entre el Estado de derecho, el mercado y la sociedad civil, poniendo énfasis en la transparencia, la consolidación democrática y la inclusión. En resumen, la pandemia ha indicado que el Estado en América Latina tendrá muchos retos para recuperar la confianza ciudadana y, sobre todo, para construir nuevos servicios civiles y profesionales, combatiendo la corrupción, fortaleciendo la institucionalidad Estatal y respetando el sistema de contrapesos de los distintos poderes como base de un nuevo y eficaz Estado de derecho[7].

Después de la pandemia: ¿hacia donde van la geopolítica y la geoeconomía latinoamericana?

Al observar el desarrollo general de América Latina durante las primeras dos décadas del siglo XXI, se pueden detectar varios cambios geopolíticos y geoeconómicos importantes. Las causas de estos cambios son diversas: internas, externas, ideológicas, político-económicas, culturales-civilizatorias, lingüísticas, etc. Independientemente de esta multitud de causas, el denominador común de lo manifestado se puede ver y analizar en forma de dos procesos paralelos: a nivel interno se produce una desfragmentación acelerada del regionalismo latinoamericano tradicional, mientras que, a nivel internacional, se plasma una clara aspiración de los países regionales a sumarse a la multipolaridad del mundo actual. Sin embargo, se evidenció paralelamente que el éxito de ambos procesos dependía de la ciclicidad política interna condicionada por las diferencias ideológicas existentes, que son de facto una de las principales características y obstáculos para el desarrollo sostenible de estos países.

En el marco del análisis mencionado, evaluar la importancia y el impacto de la geopolítica y la geoeconomía para la posición internacional de América Latina y sus relaciones con el mundo contemporáneo significa identificar las nuevas circunstancias globales que orientaron la geopolítica regional, las modalidades de su manifestación y la inserción internacional, incluido el análisis del impacto económico. Debido a esto, la economía iba ocupando un lugar progresivamente más destacado en el proceso de redefinición de poder y espacio tanto a nivel de América Latina como global. En anexo a este fenómeno, se nota que el siglo XXI impuso otro factor nuevo muy importante: el espacio "virtual" que influyó decisivamente en la redefinición del concepto tradicional de la relación entre geopolítica, geoeconomía y las cuestiones de seguridad nacional, regional y global. Además, a pesar de fortalecimiento de la geoeconomía como disciplina

---

[7] Para obtener información detallada sobre la situación de América Latina durante la pandemia, las causas de la ineficaz respuesta a sus desafíos, así como las tareas para el próximo período, consultar: *El impacto del COVID-19 en América Latina y el Caribe*, Informe de la ONU, julio de 2020. Disponible en: https://unsdg.un.org/sites/default/files/2020-07/ES_SG-Policy-brief-COVID-LAC.pdf (acceso: 13.06.2024).

científica, lo cierto es que la geopolítica sigue siendo un factor fundamental a la hora de tomar la decisión sobre cómo actuar en un entorno internacional inestable y cambiante.

Por otro lado, la situación actual del mundo demuestra que las formas clásicas de *realpolitik* están basadas en la geopolítica que incluye la posibilidad de la guerra y la rivalidad en relación de poder y la correspondiente pretensión hegemónica entre diferentes potencias. Pero distinto del pasado, las pretensiones o reivindicaciones territoriales hoy día incluyen la conflictividad, también bélica, pero adquiriendo un fuerte impacto geoeconómico con meta de establecer otra relación hegemónica de dependencia o interdependencia entre el poder geopolítico y geoeconómico y los actores de un determinado espacio geográfico. En consecuencia, el poder o la amenaza militar están cambiando conceptualmente porque dependen hasta cierto punto de los objetivos geoeconómicos. Estos son los parámetros analíticos de nuestras reflexiones y sugerencias que conducen a evaluar y valorar el potencial geopolítico y geoeconómico de la América Latina pospandémica inmersa en el proceso de transformación hacia un espacio internacionalmente viable y sostenible. No obstante, la geoeconomía, a diferencia de la geopolítica, es una disciplina científica de reciente constitución cuyo objetivo principal es encontrar respuestas a los retos económicos y políticos emergidos en los marcos de la globalización. Esta característica la encamina a una estrecha interacción con la geopolítica. En breves palabras, la geoeconomía centra sus intereses en la comprensión, el análisis y la interpretación del mundo actual y sus dinámicas e interdependencias a menudo complejas, diferentes y contradictorias. Esto significa también que la geoeconomía se dedica a investigar, estudiar y elaborar conceptos estratégicos y analizar los conflictos de intereses económico-comerciales surgidos, principalmente en Occidente[8].

La justificación de estas afirmaciones se apoya en el hecho de que en la globalización emergen los espacios geoeconómicos nuevos caracterizados por la modernización industrial e integración. A su vez, el análisis geoeconómico incluye elementos como la capacidad económico-comercial y técnico-tecnológica, financiera, propagandística de estos países o espacios regionales emergentes, incluida la forma en que se posicionan e insertan en el escenario mundial globalizado y, especialmente, en los principales mercados internacionales. Acorde con esto, podría decirse que la nueva disciplina científica se asienta sobre el principio de la "salud económica" de un Estado como criterio sine qua non es posible determinar su potencial de posicionamiento e influencia a nivel regional o global.

Cuando observamos y analizamos la posición internacional de la América Latina contemporánea (siglo XXI), se puede llegar a la conclusión de que su rol se intensificó progresivamente tanto en el marco de la globalización como en el proceso formativo de una multipolaridad notablemente conflictiva. En otras palabras, el estudio de la posición internacional de América Latina se debe relacionar con el sistema de relaciones internacionales cambiante en su estructura, actores, dinámicas y objetivos geopolíticos,

---

8 Según Lorot (2000) al agotarse la bipolaridad en la historia de las relaciones internacionales se produjo en Occidente una visible dinámica conflictiva en el ámbito económico-comercial, tecnológico y financiero. Ahora Occidente es concebido como una comunidad internacional integrada por actores (Estados industrialmente desarrollados) con diferentes objetivos en su política exterior, pero defendiendo los principios democrático-liberales que ordenan sus sociedades y los principios neoliberales que rigen sus economías capitalistas.

político-estratégicos, socioeconómicos, ideológicos o culturales. Dentro de este sistema internacional, los países latinoamericanos lograron insertarse con mayor o menor éxito y establecer interacciones de cooperación e integración de tipo interregional. Por otro lado, cuando nos fijamos en los períodos anteriores de la historia de las relaciones internacionales y el papel de América Latina en ella, se puede notar que el ritmo actual de estos cambios es tan acelerado e imprevisto como la misma dinámica globalizadora en la que se generan múltiples situaciones difíciles de analizar o prever.

Cierto es que la globalización como fenómeno es también vista como un conjunto de eventos de análisis complejo debido a las inconsistencias conceptuales y metodológicas, es decir, la incertidumbre global. De todos modos, se debería decir que el impacto y las consecuencias de la globalización condicionaron y orientaron las corrientes de desarrollo y cooperación, pero provocaron muchos dilemas o dudas en torno a ella, especialmente en relación a la estructura del sistema de relaciones internacionales, sus principales actores, el concepto de hegemonía y seguridad, el funcionamiento de las organizaciones internacionales, el respeto a los principios del derecho internacional, etc. Esta aseveración cobra importancia porque, a finales de siglo XX y principios del XXI, el propio proceso de globalización ha generado y sigue generando diversas iniciativas integradoras a nivel regional, en especial en América Latina. Sin embargo, una perspectiva histórica que abarque el proceso de dinamización de la globalización y el neoliberalismo como su eje central hasta la crisis financiera internacional de 2008 y la otra, posterior a la primera que anunciaba el inicio del declive de Estados Unidos y su hegemonía global indiscutible hasta entonces[9], puede servirnos como un marco analítico apropiado (Pajović, 2010: 7-20).

A partir de estos presupuestos, y con un análisis paralelo de varios cambios estratégicos, puede establecerse la conformación de un nuevo orden mundial multipolar, constituido por dos grandes bloques de países. A primera vista, uno consiste en países defensores de neoliberalismo (el Occidente) y el otro está representado por aquellos que

[9] Ya en 2012 aparecieron varios artículos sobre el potencial de la hegemonía global estadounidense *a posteriori* de la crisis financiera (2008), incluidos aquellos que indicaban su posible declive. Por ejemplo, Sandra Borda G. (2013) analiza varios aspectos del potencial global de Estados Unidos, pero también afirma que según las encuestas de opinión pública, entre el 60% y el 70% de los estadounidenses considera que su país está en declive. Por otro lado, el análisis de Kagan (2012a, 2012b, 2012c) destaca por su importancia dado que se trata del influyente historiador y político estadounidense de perfil neoconservador. Pertenece a la escuela realista de relaciones internacionales y es cofundador del proyecto New American Century, miembro de Brookings Institution y del Council on Foreign Relations. Ha sido asesor de política exterior de los candidatos presidenciales republicanos y demócratas y apoyó a Hillary Clinton en las elecciones de noviembre de 2016. A partir de 2012 Kagan habla del ocaso del orden mundial neoliberal y explica que su actual fase demuestra el agotamiento del sistema. Considera que la estrategia global norteamericana de mantener la hegemonía en varias regiones del mundo ha colisionado con los intereses de China y de Rusia. Recalca que el poder militar de ambas potencias y la evidente capacidad de utilizarlo han llevado a la desestabilización del orden mundial liberal liderado por Estados Unidos. De esta manera, se empezó a reflexionar sobre una nueva división de bloques opuestos ideológicamente como fenómeno parecido al período de la bipolaridad. Tal visión también implica y evalúa la importancia del poder económico y político de estas potencias mundiales emergentes pero opuestas al orden neoliberal, ya que progresan ganando la hegemonía en sus respectivas regiones, lo que limita el espacio para que Estados Unidos siga manteniendo su estrategia global.

se oponen a él. En consecuencia, la línea divisoria proyecta la rivalidad y la intención de dominación ideológica. El segundo bloque, de orientación antineoliberal, se caracteriza por agrupar países que tienen distintos modelos de desarrollo socioeconómico y cultural-político, composición de clases y fuerzas político-sociales internas con proyecciones nacionales y regionales. Esta división también ha causado un proceso de fracción ideológica que inevitablemente influye sobre la construcción de un orden mundial multipolar dentro del cual aparecen nuevos centros de poder hegemónico. Aquí es importante señalar que estos se sustentan en modelos de desarrollo popular, social, cultural y democrático diferentes, pero integrados progresivamente por la lucha común contra el neoliberalismo y la hegemonía unipolar. Asimismo, dicho proceso perjudicó tanto la estructura del sistema internacional, como a los actores principales, las interacciones y las dinámicas de cooperación generadas en el marco de la globalización. En resumen, parece oportuno destacar que el proceso de estructuración sistémica multipolar es definitivamente un fenómeno multidimensional naciente debido a que sus efectos se reflejan tanto a escala global como nacional y regional. En la praxis se vio que las secuelas de la interdependencia compleja definitivamente van abriendo espacios heterogéneos para la aparición de nuevos centros de poder con potencial de fundar y desarrollar nuevas estructuras de su propia proyección hegemónica regional e internacional. Como resultado ya se empezó hablar de actores internacionales emergentes, es decir, centros de poder de alcances diferenciados: regional, interregional o global[10].

Para comprender mejor la importancia del fenómeno en consideración, así como la magnitud de los cambios que ha provocado, recordaremos aquí que, durante los años noventa del siglo XX, el concepto de globalización todavía estaba definiéndose sobre principios notablemente inconsistentes. En realidad, la praxis iba revelando que los principios de la escuela neoliberal se convirtieron en la agenda integral del concepto de globalización, razón por la cual era necesario aceptarlos y aplicarlos como un requisito previo a la inclusión de un país en las principales corrientes de cooperación política, económica y financiera internacional. Esto sugería entender que el concepto de globalización se refiere a un proceso de múltiples niveles que condiciona casi todas las esferas de la vida y las actividades de la humanidad, incluso, muchos expertos lo interpretaron como un proceso "dirigido" con un alto grado de militarización o represión de "países o ideologías disidentes"[11].

---

[10] La emergencia de nuevos centros de poder causó importantes debates, incluidas las consideraciones sobre el tema de seguridad del mundo contemporáneo, puesto que la globalización y la multipolaridad transcurren de forma interdependiente confrontando fenómenos como diferentes tipos de conflicto, desintegración, cooperación o integración (Sanahuja, 2007).

[11] Muchos historiadores consideran que el pensamiento latinoamericano es la historia de los intentos por armonizar y modernizar la identidad. Uno de los más importantes desafíos del final de siglo XX fue la globalización, sus impactos, ventajas o desventajas. En todo caso, la globalización ha sido utilizada en América Latina como un concepto para iniciar los más diversos debates, pero también varios procesos de cooperación e integración (económicos, políticos, sociales, tecnológicos, productivos, ambientales, culturales, de comunicación, etc.). Así, Barta (2017) del Instituto de Investigaciones Sociales (UNAM) sostiene que América Latina, tras los desarrollos políticos y culturales derivados de la globalización, las transiciones democráticas y la desaparición del bloque socialista, desafía el fin de una época sin poder definir los nuevos tiempos.

En realidad, las principales críticas pueden reducirse a su contenido doctrinal exclusivamente neoliberal, pero también a la falta de control sobre la aplicación de los principios y normas del derecho internacional, lo que en la práctica iba provocando efectos negativos y consecuencias aún más imprevisibles. Los cambiantes escenarios geopolíticos y geoeconómicos en los que se desenvolvía la vida y las actividades internacionales de cada estado o región estaban condicionados tanto por un alto grado de interdependencia compleja regional como por las corrientes de la globalización política y económico-financiera de los intereses dominantes a escala global. Este modelo de desarrollo de las relaciones internacionales influenció a los países latinoamericanos para que lo consideraran viable para asegurar una internacionalización económico-financiera y tecnológica más acelerada. Al mismo tiempo, apareció también la actitud de

> (...) no quedarse al margen de estas dinámicas impuestas en forma de flujos globales de comunicación, cooperación e integración. Hay que observar el significado de estas posturas como un resultado generado por el mismo concepto de globalización e interdependencia compleja que han implicado el respeto al código de conducta establecido, pero también las más variadas fenomenologías de cooperación internacional económica, política, financiera, tecnológica, militar, científica, educativa, cultural, ecológica, etc. No obstante, hubo opiniones sobre el desarrollo global que señalaban que no es igualitario, es decir, algunos países se incorporan a la economía mundial más rápido que otros, lo que de facto parecía como algún tipo de control o dominio sobre los países en desarrollo[12].

Concluyendo, en América Latina y el Caribe se perfiló un abanico de debates sobre diversos aspectos de la globalización y, en particular, si promueve o profundiza los problemas sociales, la desigualdad, la pobreza y la marginación socio-económica[13]. Se dis-

---

[12] Según los análisis del Real Instituto Elcano, renombrado think-tank español, publicados en un documento de trabajo, el orden mundial en las primeras dos décadas del siglo XXI es cambiante e imprevisible. Al analizar las tendencias globales tan cambiantes e imprevisibles se destaca que "las características del tiempo presente tienden a percibirse como permanentes, pero si miramos hacia atrás, veremos que lo que consideramos ahora como normal sería considerado increíble hace sólo unas pocas décadas, y es probable que esta tendencia se acelere" (López-Aranda, 2018).

[13] Según Taibo (2002), reconocido escritor y editor español, profesor jubilado de Ciencia Política y de la Administración en la Universidad Autónoma de Madrid, los Estados Unidos ha logrado, al principio del siglo XXI, una ventaja simultánea en varios campos: político, económico, militar, tecnológico y cultural. Sin embargo, puede verse que la acumulación de tanto poder en manos de un país conduce a una hegemonía descontrolada en el escenario mundial. Señala que entra en conflicto directo con el sistema OUN, puede afectar el FMI y el Banco Mundial o limitar el espacio para las actividades autónomas de política exterior de la Unión Europea o de alguna otra agrupación. Finalmente, afecta los intereses de países grandes como Rusia o la República Popular China. Al considerar estos hechos, muchos autores denominan el fenómeno como "globalización dirigida", subrayando su condicionamiento ideológico-militar. En otras palabras, el proceso de globalización se basa en la filosofía neoliberal, la ausencia de cualquier otro centro de poder que pueda rivalizar con los Estados Unidos, lo que, por ahora, provoca consecuencias mayoritariamente negativas. Sin embargo, Taibo enfatiza que la hegemonía estadounidense tiene puntos débiles en los siguientes hechos: 46 millones de sus ciudadanos son pobres, no tienen seguro médico y 52 millones son analfabetos. Existen otros trabajos académicos (Machado et al., 2009) que abordan debates sobre la globalización en América Latina y el Caribe y, en particular, si promueve o profundiza los problemas sociales, la desigualdad, la pobreza y la marginación económica.

cutieron diversos aspectos de la globalización, como su carácter sistémico, económico, político, ideológico y hasta cultural-lingüístico. Además, también se mencionaron otras consecuencias como la desintegración estatal y los conflictos nacionales, étnico-religiosos, fronterizos o regionales que siguen causando la pérdida de confianza en las instituciones y las organizaciones internacionales y regionales. En otras palabras, nos referimos al término *gobernanza internacional*, el cual supuestamente debería ser visto como un instrumento eficaz de responsabilidad o sostén jurídico para el fortalecimiento de un sistema internacional estable y operativo con capacidad de responder a numerosos desafíos provenientes de la compleja agenda mundial. Todo esto condujo, tanto en América Latina como en el resto del mundo, al aumento de la percepción o convicción de que los acontecimientos mundiales son cada vez menos predecibles (Yákovlev, 2017).

Además, entre los expertos en relaciones internacionales contemporáneas apareció la opinión de que el orden liberal que dominó la política internacional por más de setenta años entró en un proceso de decadencia y fragmentación acelerada y a menudo conflictiva. Las causas de las tensiones han sido diversas rivalidades, presiones o aspiraciones existentes entre las hegemonías tradicionales y las emergentes. En realidad, estos especialistas opinan que el mundo se encuentra en un proceso de profundas transformaciones que oscilan entre la globalización y la desglobalización, el liderazgo planetario estadounidense y otro emergente que trata de dirigir el llamado "mundo postoccidental" o multipolar[14]. Recordemos aquí las reflexiones de Jaguaribe (2006), reconocido experto brasileño en relaciones internacionales, sobre los cambios en el mundo tras la caída de bipolarismo. Según él, el fin de la Guerra Fría y la desaparición de la bipolaridad generó un nuevo panorama internacional que oscila entre unipolaridad y multipolaridad o que, incluso, reúne ambos conceptos en la llamada unimultipolaridad[15]. La entonces incuestionable supremacía estratégica mundial de Estados Unidos y, sobre todo, en la solución de conflictos y problemas regionales o globales ha sido innegable. Sin embargo, esta

---

[14] Es importante señalar que a raíz de la crisis de la globalización emerge toda una terminología dedicada a ese fenómeno, con matices y definiciones desde distintos puntos de vista: antiglobalización, desglobalización, otra globalización etc. Por ejemplo, Bello (2004), quien escribió dos libros y muchos artículos sobre ese tema, denomina a la desglobalización como una alternativa viable a la globalización. Dicho brevemente, se trata de una nueva estrategia definida como un sistema global de gobernabilidad alternativa. En realidad, se insiste en la necesidad de establecer un sistema de instituciones plurales y descentralizadas que deberían neutralizar, reducir o transformar todas las iniciativas de origen unipolar, es decir, controlar y disminuir los intereses de las altas esferas de poder político vinculadas con intereses económico-financieros corporativos. Su obra más importante es *Deglobalization: ideas for a new world economy*, publicada en 2002 por Zed Books Ltd., Londres. Por otro lado, el exvicepresidente boliviano García Linera insiste en que la globalización está en fase de estancamiento porque se evidenció la falta de control público, el funcionamiento de sistemas bancarios paralelos y los fondos de inversión especulativos. Según él, todo esto repercutió en los procesos de desdemocratización y desorganización de las clases sociales. Estas tendencias también conducen a una transición histórica muy importante que oscilará entre la neoglobalización neoliberal, un nuevo ciclo proteccionista o una globalización fragmentada (García Linera, 2018).

[15] Jaguaribe es uno de los más importantes expertos latinoamericanos a la hora de comprender las propuestas autonomistas en las políticas exteriores de Brasil y Argentina, así como las estrategias políticas para articular la autonomía y la integración. Sus reflexiones sobre la posición internacional de América Latina y Sudamérica se basan en lo que se suele denominar la teoría de las relaciones internacionales desde el sur y para el sur (Jaguaribe, 2006).

nueva constelación internacional ha generado varias discusiones sobre el potencial y el carácter ideológico-político, económico y cultural de la única superpotencia. Según Jaguaribe la única solución posible de América Latina para compensar los efectos derivados de la globalización y el imperio unilateral del gobierno norteamericano es, como ocurrió en Europa, la integración regional o subregional. Recalca que, al hacerlo, se deben tener en cuenta la situación, el potencial y las perspectivas de cada país y considerar las diferencias observables, por ejemplo, entre Sudamérica, México o Centroamérica. De hecho, Jaguaribe desfragmenta el regionalismo latinoamericano tradicional y, a la vez, le otorga a Sudamérica toda la importancia destacando su potencial de convertirse en un zona geoeconómica significativa y no solo a nivel de Latinoamérica[16]. Según él, los corredores y las dinámicas de desarrollo e integración en Sudamérica dependerán principalmente de la medida en que se fortalezca la alianza estratégica, estable y confiable entre Brasil y Argentina.

De hecho, cuando Jaguaribe empezó a hablar sobre el proceso de formación de una nueva geopolítica sudamericana, despertó gran interés entre los científicos. Se destacaba que el consenso político que existía entre los gobiernos progresistas de la región había llevado a la formación de un nuevo bloque en las relaciones internacionales del siglo XXI. La base de este fenómeno fue el rápido desarrollo de la integración en casi todos los ámbitos, incluida la seguridad de América del Sur, pero también la fundación de la Unión de Naciones Suramericanas (UNASUR) a finales de la primera década del siglo XXI. Con todo ello, se creía que colectivamente podrían enfrentarse con más éxito la crisis económica, petrolera, alimentaria, climática y de pobreza que azotaba a la comunidad internacional. En esa constelación regional e internacional compleja, Brasil mostró la tendencia de transformarse en una potencia emergente con alcance global y como líder de la nueva geopolítica sudamericana. La capacidad brasileña de aprovecharse tanto de sus propias potencialidades como de las regionales aceleró notablemente el proceso de transformación de América del Sur en un bloque económico y político. También, se debe tener en cuenta que Suramérica es una de las regiones más ricas del planeta en recursos naturales. En suma, el consenso político permitió varias iniciativas a nivel internacional como lo son el diálogo Sur-Sur, las cumbres de América del Sur con los países árabes (2005) y africanos (2009), pero también la intensificación de la cooperación con Asia-Pacífico y, especialmente, con la República Popular China. En ese período, también aparecen nuevos socios como la India, Turquía, Irán o Sudáfrica y se produce un acercamiento entre América del Sur y la Federación Rusa que después del colapso de la URSS intentó fortalecer su presencia en esa parte del mundo y así influir en la reducción de la hegemonía estadounidense[17].

---

[16] En 2003 Jaguaribe participó de un foro organizado por la *Revista de Cultura Ñ* y en esta oportunidad analizó el contexto mundial y la posición de Mercosur. Disertando sobre el mundo actual recalcó la existencia de combinación de dos factores: la globalización y el unilateralismo de Estados Unidos que definió como "Imperio Americano". Según él, la supremacía absoluta de Estados Unidos llamada "pax americana" podría ser amenazada con el surgimiento de nuevos centros de poder (Rusia, China o India) por lo cual el mundo volverá a ser multipolar, pero con los peligros que ello puede implicar. Jaguaribe considera que en este contexto globalizador Sudamérica con el Mercosur, Argentina y Brasil tiene posibilidades observables de pasar de la dependencia a la resistencia (*Clarín*, 2003).

[17] Para información más detallada consultar Sepúlveda (2007) y Kacowicz (2008).

Finalmente, parece importante tener en cuenta que la evaluación de ambas variables (internas y externas) y de los resultados de sus interacciones permite reflexionar sobre las posibles vías de desarrollo de una nueva geopolítica y geoeconomía pospandémicas de América Latina. El hecho es que, desde antes de la pandemia, la región había logrado cambios visibles al buscar posicionarse en mercados más importantes y redefinir así sus relaciones con los centros globales de poder, incluidos nuevos socios emergentes y no tradicionales. Recordaremos aquí que tres países de esta región son miembros del G20 (Argentina, Brasil y México) y con la transformación de Brasil en la primera potencia emergente latinoamericana con influencia global un miembro de BRICS[18].

En tales circunstancias internacionales, también ha habido cambios en el concepto de seguridad nacional, regional e internacional. Ahora ya se puede ver que se trata de un concepto reciente y complejo basado no únicamente en la seguridad tradicional, que es proporcionada y garantizada por el poder militar de un país. Por el contrario, el análisis implica la inclusión de toda una serie de nuevos instrumentos a disposición del Estado como la capacidad económico-comercial, técnico-tecnológica, financiera, propagandística o, a grosso modo, la forma en que se puede influir sobre el gobierno de otro país con el objetivo de lograr una estrategia hegemónica propia. También, cabe señalar que temas como la ecología, el terrorismo, las migraciones ilegales o forzadas, la producción y el tráfico ilegal de estupefacientes forman parte de la agenda de seguridad de un Estado, una región o el planeta[19]. Por último, al analizar los desafíos de seguridad inter-

[18] Brasil tiene fuertes y largos lazos histórico-culturales con África que se remontan a la época colonial. Sin embargo, a principios del siglo XXI, en el marco de la transformación de Brasil en una potencia emergente, se intensificaron notablemente las relaciones afrobrasileñas dentro de la cooperación Sur-Sur. Muchos expertos opinan que la orientación geopolítica fortaleció significativamente la actividad global de Brasil. El desarrollo dinámico de las relaciones afrobrasileñas se puede ver tanto en el crecimiento del intercambio comercial y la cooperación económica en varios campos como en la cooperación cultural, científica y educativa. Es importante señalar que Brasil condonó las deudas a los países africanos de habla portuguesa, asegurando así una posición privilegiada en los mercados africanos. El lanzamiento de IBSA (India, Brasil y Sudáfrica) en 2003, como un nuevo modelo de cooperación e integración, ha sido decisivo para los intereses geopolíticos brasileños. De hecho, IBSA es un foro trilateral para la cooperación que conduce a una asociación estratégica de las tres potencias intermedias emergentes. En aquella época, el término potencia media emergente aparece como un subtipo de la categoría de poder en las relaciones internacionales. Brasil importa materias primas de África, exporta azúcar y ayuda a industrializar a los países africanos subdesarollados. En diez años, el comercio entre Brasil y África se quintuplicó y en 2012 ascendió a 26 mil millones de dólares. En 2009, Brasil, como líder mundial en tecnología de siembra directa de algodón, lanzó un proyecto para el desarrollo tecnológico de la producción de algodón en África. Además, Brasil es muy activo en la Comunidad de Países de Lengua Portuguesa (CPLP, 1996) que tiene las siguientes direcciones del desarrollo sostenible: sociocultural, tecnológico y ecológico (Giaccaglia, 2011).

[19] Es importante destacar que la decisión de los Estados miembros de UNASUR de fundar el Consejo de Defensa por iniciativa de Brasil, primera potencia latinoamericana emergente con pretensiones globales, despertó gran interés en el mundo. Así, por primera vez, el proceso de integración sudamericana subregional incluyó el área de seguridad y defensa. La visión brasileña de este Consejo lo definió como una instancia multilateral de consulta, cooperación y coordinación que funciona en estrecha colaboración entre los Ministerios de Relaciones Exteriores y de Defensa de los doce estados miembros de UNASUR. La base de este proyecto fue la evaluación del gobierno brasileño de que América del Sur ha estado cada vez más presente en las relaciones internacionales y que la percepción de la transformación exitosa de esa parte de América Latina en un bloque

nacional más amplios, se debe tener en cuenta que en el centro de este proceso tenemos un elemento ideológico clave: la rivalidad entre el Occidente neoliberal y el resto de los poderes hegemónicos emergentes que intentan funcionar dentro del mundo multipolar.

Recapitulando, no cabe duda de que una especial influencia sobre las tendencias geopolíticas y geoeconómicas de América Latina tiene ciclicidad político-ideológica, la cual, además de los efectos internos, proyecta también cambios significativos a nivel de la política exterior. Se ha explicado que, en la región latinoamericana, a partir del año 2000, se vivió una ola de derrotas electorales de los hasta entonces casi invencibles partidarios del neoliberalismo, abriendo paso a la era de nuevos gobiernos llamados progresistas que muchas veces se identificaron también como izquierdistas. Este profundo cambio tuvo múltiples consecuencias para las tendencias geopolíticas y geoeconómicas regionales. También se pudo ver que este fenómeno influyó sobre las corrientes de cooperación e integración provocando una desfragmentación de esquemas de integración ya existentes o el surgimiento de nuevos modelos de integración de acuerdo con sus principios ideológicos. Esta afirmación es válida tanto para los regímenes progresistas como para los conservadores. Históricamente visto, los nuevos líderes de partidos o movimientos políticos, algunos de ellos no tradicionales, propagaron antineoliberalismo, simbolizando de esta manera el período llamado el *progresismo latinoamericano* que duró hasta 2015. Hay autores que sostienen que, en el siglo XXI, hubo tantos gobiernos progresistas en América Latina como no se han visto desde los años 30 o 40 del siglo XX. Además, se advierte que el grado de hegemonía política establecido permitió a estos gobiernos mantenerse en el poder por un período de tiempo sorprendentemente largo que oscilaba entre diez y veinte años[20].

Por todo esto, se considera que son especialmente importantes los profundos cambios ideológicos, geopolíticos y geoeconómicos que experimentó el regionalismo latinoamericano. Los cambios son evidentes tanto en el desarrollo de su estructura como en las principales prioridades estratégicas de América Latina, incluido su posicionamiento internacional. Ya se mencionó que las diferencias ideológicas contrapuestas han dividido la región, no solo en torno a la globalización, sino también tratándose de principios y objetivos de la política económica y social, el paradigma del regionalismo abierto como instrumento básico de internacionalización, los desafíos de la integración latino-

---

económico-político permitió mejor posicionamiento internacional. Por otro lado, muchos autores consideran que la creación del Consejo de Defensa es una prueba de que en ese momento existía un alto grado de consenso político dentro de UNASUR, especialmente sobre el tema de ir logrando un mayor grado de autonomía en las relaciones con Estados Unidos. Esta observación debe verse en el contexto de que Colombia y Haití eran dos importantes aliados militares estadounidenses, dada la presencia de tropas de este país en sus territorios. También se puede observar que las valoraciones sobre el futuro de este consejo se basan en la visión de que el proyecto de seguridad subregional superó la voluntad política de los gobiernos progresistas que estaban en el poder en ese momento y que fue una orientación estratégica de los Estados miembros de UNASUR (Morales Ruvalcaba, 2011).

[20] El nuevo ciclo progresista ha sido evidente y ha representado un capítulo significativo en la historia del tiempo presente en América Latina. En breve, estas dos décadas marcarían una línea divisoria entre neoliberalismo-antineoliberalismo-posneoliberalismo, mostrando la discontinuidad en discurso y sus prácticas de estos gobiernos, respecto del ciclo neoliberal anterior. Por esta razón, empezó a usarse el término "cambio de época" Gaudichaud et al. (2019).

americana y, en general, los temas de apertura, competitividad y rentabilidad. Además, este tipo de análisis muestra que, después de dieciséis años de gobiernos posneoliberales o progresistas e izquierdistas, llegó al poder una alternativa conservadora de derecha. Este hecho marcó en la historia política de regionalismo latinoamericano el final de un ciclo ideológico y el comienzo de otro nuevo.

Una de las características principales del nuevo ciclo de desarrollo en América Latina es el retorno al conservadurismo, al neoliberalismo y a la economía de mercado abierta que también tiene una larga historia en la región. Este cambio ha sido llamado con frecuencia "giro a la derecha" e, incluso, "voto de castigo a los oficialismos progresistas". Es importante señalar que estos gobiernos llegaron al poder antes de la pandemia y que la llegada de esta reveló muchas deficiencias en el funcionamiento del Estado y de sus instituciones. En los análisis de este significativo cambio sociopolítico, predomina la visión de que los partidos conservadores que han recuperado el poder se apoyaron firme y nuevamente en el modelo neoliberal de desarrollo e integración. Muchos expertos explican las causas de este fenómeno destacando que un malestar profundo con las clases dirigentes comenzó a traducirse en cambios político-idelógicos de corte neoconservador y popular con intento de ofrecer otra opción a las sociedades latinoamericanas en crisis[21]. Sin embargo, y al margen de que existan ciertas diferencias ideológicas entre ellos, este elemento fue el hilo conductor que unió elementos del nuevo bloque político en el poder, demostrando que no se trataba de un bloque ideológico muy homogéneo.

En muchos análisis de este fenómeno, aparece la visión de que las derechas latinoamericanas se han recreado en oposición a los gobiernos progresistas. Las nuevas élites llamadas "neoconservadoras" se posicionaron progresivamente en el electorado desafiando los políticos y la política progresista y destacando que ellos interpretarán mejor el ejercicio político-democrático de la nueva época[22]. Por otra parte, el neoconservadurismo, a diferencia del progresismo, apelaba a un lenguaje pospolítico que aparentemente pretendía bajar el nivel de conflictividad social y defender una democracia dialógica y de consensos. Se insistía en evitar la polarización social confrontativa culpando de

---

[21] En el estudio de la Fundación Ebert (Uruguay) sobre la nueva derecha y los puntos de diferencia y contacto con la derecha tradicional (vieja), se destacan dos grupos: uno, por su nacionalismo conservador y, otro, renovador y tecnocrático. También, es interesante el enfoque de análisis sobre los desafíos que estas fuerzas políticas plantean al progresismo y la izquierda en América Latina (Soler, 2021).

[22] En la campaña por la recuperación del poder, los partidos conservadores contaron con un gran apoyo mediático. En el centro de las críticas estaba el modelo de desarrollo basado en la explotación extensiva de los recursos naturales, rentables para la exportación y demandados en el mercado internacional. Nos referimos a la agricultura (soja), la minería, la explotación de petróleo y de gas natural, la producción de café o la pesca. La prioridad de esta estrategia mediática fue restar importancia a los cambios sociales que fortalecieron y, posteriormente, abrieron el Estado y sus instituciones al pueblo y a las clases y estratos sociales marginados. Fue también su estrategia la de negar o minimizar los resultados de la redistribución social de la riqueza más justa como una resolución acelerada de las desigualdades sociales y la pobreza. En otras palabras, los gobiernos progresistas trataron de encontrar la manera de limitar la concentración de la riqueza y el poder en círculos extremadamente limitados de las sociedades suramericanas. En realidad, el objetivo era desconocer que fueron los gobiernos progresistas los que lograron reducir la pobreza, fortalecer la posición de la debilitada clase media y aumentar la capacidad de consumo de los trabajadores, campesinos y la población indígena autóctona.

esto a las alternativas progresistas. No obstante, el obstáculo fundamental de las élites neoconservadoras ha sido propagar una ilusión vana del final de las ideologías y enfocar el concepto de resolver los asuntos sociales como algo técnico, es decir, como el campo donde los expertos buscarán la solución a estos, acorde con los principios neoliberales. De esta manera, la percepción prevaleciente anunciaba un conflicto entre los gobiernos tecnócratas y los liderazgos fuertes de otra ideología, lo que evidentemente impidió el diálogo social y la reducción del descontento y tensiones.

A partir de ese nuevo contexto regional, muy rápidamente se hicieron visibles muchos cambios geopolíticos y geoeconómicos en la estructura del regionalismo latinoamericano, el funcionamiento del complejo sistema de integración, la seguridad regional y la proyección internacional. Dentro de esos marcos, deberían ser analizados el establecimiento de la Alianza del Pacífico (AP, 2011)[23] y El Foro para el Progreso de América del Sur (PROSUR, 2019) como una alternativa ideológica neoconservadora a la Unión de Naciones Suramericanas (UNASUR, 2008), fundada previamente por los gobiernos progresistas. La fundación de PROSUR, luego del retiro de los gobiernos de derecha de UNASUR, provocó diferentes reacciones en la región. Por ejemplo, el presidente de Brasil, Jair Bolsonaro, al asistir a la I Cumbre de PROSUR en Santiago de Chile (febrero de 2019), declaró que él y sus colegas sudamericanos marcarían el final de UNASUR. No obstante, hubo evaluaciones que enfocaron a PROSUR como una iniciativa que divide a la región y profundiza el proceso de fragmentación y superposición de varias entidades, fines o funciones de cada una de ellas[24].

Lo anterior lleva a concluir que el estancamiento o congelamiento de actividades de los modelos vigentes de cooperación e integración iniciados durante la década y media del progresismo latinoamericano es la consecuencia directa del cambio ideológico y la llegada al poder del conservadurismo. Con esto, el desarrollo del regionalismo en esa parte del mundo se alinea con las prioridades ideológicas predominantes y así cambia la ya existente y ramificada estructura de las integraciones latinoamericanas. En este contexto, se puede observar la reorientación geopolítica y geoeconómica de los flujos de cooperación e integración a partir de, primero, la formación de la AP en la que solo participan países con gobiernos conservadores de orientación neoliberal y, segundo que, a fines de la segunda década del siglo XXI (2018), estos países accedieron al Acuerdo Transpacífico de Cooperación Económica (TTP). Este fenómeno demuestra que los modelos de integración son dependientes y vulnerables de los cambios de gobierno y sus opciones ideológicas.

---

[23] La visión neoliberal de AP fue apoyada por líderes conservadores de los cuatro países miembros. Liderando la nueva era conservadora en la historia política de América Latina, pensaron que la mejor fórmula de integración era la que se basaba en la libertad económica y el Mercado Integrado de Valores (MILA), que fundaron en 2011 Chile, Colombia y Perú. La idea era ofrecer conjuntamente un mercado integrado de capitales y valores a los inversores extranjeros. México se unió a MILA en agosto de 2014. Para más información sobre las etapas introducidas por la AP en el proceso de integración consultar Ardila (2015).

[24] Herrera (2019) publicó un artículo en *The New York Times* intitulado *Prosur, el nuevo mecanismo para no integrar a Latinoamérica* y ha señado que PROSUR es básicamente una solución equivocada. Sugiere que, en lugar de crear un nuevo mecanismo, sería mucho más útil proteger el único proyecto que reunió a 12 países sudamericanos.

La misma tendencia se manifestó en relación al futuro de la Comunidad de Estados Latinoamericanos y Caribeños (CELAC), a pesar de que se trata de una nueva modalidad del regionalismo latinoamericano y caribeño que debía consolidar los temas de desarrollo, asegurar la sostenibilidad de esas estrategias, la estabilidad, la paz y el bienestar de la población. En la práctica, con la CELAC, la integración se convierte en un proyecto geopolítico estratégico hacia adentro (región) y hacia afuera (mundo multipolar,) fortaleciendo así aún más el posicionamiento internacional de la región. La CELAC se apoya en la red de integraciones existente y busca la convergencia entre estas para detener una mayor fragmentación de la región. La apertura y la flexibilidad de este sistema de cooperación y concertación abrió la puerta para el ingreso de Cuba como miembro pleno, asegurando así el regreso definitivo de ese país a la comunidad latinoamericana de naciones tras una ausencia de décadas que fue provocada por el triunfo de la revolución en 1959 y el aislamiento internacional impuesto[25]. A diferencia de la UNASUR u otros modelos integracionistas que entraron en crisis por el cambio de gobiernos de diferentes ideologías, la CELAC logró mantener una continuidad, no solo por el hecho de que reúne a todos los países de América Latina y el Caribe, sino también porque constituye el interlocutor regional más representativo e influyente en las relaciones con China. En consecuencia, la perspectiva de cooperación con China representa el vínculo de interés compartido de los países de la región, independientemente de las diferencias ideológicas existentes. La misma afirmación es válida para las relaciones con Asia-Pacífico y la UE.

En un esfuerzo por explicar las consecuencias más significativas de este cambio ideológico en la geopolítica y la seguridad de América Latina, el llamado Grupo de Lima, fundado en 2017, tiene un lugar especial. De hecho, todos los gobiernos regionales de derecha (12 en total) han realizado diversas actividades como miembros de ese grupo que comenzó a tratar temas relacionados con la crisis venezolana y sus efectos regionales. En las primeras declaraciones se critica y destaca la violación de los derechos humanos y el colapso del orden democrático en Venezuela, pero después se llegó a considerar la posibilidad de emprender una intervención militar con el apoyo de Estados Unidos. El grupo centró sus actividades exclusivamente en Venezuela, sus problemas internos, su crisis financiera, sus tensiones sociales, su pobreza creciente y su escasez de alimentos básicos y medicamentos, así como las consecuencias internacionales de esta crisis, teniendo en cuenta que China, Rusia, Turquía e Irán son socios importantes de Caracas. No obstante, el doble rasero del grupo perjudicó su legitimidad porque se demostró que se ignoran problemas similares en otros países de la región, incluso algunos miembros de ese grupo, donde las estructuras políticas de derecha están en el poder. Además, aunque Estados Unidos no era miembro del grupo, era evidente su influencia, reforzada

---

25 Cuba ha manifestado un constante interés en los objetivos de la CELAC que se ajustaban a sus Lineamientos de Política Económica y Social adoptados en 2011. También es importante decir que deseaba establecer una cooperación lo más estrecha posible con los países miembros del BRICS. Sin embargo, la intención esencial de Cuba era reintegrarse en las corrientes de cooperación e integración latinoamericana y por ello logró su ingreso a ALADI, SELA, ALBA y ACS. Cabe destacar que Cuba organizó con gran éxito la III Cumbre de la CELAC en La Habana (2014), en la que se enfatizó que la unidad e integración de la región debería lograrse de manera gradual, respetando el pluralismo, la diversidad y el derecho soberano de cada pueblo latinoamericano a elegir su propia forma de vida política y económica.

por el hecho de que su alto representante asistía a casi todas las reuniones del grupo. En breve, el establecimiento de una alianza de partidos de derecha en el poder indicó el fortalecimiento del conservadurismo, el mayor aislamiento de Cuba de las corrientes de cooperación e integración en la región, así como el aumento significativo de la influencia estadounidense en los temas internos de la región. En fin, el complejo panorama regional mostró cambios geopolíticos y geoeconómicos hacia dentro, pero también hacia fuera, inspirados en la nueva ideología dominante.

En cuanto a los temas de política exterior, se han notado las fracciones en torno a las relaciones con Estados Unidos y el fortalecimiento de la presencia de estos en la región[26]. Por otro lado, aparte de los focos de crisis en otras partes del mundo, el tema de las relaciones con China iba cobrando importancia por ser este uno de los socios estratégicos más importantes de América Latina. Con todo, no hay duda de que América Latina fortaleció y diversificó gradualmente su posición internacional durante la primera década del siglo XXI. Se destacan los contactos con nuevos socios políticos y económicos como, además de China, Rusia, India, Sudáfrica, Irán o Turquía. No obstante, el aumento de la presencia de China, en cierto modo, ha llevado a pensar en la erosión de la hegemonía indiscutida de Estados Unidos, ya establecida durante los siglos XIX y XX.

El caso chino es muy ilustrativo para entender giro geopolítico de América Latina hacia socios no tradicionales. Hay que tener en cuenta que China incrementó en un 600% las importaciones de América Latina y, hasta el momento, sus inversiones alcanzaron la cifra de casi mil millones de dólares al año. El posicionamiento de China en América Latina se ve reforzado por el hecho de que tiene estatus de observador en la OEA y el BID. Es necesario subrayar que la cooperación entre China y América Latina se desarrolla a distintos niveles: bilateral, subregional y regional. La cooperación chino-latinoamericana incluye también cuestiones de defensa y seguridad regional y global. Este tema ha despertado gran interés por parte los expertos, particularmente norteamericanos. Hasta ahora, China logró una importante cooperación militar con Brasil, Bolivia y Venezuela. Recientemente, Surinam ha surgido como socio en esa área debido a su ubicación geográfica favorable para China y sus ambiciones en relación con el lanzamiento de satélites y naves espaciales. Cuba sigue siendo el socio estratégico caribeño estable y a largo plazo, con una base china de observación en su territorio. En resumen, la opinión predominante entre los expertos es que la presencia china en esa parte del mundo dependerá principalmente de la situación política, pero también de la supervivencia en

---

[26] En un comunicado público del Comando Sur norteamericano (2018), se revela su estrategia para América Latina en los próximos diez años. Para enfrentar las amenazas identificadas, Estados Unidos tiene 76 bases militares en América Latina. Las más conocidas en Panamá (12), Puerto Rico (12), Colombia (9) y Perú (8). La presencia militar es más fuerte en Centroamérica y el Caribe. Según este informe, los principales "peligros" o "amenazas" en América Latina son Cuba, Venezuela, Bolivia, la lucha contra el narcotráfico y las redes ilícitas regionales y transnacionales, pero también la mayor presencia de China, Rusia e Irán en esta parte del mundo. Colombia sigue siendo el actor clave y el único país latinoamericano con su estatus de socio extracontinental de la OTAN (2017). Es importante destacar que el gasto militar de Colombia se encuentra solo por debajo del de Brasil. El tercer país con mayor gasto militar es Argentina. Para una mayor información consultar Capote (2018).

el poder de los regímenes populistas y de izquierda[27]. Hasta el momento, las principales áreas de cooperación son la energética, la de minerales como el cobre y especialmente el litio, la de productos alimenticios (carne, granos, soja) y la de bienes de consumo. También es de importancia señalar que China y Venezuela establecieron una empresa petrolera conjunta[28].

Consideraciones finales

Hoy en día, es evidente que todo el mundo está pasando por una etapa de profundos cambios y de reorientación geopolítica y geoeconómica. Se puede decir que esta tendencia fue acelerada por las consecuencias de la pandemia y ahora aún más por los múltiples efectos de la guerra en Ucrania sobre el sistema de relaciones internacionales, la distribución de la hegemonía en él, el dominio en la economía y las finanzas mundiales, el mercado internacional globalizado, los medios de comunicación, etc. Además, la historia de relaciones internacionales demuestra que la región latinoamericana no representa una amenaza para la seguridad global y, en la actualidad, su participación en las relaciones internacionales y la globalización es inadecuada en relación con el potencial a su disposición. De esto se puede deducir que América Latina no representa un campo de juego para los intereses geoestratégicos más directos de las grandes potencias. En todo caso, la posición geopolítica y el potencial de América Latina en las relaciones internacionales apuntan a la posibilidad de lograr una influencia más significativa en los asuntos de gobernanza global a través de su participación en el G20 y BRICS, lo que le podría permitir materializar sus intereses con más impacto a escala mundial. Esta afirmación cobra un peso especial al analizar el posicionamiento internacional de América Latina a partir de su giro hacia la izquierda (principios del siglo XXI) cuando se dio una ambiciosa apertura geopolítica hacia China, Rusia, India, Sudáfrica y otros países africanos, etc. Sin embargo, esta tendencia, que se ha fortalecido en los momentos más difíciles de la pandemia, demostró la vulnerabilidad y la dependencia regional de los principales actores farmacéuticos, así como de la cooperación médica y sanitaria extranjera. Este período

27 No cabe duda de que, desde el inicio de milenio, ha crecido notablemente la importancia económico-comercial y política de China en América Latina, siendo la región latinoamericana el segundo mayor receptor de su inversión directa. Paralelamente, muchos países de esta región participan en el proyecto global chino "Nueva Ruta de la Seda". Con la pandemia, China reafirmó adicionalmente su posición como socio estable y estratégico de América Latina capaz de suministrar vacunas y material médico. Esto, sin duda alguna, tendrá un impacto positivo en el desarrollo futuro de las relaciones, al tener en cuenta los cambios económicos asociados con la pandemia. Por ejemplo, Detsch (2018) subraya que China quiere asegurarse el acceso a las materias primas y los gobiernos progresistas fortalecían esta relación como contrapeso al "Imperio". Añade que es muy importante notar el hecho de que los gobiernos conservadores intentan asegurar lazos económicos sin causar posibles tensiones con China.

28 Negme Echeverría (2008), subdirectora del Instituto de Estudios del Pacífico de la Universidad Gabriela Mistral de Chile, escribió un extenso y detallado estudio sobre las relaciones chino-latinoamericanas. Este estudio está disponible en el sitio web del Congreso Nacional de Chile: Neghme Echeverría (2008).

está también caracterizado por una creciente rivalidad entre potencias occidentales por crear la vacuna y garantizarla primero a sus ciudadanos. La ausencia de una visión global y la pugna entre Estados Unidos, la UE y el Reino Unido por ganar la influencia global en este ámbito, abrieron espacio a los países latinoamericanos para recurrir a China y Rusia con el fin de resolver las necesidades de vacunas y otros suministros sanitarios. Esta situación influyó sobre la diversificación geopolítica latinoamericana que ha roto con las afinidades y preferencias ideológicas historicamente vinculadas con Europa y Estados Unidos. Por ejemplo, los países centroamericanos, que siempre han estado bajo las influencias de Estados Unidos históricamente hablando, en esta situación invocaron a China, Rusia y Cuba, siendo ese último país el único de la región que creó varias vacunas contra el COVID-19. Entonces, en el caso de América Latina se empezó a hablar de una nueva geopolítica sanitaria extendida rápidamente por toda la región: Argentina, Brasil, Bolivia, Chile, México, Perú, Venezuela, etc.

No obstante, detrás de estas rivalidades está la falta de cooperación sanitaria internacional, es decir, las distintas y excluyentes visiones occidentales que se enfrentaron con China, Rusia, India o Cuba, países que insistían en que la vacuna debería ser puesta al servicio de la humanidad y ser accesible para los países subdesarrollados[29]. De todos modos, queda claro que esta nueva pugna geopolítica entre Occidente y nuevos centros de poder emergente en diferentes partes del mundo, tales como China, Rusia, India o Turquía, refleja todas las diferencias conceptuales que ya se manifestaban antes de la pandemia en relación a las dinámicas de dominio entre la unipolaridad y la multipolaridad dentro del sistema de relaciones internacionales. Consecuentemente, muchos autores explican esta reorientación geopolítica y geoeconómica buscando e identificando las razones ideológicas en el caso de Cuba, Venezuela, Bolivia y Nicaragua, o el deseo de los demás gobiernos conservadores y progresistas de lograr una posición más autónoma en las relaciones internacionales y así, de alguna manera, contrarrestar la hegemonía de Estados Unidos y sus frecuentes presiones en temas como el narcotráfico, el trato a la oposición, la institucionalidad democrática o la gestión de los derechos humanos.

Resumiendo, se evidencia que, en los últimos años, Rusia y China han reforzado y diversificado su presencia en la región. Durante la pandemia, la actuación de grandes actores globales en América Latina se diferenció evidenciándose que China y Rusia ac-

[29] Malacalza y Fagaburu (2022) analizan varios aspectos de la geopolítica de las vacunas y el correspondiente comportamiento de las potencias mundiales hacia América Latina. Señalan que la pandemia de COVID-19 ha generado el llamado "nacionalismo de vacunas", pero también una disputa entre Estados Unidos y China en relación al acceso en América Latina. El aporte más importante de este estudio es el análisis de varios enfoques geopolíticos manifestados en torno a las transacciones de vacunas en América Latina. Destacan dos tipos de influencia: las estrategias china y rusa con preferencias políticas ofensivas y defensivas, pero combinadas con diplomacia económica y las de Estados Unidos, la UE o Gran Bretaña, también con preferencias políticas ofensivo-defensivas, pero cuya diplomacia económica es de cúpula. Más adelante, al analizar los trasfondos geopolíticos de este fenómeno llegan a la conclusión de que China y Estados Unidos rivalizan por una mayor influencia política y económica. Esta lógica, considerada como la respuesta farmacéutica a la pandemia, ha colocado a América Latina en el centro de crecientes intereses de las superpotencias. Es muy interesante la constatación de que otras potencias productoras de vacuna, tales como el Reino Unido, la UE o India, desempeñan un papel funcional a la hegemonía de Estados Unidos y su competencia con las vacunas de China y Rusia al tratar de desprestigiarlas.

tuaron con agilidad en el suministro de vacunas, mientras que Estados Unidos y la Unión Europea se mantenían al margen de las necesidades latinoamericanas. Por ejemplo, a pesar de que Rusia tiene una presencia económica mucho menor que China, durante la pandemia ha incrementado su proyección geopolítica gracias a la estrategia de suministro de su vacuna Sputnik. Así pues, contamos con análisis en los que los expertos explican que el relativo alejamiento o desinterés de Estados Unidos, así como la ausencia de la Unión Europea, tienen como consecuencia directa la progresiva ampliación y fortalecimiento de la influencia de China y Rusia, es decir, la diversificación de la cooperación de los países latinoamericanos con ellos[30].

Por último, y a modo de conclusiones, en el caso de América Latina ya se puede hablar de una tendencia de cambios geopolíticos sucedidos durante y después de la pandemia y, ahora, de otra que está condicionada por las consecuencias de la guerra en Ucrania. En ambas situaciones, la conclusión es que América Latina no está directamente en el foco de los intereses de los centros de poder que son protagonistas principales de los conflictos geopolíticos y geoeconómicos a escala mundial. También es cierto que América Latina no figura entre los principales portadores o promotores de las estrategias globales en conflicto, tampoco es partícipe de esta contienda bélica que proyecta graves consecuencias a nivel global. Sin embargo, en esa coyuntura geopolítica conflictiva y cambiante, América Latina se perfila con logros significativos que, sin duda alguna, elevan su peso e influencia en el concierto internacional. Nos referimos a la participación de tres países latinoamericanos en el G20, a la aparición de la primera potencia emergente regional (Brasil) que es miembro de BRICS, a las relaciones estratégicas establecidas con China, Rusia, África y Asia Pacífico y el fortalecimiento del regionalismo. Consideramos que estos parámetros del análisis constituyen un marco para la posible unificación de los intereses geopolíticos y geoeconómicos nacionales y regionales con proyecciones a escala internacional, independientemente de las diferencias ideológicas que aparecen cíclicamente en la historia política de esta región. No obstante, esta dinámica seguirá dependiendo de las variables internas y externas, teniendo en cuenta que el fortalecimiento de la variable interna, es decir, del regionalismo latinoamericano, puede tener un efecto adicional muy favorable en la formación posterior de una estrategia geopolítica y geoeconómica latinoamericana ampliamente aceptable y alcanzable.

Sin embargo, pensar en la región latinoamericana integrada como unidad geopolítica y geoeconómica supone armonizar y compatibilizar los diferentes procesos de integración que aún hoy en día se encuentran en fase de desfragmentación en torno a la construcción de una geopolítica latinoamericana hacia fuera. El desafío sería aún mayor si el

---

[30] Por ejemplo, la jefa del Comando Sur de Estados Unidos, la general Laura Richardson (2022), en su entrevista a la *Voz de América* habló sobre cómo contrarrestar la creciente expansión de China y Rusia en América Latina. Señaló que la creciente influencia chino-rusa tiene consecuencias negativas directas sobre la inestabilidad, la inseguridad y la debilidad de las instituciones democráticas. Advierte que las inversiones chinas son "una trampa" de la deuda que no ayuda a estos países a largo plazo y que es por esto por lo que Estados Unidos trabajará con ellos. Referente a Rusia, expresó la preocupación de Washington por sus campañas de desinformación en América Latina. Considera que Rusia pretende socavar las instituciones democráticas, lo que supondría un peligroso movimiento para toda la región. Muy en especial enfatizó que Rusia, con la desinformación y las noticias falsas, ayuda selectivamente a candidatos en las elecciones que no son personas adecuadas para promover la democracia o crearla.

término integración fuera sinónimo de regionalismo o regionalización porque, entonces, las experiencias latinoamericanas serían multifacéticas y estarían llenas de limitaciones de diferente índole: ideológicas, políticas, económicas, comerciales, institucionales, etc. No obstante, hay que tomar en cuenta que, en el marco de la región latinoamericana, existen numerosas interacciones entre diferentes entidades políticas (subnacionales, nacionales y transnacionales), lo que cambia la estructura institucional de la región. Según van Klaveren (2018a: 63-72), este legado le permite a América Latina, a pesar de todas las limitaciones y errores, ir fortaleciendo su regionalismo, puesto que muestra un alto grado de identidad regional, lo que proporciona una base para ir avanzando en la construcción de una sociedad latinoamericana en la que rigen normas comunes y prácticas relativamente similares. Advierte, además, que esta característica representa un potencial reconocible y significativo en circunstancias internacionales muy complejas[31].

Por su parte, Malamud (2018) señala que la idea más común sobre la integración es aquella que automáticamente posibilitará el crecimiento económico, el desarrollo y la solución de los problemas políticos, sociales, institucionales y otros acumulados en la región. Precisamente por ello, la motivación insuficiente o variable puede ser una de las causas de la crisis y de las dudas sobre el tema y los fines de la integración. Según él, esta fenomenología refleja también una diversidad espacial e ideológica contradictoria: América Latina, América del Sur, América Central versus América del Norte o las dos Américas. Creemos que estas aclaraciones son muy importantes para comprender el desarrollo futuro del proceso de integración en la región como base de la nueva geopolítica latinoamericana. De todo esto puede desprenderse que el concepto de convergencia de intereses es muy complejo e incluye la política, la economía y la coexistencia de diferentes ideologías, incluyendo la práctica de la confrontación y el condicionamiento. Hay que recordar aquí los ejemplos de UNASUR y CELAC porque sus avances en la integración política fueron inspirados en el progresismo y su estancamiento fue provocado por la falta de convergencia política tras la alternancia de gobiernos[32]. La esencia de una nueva geopolítica de América Latina radica precisamente en que no debe haber imposición de ideas, independientemente de la determinación política o ideológica de los gobiernos de los países de esa región. En suma, Malamud indica que el intento de imponer la uniformidad ideológica va en contra del concepto de integración regional como base de la geopolítica latinoamericana. Es decir, no se trata de la asociación de gobiernos ideológicamente similares, sino de la formulación de un consenso más amplio y de largo plazo. Esta posición cumpliría con uno de los principales requisitos geopolíticos, a saber, que el concepto de integración anteponga los intereses nacionales y regionales a los cambios coyunturales en el escenario político de cualquier país de la región.

---

[31] Es interesante que van Klaveren consta que el proceso de integración en América Latina está estancado, que su estructura es muy complicada y que el proceso muestra signos de contradicciones y caos. Pero, a pesar de este panorama, cree que es posible identificar avances positivos a pesar de las numerosas diferencias. Para mayor información consultar: Klaveren (2018a).

[32] Sobre diversos fenómenos que afectarán y condicionarán en el futuro el proceso de integración en América Latina, consultar el blog del real Instituto Elcano: Malamud (2018a); Malamud, Núñez Castelano (2018); Malamud, Núñez Castelano (2019); Malamud (2018b).

Bibliografía

Ardilla, M. (2015). La Alianza del Pacífico y su importancia geoestratégica. *Pensamiento propio*, 42.

Bartra, R. (2017). La batalla de las ideas y las emociones en América Latina. *Revista Mexicana de Ciencias Sociales*, 62(229): 129-148.

Bello, W. (2004). *Deglobalization: Ideas for a New World Economy*. Londres: Zed Books.

Beteta, H.E. (2020). ¿Cómo encontró la pandemia del COVID-19 a América Latina? / How did you find the COVID-19 pandemic in Latin America? *Economia*, 17(5).

Borda, G.S. (2013). Estados Unidos o el último Estado hegemónico: el poder en la era del ascenso y la consolidación del resto del mundo. *Nueva Sociedad*, 246: 64-77.

Capote Fernández, R. (2018). Bases militares de EE.UU: en América Latina y el Caribe. El Plan Suramérica. *Granma – Geopolitica*, 9/8.

CEPAL (2020). *Informe sobre el impacto económico en América Latina y el Caribe de la enfermedad por coronavirus (COVID-19)*.

Clarín (2003). Jaguaribe: Argentina y Brasil deben crear una alianza estratégica. Buenos Aires, 22 de noviembre. Disponible en: https://www.clarin.com/ediciones-anteriores/jaguaribe-argentina-brasil-deben-crear-alianza-estrategica_HJsxtV1eAKe.html (acceso: 13.06.2024).

Detsch, C. (2018). Escaramuzas geoestratégicas en el patio trasero – China y Rusia en América Latina. *Nueva Sociedad*, 275.

El impacto del COVID-19 en América Latina y el Caribe (2020). Informe de la ONU, julio.

Esquivel, G. (2020). Los impactos económicos de la pandemia en México. *Economia*, 17(51).

García Linera, Á. (2018). Globalización y desglobalización, el estado del mundo y América Latina: ciclos sistémicos. En: S.S. Pajović, M. Andrejević (eds.). *América Latina y el mundo del siglo XXI: percepciones, interpretaciones e interacciones*. Belgrado: Universidad Megatrend/FIEALC, II.

Gaudichaud, F., Wedbber, J., Modonesi, M. (2019). *Los gobiernos progresistas latinoamericanos del siglo XXI Ensayos de interpretación histórica*. México: Universidad Nacional Autónoma de México, Facultad de Ciencias Políticas y Sociales, Primera edición.

Giaccaglia, C. (2011). El Foro de diálogo trilateral IBSA: India, Brasil y Sudáfrica. *Otro Sur Digital*, 1(1).

Gutiérrez Campos, L. (2019). Neoliberalismo y Modernización del Estado en Chile: Emergencia del Gobierno Electrónico y desigualdad social. *Cultura – Hombre – Sociedad*, 29(2).

Gutiérrez-Moreno, A. (2020). Educación en tiempos de crisis sanitaria: pandemia y educación. *Praxis*, 16(1): 7-10.

Herrera, J.C. (2019). Prosur, el nuevo mecanismo para no integrar a Latinoamérica. *The New York Times*, 9 de abril. Disponible en: https://www.nytimes.com/es/2019/04/09/espanol/opinion/prosur-unasur-america-latina.html (acceso: 19.07.2024).

Jaguaribe, H. (2006). América Latina ante el siglo XXI. *Latitud Sur*, 1.

Jiménez Redondo, J.C. (2017). *Globalización y desglobalización: inseguridad y decepción en las sociedades posmodernas actuales*. Madrid: Universidad CEU San Pablo.

Kacowicz, A.M. (2008). América Latina en el mundo: globalización, regionalización y fragmentación. *Nueva Sociedad*, 214.

Kagan, R. (2012a). *A Dangerous Nation: America's Place in the World from Its Earliest Days to the Dawn of the Twentieth Century*. New York: Alfred A. Knopf.

Kagan, R. (2012b). Not Fade Away. *The New Republic*, 243(1): 19-25.

Kagan, R. (2012c). *The World America Made*. New York: Alfred A. Knopf.

Klaveren, A. van (2018a). El eterno problema del regionalismo latinoamericano. *Nueva Sociedad*, 275. Disponible en: https://nuso.org/articulo/el-eterno-retorno-del-regionalismo-latinoamericano/ (acceso: 13.06.2024).

Klaveren, A. van (2018b). El regionalismo latinoamericano: ¿el eterno retorno? En: S.S. Pajović, M. Andrejević (eds.). *América Latina y el mundo del siglo XXI: percepciones, interpretaciones e interacciones*. Belgrado: Universidad Megatrend/FIEALC, II.

López-Aranda, R. (2018). El orden mundial en el siglo XXI: una perspectiva de policy planning. *Documento de trabajo*, 9: 2-4.

Lorot, P. (2000). *Introduction à la Géoéconomie*. Paris: Économique.

Machado, J.V., González, V., Rafael D., Palella, S. (2009). La globalización en América Latina: ¿Pertinencia social o confluencia de la exclusión? *Revista Venezolana de Análisis de Coyuntura*, XV(2): 21-34.

Malacalza, B., Fagaburu, D. (2022). ¿Empatía o cálculo? Un análisis crítico de la geopolítica de las vacunas en América Latina. *Foro internacional*, 62(1): 5-46.

Malamud, C. (2018a). Elecciones e integración regional en América Latina. Disponible en: https://blog.realinstitutoelcano.org/elecciones-e-integracion-regional-en-america-latina/ (acceso: 13.06.2024).

Malamud, C. (2018b). Los retos y oportunidades de América Latina y el Caribe en el nuevo orden internacional. En: J. Altmann Borbón, F. Rojas Aravena (eds.). *América Latina y el Caribe: en una década de incertidumbres*. San José: Universidad para la Paz y FLACSO.

Malamud, C., Núñez Castelano, R. (2018). El voto del enojo: el nuevo (o no tan nuevo) fenómeno electoral latinoamericano. *ARI*, 99.

Malamud, C., Núñez Castelano, R. (2019). Tiempos recios y final de época en América Latina: un balance del ciclo electoral 2017-2019. *ARI*, 119.

Malamud, C., Núñez Castellano, R. (2020). El COVID-19 en América Latina: desafíos políticos, retos para los sistemas sanitarios e incertidumbre económica. *ARI*, 27.

Morales Ruvalcaba, D.E. (2011). Consejo de Defensa Suramericano: mecanismo catalizador en la integración regional de América del Sur. *Contextualizaciones Latinoamercanas. Revista semestral del Departamento de Estudios Ibéricos y Latinoamericanos de la Universidad de Guadalajara*, 3(5).

Pajović, S.S. (2010). Particularities of international insertion of Latin American countries during the last decade of XX century and beginning of XXI century. *Annales Universitatis Mariae Curie-Sklodowska*, XVII(2): 7-20.

Neghme Echeverría, V. (2008). América Latina – Asia: presente y futuro. *Asia Pacífico*, 2 junio. En: Portal Asia Pacífico (Biblioteca del Congreso Nacional de Chile). Disponible en: https://www.bcn.cl/observatorio/asiapacifico/noticias/vinculacion_asia_latinoamerica_vneghme (acceso:13.06.2024).

Richardson, L. (2022). *EEUU admite preocupación ante influencia de China y Rusia en América Latina. Voz de América.* Disponible en: https://www.vozdeamerica.com/a/eeuu-preocupacion-influencia-china-rusia-america-latina/6644712.html (acceso: 13.06.2024).

Sanahuja, J.A. (2007). ¿Un mundo unipolar, multipolar o apolar? La naturaleza y distribución del poder en la sociedad internacional contemporánea. En: R.A. García et al. *Cursos de Derecho Internacional y Relaciones Internacionales de Vitoria-Gasteiz* (p. 297-384). Bilbao: Universidad del País Vasco.

Sepúlveda, I. (2007). La nueva geopolítica latinoamericana. *Revista Política Exterior*, 116.

Serbin, A. (2009). América del Sur en un mundo multipolar: ¿es la Unasur la alternativa? *Nueva Sociedad*, 219.

Soler, L. (2021). *Derechas: acercamientos conceptuales, entre lo „viejo" y lo „nuevo": el progresismo y la izquierda ante la nueva derecha: claves para la región.* Montevideo: Friedrich-Ebert-Stiftung.

Yákovlev, P.P. (2017). «Efecto Trump» y América Latina. *Iberoamérica*, 1: 5-27.

http:/orcid.org/0000-0002-2127-1083
Johannes Maerk
johannes.maerk@fh-campuswien.ac.at

THE COVID-19 PANDEMIC: THE END OF NEOLIBERALISM?

La pandemia del COVID-19: ¿El fin del neoliberalismo?

Abstract

This small essay analyses the motivations for the implementation of neoliberal political and economic practices in various countries and brings relevant reflections on the possibility of the emergence of an alternative model due to the economic and social impacts of the current pandemic.

Keywords: COVID-19, neoliberalism, municipal socialism, Latin America, Keynes, Hayek

Resumen

Este breve ensayo analiza las motivaciones de la aplicación de prácticas políticas y económicas neoliberales en diversos países y aporta reflexiones pertinentes sobre la posibilidad de que surja un modelo alternativo debido a las repercusiones económicas y sociales de la pandemia actual.

Palabras claves: COVID-19, neoliberalismo, socialismo municipal, América Latina, Keynes, Hayek

Introduction

The COVID-19 pandemic is an unprecedented global health crisis causing enormous damage to people's health, employment opportunities, and well-being and impacting on the worldwide economy. COVID-19 infection first broke out in December 2019 in Wuhan, one of the largest cities in China. The epidemic spread rapidly in January and early

February 2020. At that time, the vast majority of COVID-19 cases worldwide were in China. Within weeks, the World Health Organization (WHO) classified it as an epidemic of international importance. The main strategy of most other governments was to 'flatten the curve' so that health systems could cope with new infections by tracing, testing, isolating, and treating those infected until a vaccine or 'cure' is available to all. In response to 'flattening the curve', governments imposed border closures, travel restrictions, and quarantine, with China even adopting a "zero-COVID" policy that is in place until now.[1] Western countries that initially failed to grasp the severity of the outbreak have been hit hard. In the third week of March 2020, the number of COVID-19 deaths in Italy exceeded the number of deaths in China, and in the fourth week of March, the United States became the new epicenter of the pandemic. By mid-June, more than one million deaths had been confirmed worldwide (as of October 2020). In addition to serious health consequences, the COVID-19 epidemic has caused massive and far-reaching economic burdens for all nations. Developing countries are particularly at risk because there are few resources available for the new threat and its consequences.

The central hypothesis of this paper is the following: Is it dangerous to rely solely on market forces to address this pandemic? Alternatively, governments can guide, facilitate and accelerate the desired changes through appropriate industrial policy and aid measures. What is suggested here is going beyond the scope of neoliberalism. We expect a paradigm shift in the coming years that will reduce neoliberalism and potentially open a space in which a more active state can enhance the common good.[2]

This short chapter will briefly discuss the slow rise of neoliberalism – first Friedrich von Hayek's ideas against the statist model of Red Vienna and its subsequent triumph with the governments of Pinochet, Thatcher, and Reagan. This is followed by an analysis of the financial crisis of 2007/2008 and finally a question: Did the end of liberalism come with the COVID-19 pandemic?

The response to the crisis of the 1930s: Keynes and the ISI model

The welfare state developed mainly in Great Britain and the United States in the 1930s and was later adopted by almost all Western countries.

The main causes were the growing power of the labor movement in the political system following the expansion of universal suffrage; the well-reasoned realization that the unfettered market economy of the 1920s and 1930s led to the depression of 1929 as well as the rise of extreme and radical political parties: the growth of communist parties and at the same time the acceptance of Fascism and Nazism by large parts of the electorate.

Instead of a belief in market forces, the guiding role of the state in the conduct of the economy was found to be the answer to the economic crisis. This understanding found its expression in the theories of the British economist John Maynard Keynes, in the New Deal of U.S. President Franklin Roosevelt, and in the period between the two world

---

1 An analysis of mainland China' "zero-COVID" policy is provided in Bai et al. (2022).

2 The concept of "the common good" is brilliantly analysed by Etzioni (2014).

wars in "Red Vienna",[3] where a policy with a guiding role of the state or municipality in society and rational planning of public policies such as public health and housing was implemented (Picazo, 1998).

After World War II, the Keynesian model was imposed in the countries of the Western bloc (also as a counter-model in the Cold War against the Soviet bloc). In response to Keynes' ideas, the theory of "Latin American structuralism" or Import Substitution Industrialization (ISI) was developed in Latin America from the 1950s to the 1980s. This theory was based on the work of Raúl Prebisch, Hans Singer, Celso Furtado, and other Latin American economic thinkers, and was institutionalized with the creation of the United Nations Economic Commission for Latin America and the Caribbean (UNECLAC) in 1948. While the theorists behind this theoretical current were not homogeneous and did not belong to a particular school of economic thought, they shared a basic common belief in a centralized, state-directed plan for driving economic development in Latin American countries (ECLAC, 1998). In the case of Mexico, for example, the so-called "Mexican miracle" took place from the 1940s to the 1970s, during which time the country experienced very high economic growth averaging 6% per year, and developed an important industrial sector.

The triumph of neoliberalism after Pinochet in Chile

Neoliberal thinking has one of its foundations in the ideas of the Austrian economist Friedrich von Hayek. While in Vienna his ideas against the fundamental role of the state in the management of society could not gain a foothold due to the strong presence of "Red Vienna", Hayek left Austria in 1931 to accept a Chair of Economics at the London School of Economics (LSE). At the end of World War II, Hayek published the book *Road to Serfdom*, in which he argued that the dismantling of the free market began the destruction of all economic and political freedom. The book's attack was directed against the British Labour Party and Keynes's proposals for an interventionist state while he was at Cambridge. Above all, the planning of the economy, whether in its Soviet or social-democratic form, led mankind – according to Hayek – down the "road to serfdom" as indicated in the aforementioned book. Hayek and his ideas were marginalized after World War II due to the influence of Keynes' ideas on the public policies of Western countries – in the aftermath of the great economic crisis of the 1930s.

Under the leadership of the Swiss businessman Albert Hunold and Friedrich Hayek, intellectuals[4] from Europe and the United States met in April 1947 at the Hotel du Parc in Mont Pèlerin, a village near Lake Geneva. This meeting was made possible by the support of several American foundations such as the Foundation for Economic

[3] Red Vienna (German: Rotes Wien) was the nickname of the capital of Austria between 1918 and 1934 when the Social Democrats had the majority and the city was governed democratically for the first time. This form of municipal socialism is in place in Vienna until now.

[4] Among the participants of the first SMP meeting were Milton Friedman, Friedrich August von Hayek, Frank Knight, Ludwig von Mises, and Karl Popper.

Education, New York, whose employee was Ludwig von Mises. The *Schweizerische Kreditanstalt* (today known as Credit Suisse) paid almost all the costs of the conference – 18,062.08 Swiss Francs (Mirkowski, Plehwe, 2009: 15). University professors but also businessmen and journalists (among them from United States periodicals like *Fortune*, *Newsweek* and *The Reader's Digest*) participated. At the end of the first MPS meeting, a final declaration was published. The two most relevant points were:[5]

> (a) The redefinition of the functions of the state in order to distinguish more clearly between totalitarianism and the liberal order. Totalitarianism for Hayek and his followers is conceptually very broad: it encompasses both Nazi fascism and Stalinism, but also social-democratic positions.
>
> (b) The possibility of establishing minimum rules for the functioning of the market.

After the founding of the Mont Pèlerin Society, general meetings have been held every two years to date. Hayek and his allies used the years following the founding of the MPS to advance their neoliberal ideology as a worldview (*Weltanschauung*). One of the most important vehicles for this was the work in universities[6] and the so-called think tanks. Hayek moved in 1950 to the University of Chicago, where he obtained a professorship in Social and Moral Sciences. There he met again with Milton Friedman, who had participated as a very young man in the first meeting of the Mont Pèlerin Society. Nevertheless, until the early 1970s, neoliberalism was marginalized in Western countries. With the oil crisis and the end of the Bretton Woods system, the Keynesian model enters into a phase of the crisis. In the midst of a severe recession, with soaring inflation and unemployment, Hayek's ideas began to take hold and have an impact on the economy.

In Latin America, the neoliberal hour began with the coup d'état in Chile by General Augusto Pinochet and the CIA overthrow of the democratically legitimized President Salvador Allende. A group of Chilean economists educated at the aforementioned University of Chicago, the so-called "Chicago Boys", promoted a project of privatization of state industries and public services as well as the imitation of private sector practices in the state bureaucracy.[7] In 1974, the Nobel Prize in Economics was awarded equally to Friedrich von Hayek and the social democrat Gunnar Myrdal "for their pioneering work on the theory of money and economic fluctuations and for their analysis of the interdependence of economic, social and institutional phenomena".[8] Two years later Milton Friedman was awarded the same prize and used the prestige attached to it to effectively promote neoliberal ideas.

The next step was the introduction of neoliberal ideas in the United Kingdom (under Prime Minister Margaret Thatcher) and the United States (under President Ronald

---

[5] There is an official website of the Mont Pèlerin Society where the full text of the final declaration can be found: https://www.montpelerin.org/montpelerin/mpsGoals.html (access: 13.06.2024).

[6] As one of the first universities inspired by the neoliberal spirit was the Francisco Marroquín University in Guatemala City, founded in 1971.

[7] A good analysis of the Chicago Boys is provided by Valdés (1995).

[8] http://www.nobelprize.org/nobel_prizes/economic-sciences/laureates/1974/press.html (access: 13.06.2024).

Reagan). Stuart Hall first introduced the term "Thatcherism" in an article in the English New Left magazine "Marxism Today" months before Margaret Thatcher became Prime Minister in 1979 (Hall, 1980). He rightly predicted that Thatcher's accession to power would not be a temporary break with the past and he discovered a new political conjuncture, the rise of the new radical right in the form of Margaret Thatcher. Today we see this shift very clearly: it was the transitional phase in the United Kingdom from the Keynesian consensus (welfare state) to the neoliberal model (where the individual is an important social agent – "There is no such thing as society. There are individual men", as Margaret Thatcher proclaimed).

Thus, Thatcherism found a popular way to make the principles of a free market philosophy convincing, e.g., by mobilizing imaginary figures of popular dominance such as the parasitic "charioteer" of today's welfare system (often linked to migrants and asylum seekers) and the attack on the "nanny state" that supposedly undermines the individual's ability to create his or her own destiny.

Ronald Reagan in the United States implemented a similar regime under a model that strove to limit the role of the state as much as possible while expanding the power of the free market. The state, he claimed, impedes the potential for the creative growth of market forces, so its authority should be reduced, allowing market forces to operate unimpeded. Reagan expressed this radically by saying that the state is not the solution, it is the problem.[9]

By the late 1980s, most Latin American governments abandoned the ISI model and followed the same (neoliberal) path as Thatcher and Reagan.

Despite the crisis of 2007/2008 the neoliberal model continued

After the outbreak of the international financial and economic crisis in 2007/2008, many suspected the ideological end of neoliberalism. Rescue packages, stimulus packages to revive the economy, and the (temporary) nationalization of banks and parts of the economy such as General Motors in the USA were implemented.

However, contrary to the COVID-19 pandemic, not all countries were affected (mainly countries in the Global South were spared – especially in Africa and Latin America,[10] blue and light red color), as shown in Figure 1.

---

[9] "Government is not the solution to our problem, government is the problem". 1st Inaugural Address: President Reagan's Inaugural Address 1/20/81, https://www.reaganfoundation.org/ronald-reagan/reagan-quotes-speeches/inaugural-address-2/ (access: 13.06.2024).

[10] This is why some analysts speak of "a crisis of the developed countries".

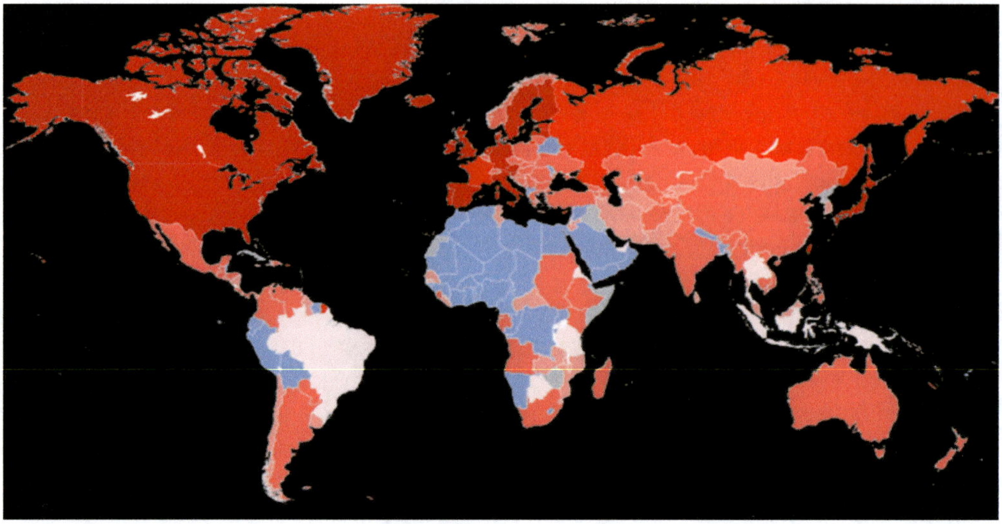

Figure 1. Menegaz 2009, as estimated by the International Monetary Fund

In the 2007/2008 crisis, it seemed that Keynesianism had awakened from its hibernation. But after a brief phase of state interventionism, neoliberalism returned in the form of an austerity policy: social movements and left-wing party projects have tried in many European countries to prevent this return but in vain. Gradually it became clear that *Syriza* in Greece, *Podemos* in Spain or *France Insoumise* – a political platform founded with a view to promoting the failed candidacy of Jean-Luc Mélenchon for the 2017 French presidential elections – could not live up to the hope of a left-wing paradigm shift.

Likewise, in Latin America neoliberal policies returned despite protests in Chile and Ecuador, with Chavez's project in full crisis in Venezuela since 2012, a soft coup against Evo Morales in Bolivia (2019), and a right-wing in Brazil under Bolsonaro (2019 to 2022). The only alternative proposals for a moderate left are currently in power come from Alberto Ángel Fernández in Argentina, Andrés Manuel López Obrador in Mexico, and very recently Luiz Inácio Lula da Silva in Brazil.

What is to Be Done? Did neoliberalism come to an end with the COVID-19 pandemic?

It remains to be seen whether the effects of the pandemic will lead to a profound transformation of this economics-based regime. Struggles for public services could benefit from the crisis: thus, in Germany, the well-received demands for increases in nursing salaries or an unconditional basic income speak for themselves. Another example is Spain, where there is an obvious link between the crisis it has gone through with this pandemic and the cuts in health care. According to OECD parameters, only three countries have done more to cut their health care systems since 2009 than Spain. According to Miguel Ángel Sánchez Chillón, president of the Medical Association of Madrid, "in the Community of Madrid cuts and reforms were made without any planning".[11] This situation in Spain can be generalized to local governments and regional/state authorities in both Europe and Latin America that invariably form the first line of defense in public health emergencies and were deprived of funds due to an austerity policy designed to finance tax cuts and subsidies to corporations and the wealthy few (Harvey, 2020).

Another important element is the breakdown of supply chains, which in the case of Latin America come from the Global North and Asia (especially China and, to a lesser extent, Japan and South Korea). As Adolfo Laborde points out,

> (…) all those countries that have changed their industrial logic by acquiring equipment, spare parts, and capital goods of Asian or European origin will suffer the consequences of shortages of spare parts or machines that were already included in their production and delivery program. They will not fulfill orders, or their processes will be hit by a lack of raw materials, which will have serious consequences for the cash flow of companies that depend on foreign currency to oil their operations and global production processes (…) (Laborde, 2020).

This implies for the future a possible re-orientation of the production of strategic inputs in food and health towards regional and/or national production.

To become a real alternative project to the prevailing neoliberalism, a new social and climate policy offensive in the aftermath of the Corona crisis would have to be linked to a programmatically and economically sound post-neoliberal hegemony project. It must be shown how state interventionism can be modified to remove entire economic sectors from the private domain and convert them into a democratic and digitally supported economic planning system. These strategic economic sectors could be health services, education, housing, and public transportation from the perspective of the common good. At the same time, self-management in the non-strategic economic sectors should be encouraged.

References

Anderson, P. (2012). Historia y lecciones del neoliberalismo. *Revista Deslinde*. Available at: https://cedetrabajo.org/wp-content/uploads/2012/08/25-7.pdf (access: 27.10.2022).

Bai, W., Sha, S., Cheung, T., Su, Z., Jackson, T., Xiang, Y.T. (2022). Optimizing the dynamic zero-COVID policy in China. *International Journal of Biological Sciences*, 18(14): 5314-5316. Available at: https://doi.org/10.1101/2022.05.07.22274792 (access: 27.10.2022).

ECLAC (1998). *Fifty Years of ECLAC's Thinking: Selected Texts*. Mexico: Fondo de Cultura Económica.

Etzioni, A. (2014). *The Common Good.* West Sussex: John Wiley & Sons.

Hall, S. (1980). Thatcherism: A New Stage? *Marxism Today*, 24(2): 26-28.

---

[11] Cited at: http://www.rfi.fr/es/economia/20200330-el-neoliberalismo-tiene-responsabili-dad-in-this-planetary-crisis-affirm-m%C3%A9dics-and-experts (access: 13.06.2024).

Harvey, D. (2020). Anti-capitalist Politics in the Time of COVID-19. *Jacobine*, 20 March. Available at: https://jacobinmag.com/2020/03/david-harvey-coronavirus-political-economy-disruptions (access: 27.10.2022).

Hayek, F.A. (1944). *Road to Serfdom*. Available at: http://www.elcato.org/files/camino-de-servidumbre-libro-elec-tronico.pdf (access: 27.10.2022).

Hayek, F.A. (1949). The Intellectuals and Socialism. *The University of Chicago Law Review*, 16(3): 417-418.

Laborde, A. (2020). Asia, la economía global y el COVID-2019. El encadenamiento productivo global es un 'talón de Aquiles'. *Heraldo de México*. Available at: https://heraldodemexico.com.mx/orbe/co-vid-19-asia-original-economia-global-productores-industria-coronavirus/ (access: 27.10.2022).

Menegaz, F. (2009). Global Financial Crisis of 2008-2009. Available at: https://es.wikipedia.org/wiki/Gran_Recesi%C3%B3n#/media/Archivo:2007-2009_World_Financial_Crisis.svg (access: 27.10.2022).

Mirowski, P., Plehwe, D. (2009). *The Road from Mont Pèlerin: The Making of the Neoliberal Thought Collective*. Cambridge, MA – London: Harvard University Press.

Mises, L. von (2009). *Memoirs*. Auburn: Ludwig von Mises Institute.

Picazo, P. (1998). Red Vienna: The Hidden City (1919-1934). *Review of the West*, July: 111-129.

Plehwe, D., Walpen, B. (1999). Wissenschaftspolitische Produktionsweisen im Neoliberalismus. *Prokla Journal. Zeitschrift für Kritische Sozialwissenschaft*, 29(115): 203-235.

Valdés, J.G. (1995). *Pinochet's Economists: The Chicago School of Economics in Chile*. Cambridge: Cambridge University Press.

http:/orcid.org/0000-0001-8562-4629
Miguel Ángel Urrego
miguel.urrego@umich.mx

LA OTRA PANDEMIA EN AMÉRICA LATINA: NEOLIBERALISMO, ULTRADERECHA Y ABANDONO ESTATAL

The other pandemic in Latin America: neoliberalism, ultra-right and state neglect

Abstract

The current distress in Latin America, especially the poor economic indicators, is the result of the crisis of the neoliberal model that began in 2008 rather than of the ravages of COVID-19. The pandemic benefited neoliberalism, since it obscured the reality and, as a result, governments formulated severe economic adjustment programs or fiscal reforms to protect the victims of the pandemic. However, such measures generated an unprecedented social outburst that has stimulated a cycle of progressive governments and especially new possibilities for the popular and social movement.

Keywords: COVID-19, neoliberalism, social outburst

Resumen

El malestar que vive América Latina, especialmente los malos indicadores económicos, es resultado de la crisis del modelo neoliberal que se gestó en 2008 y no de los estragos del COVID-19. La pandemia benefició al neoliberalismo, pues ocultó la realidad y gracias a ello los gobiernos formularon severos programas de ajuste económico o reformas fiscales en nombre de las víctimas de la pandemia. Sin embargo, tales medidas generaron un estallido social sin precedente que ha estimulado un ciclo de gobiernos progresistas y especialmente de nuevas posibilidades para el movimiento popular y social.

Palabras claves: COVID-19; neoliberalismo; estallido social

Introducción

El año 2019 finalizó con movilizaciones casi simultáneas contra las medidas de ajuste del neoliberalismo en Ecuador, Bolivia, Chile y Colombia. Estas protestas fueron enfrentadas violentamente por parte de los Estados, razón por la cual culminaron con el saldo de cientos de muertos, heridos y, en el caso colombiano, varios desaparecidos. Esta tendencia creciente de acciones de los movimientos sociales y populares se detuvo, aparentemente, a raíz de la pandemia del COVID-19, pues, al decretarse las cuarentenas y prohibirse las concentraciones masivas, las protestas se aplazaron e, incluso, los gobiernos de turno ganaron un leve respaldo popular por algunas medidas tomadas. No obstante, cuando se examina más en detalle la situación, se observa que los presidentes de la región no atendieron a la población más vulnerable, sino que favorecieron a los grandes banqueros y empresarios y si a esto se le suma la creciente ola de despidos y quiebra de pequeños empresarios constatamos un creciente malestar social que se manifestó en el estallido social de Colombia (abril y mayo de 2021) y Ecuador (2022) e igualmente en las elecciones recientes en Bolivia, Perú, Chile y Colombia, donde los candidatos progresistas triunfaron.

El ciclo de crisis neoliberal

Entender la coyuntura reciente en América Latina requiere considerar brevemente las tendencias políticas y económicas de la última década. En primer lugar, es necesario destacar un movimiento pendular en los proyectos políticos que gobiernan la región. En efecto, de una coyuntura en la que dominaron los proyectos denominados progresistas pasamos a gobiernos decididamente neoliberales o de extrema derecha, entre ellos los de Lenin Moreno en Ecuador (2017-2021), Jair Bolsonaro en Brasil (2019-2022), Sebastián Piñera en Chile (11 de marzo 2018), Mauricio Macri en Argentina (2015-2019) e Iván Duque en Colombia (2018-2022). Estos gobernantes se caracterizaron por acelerar las medidas de ajuste fiscal para lograr mayores recursos, profundizaron la precarización del mundo laboral, cumplieron con las imposiciones del FMI, no atendieron adecuadamente la pandemia y culminaron su ciclo en medio de grandes escándalos de corrupción. Esto supuso un golpe a los sectores populares desde diferentes frentes que llevó a un agravamiento de las condiciones no solo laborales, sino de existencia misma.

A pesar de la gravedad de la situación, los gobiernos se empecinaron en la aplicación de las recomendaciones del FMI, particularmente el aumento de los precios de la gasolina, los paquetes de reforma fiscal, la reducción del gasto público, etc. Dichos ajustes generaron un aumento de la pobreza extrema, un crecimiento de la tasa de inflación y la caída en los indicadores económicos; en reacción a tal situación, se presentó un gran estallido social en la región.

Como lo evidencia la Comisión Económica para América Latina (CEPAL), se calcula que la pobreza extrema para 2022 crecerá de manera importante, más del 1% con respecto al año anterior, en países como México, Colombia, Nicaragua y Paraguay. En solo tres países, Bolivia, Ecuador y Uruguay, mejorarán los indicadores. Se podrían excusar a los gobiernos señalando que los datos no son significativos; sin embargo, en países como Colombia lo que se observa es que hay hambre y que en departamentos como la Guajira los niños indígenas están muriendo por falta de alimentos. Tampoco sería adecuado afirmar que es exclusivamente resultado del impacto del COVID-19, pues las cifras de los últimos años muestran la existencia de una tendencia. Así, por ejemplo, los estudios para el periodo 1990-2008 mostraban un avance, señaló la CEPAL: "(...) la evidencia confirma un descenso del 20% en la tasa de pobreza regional, lo que significa que la incidencia cayó 47.7% al 38.7%" (Medina, Fernando-Galván, 2015), pero los datos del año 2021 muestran que la pobreza general en América Latina se situó en el 33.7%, manteniéndose por encima de los niveles alcanzados en 2019. De hecho, las Naciones Unidas afirman que la pobreza aumentó a niveles no vistos en los últimos 30 años (Noticias ONU, 2022a). Tal situación evidencia el impacto de la crisis de 2008, la cual se agravó en los últimos años, y demanda medidas urgentes debido a que se avizora una crisis económica planetaria y un impacto negativo en la producción de alimentos debido a la guerra en Ucrania (CEPAL, 2022).

Un segundo aspecto a considerar es que la crisis del neoliberalismo se ha profundizado en los últimos años. En efecto, el neoliberalismo entró en crisis especialmente a partir del año 2008 y debido a ello se evidenció la desestructuración del mundo del empleo y su precarización. Los efectos han sido planetarios y no solo limitados al tercer mundo. Ya varios sociólogos y economistas habían llamado la atención sobre la pérdida de empleo en el mundo a raíz de la aplicación de medidas neoliberales. También varios especialistas en estudios del mundo del trabajo habían incorporado a sus campos de estudio el concepto de "precarización" para caracterizar la situación de los trabajadores, pues uno de los efectos del neoliberalismo ha sido no solo la pérdida de empleos, sino también la desaparición de los beneficios sociales alcanzados a lo largo del siglo XX, la imposición de una flexibilización laboral y la obligatoriedad para la población, especialmente los más jóvenes, de tener que desempeñar varias actividades sin nexo inmediato con su formación profesional para lograr sobrevivir (Standing, 2011). Por ello, algunos no dudan en hablar de que vivimos una guerra contra la sociedad.

El efecto político de esta crisis ha sido el auge de los movimientos de extrema derecha y, como la crisis misma es un fenómeno que se vive en la mayor parte del mundo, el auge del fascismo también es un fenómeno planetario, aunque algunos casos son más notorios que otros (Hainsworth, 2016; Mason, 2022). La presidencia de Donald Trump, por supuesto, es el caso más ilustrativo, dada la importancia económica, política y militar de Estados Unidos, pero también podemos considerar los ejemplos de Europa donde existen movimientos de derecha en zonas con concentración de trabajadores y donde los nacionales desarrollan diversas acciones contra los migrantes (como levantar alambradas, acosar a los refugiados) y presionan de manera cotidiana a quienes los identifican como contrarios, la población que practica el islam o los homosexuales por ejemplo[1]. La combinación de neoliberalismo y fascismo es el rasgo predominante de nuestra época.

---

1 Para una visión general del proceso véase Madeleine Albright (con colaboración de Bill Woodward) (2020) y el caso de Estados Unidos: Maclean (2017) y Albright (2020).

El COVID-19 oculta la crisis neoliberal

La pandemia que azota el planeta desde hace varios años tuvo un efecto positivo para el neoliberalismo, pues le ha permitido ocultar las razones estructurales de su crisis. En efecto, la mayor parte de los gobiernos de la región han responsabilizado de la penosa situación por la que atraviesan las familias a los efectos devastadores del COVID-19. Es decir, hacen un corte en el tiempo para dejar la impresión de que antes de la pandemia todo estaba bien, había trabajo, actividad productiva y bienestar de los ciudadanos. Evidentemente, la pandemia afectó a la población y el comportamiento económico. En pleno pico del año 2020, la CEPAL consideraba que la pobreza en la región aumentaría en un 4.4%, sumando 28.7 millones de personas en situación de pobreza, por lo que uno de cada tres latinoamericanos estaría en esa categoría (Deutsche Welle, 2021). Sin embargo, al mismo tiempo los más ricos se hicieron cada vez más ricos, aumentando escandalosamente las diferencias con los pobres[2]. Aunque se trata de una tendencia continental hay situaciones especialmente graves como la de Colombia que registra uno de los indicadores más preocupantes de la región y del mundo, según los datos del Banco Mundial el índice GINI de esta nación fue de 54.2 en el año 2020[3].

Dos indicadores adicionales debemos comentar: la tasa de desempleo y la tasa de informalidad. La tasa de desempleo en América Latina y el Caribe se ubicó en el 10.5% en 2020. Siendo la más alta la de Costa Rica con 19.6% y la más baja la de Cuba con 1.4%. Por encima del promedio aparecen Panamá, Santa Lucía, Barbados, Colombia, Belice, Brasil, Argentina, Honduras y Chile. Por debajo del promedio el resto de las naciones[4]. Según cálculos de la Organización Internacional del Trabajo (OIT), el promedio general bajará a 9.3% en 2022 y es posible que esté en el 8.8% en el año 2023 (Noticias ONU, 2022b). No obstante, la razón de fondo de este comportamiento radica en el desánimo de las personas para la búsqueda de trabajo, es decir, hay un abandono de la fuerza laboral, especialmente ante el quiebre masivo de PYMES (pequeñas y medianas empresas). No se trata solamente de recuperar el empleo. El responsable de la OIT, Guy Ryder, explica: "Y para ser sostenible, esta recuperación debe basarse en los principios del trabajo decente, con inclusión de salud y seguridad, igualdad, protección y diálogo social" (Noticias ONU, 2022b).

En los estudios sobre informalidad en América Latina, la OIT resalta que

---

2 El informe de la Oxfam de 2016 no deja dudas sobre la tendencia históricas de crecimiento de la desigualdad en el continente, véase su informe (Oxfam, 2015).

3 Véase la situación de Colombia en el periodo 1995-2020 en https://datos.bancomundial.org/indicator/SI.POV.GINI?locations=CO (acceso: 15.01.2022). Igualmente la explicación del deshonroso lugar aparece en el artículo "Colombia, el segundo país más desigual en América Latina" de *Portafolio* disponible en https://www.portafolio.co/economia/gobierno/colombia-es-el-segundo-pais-mas-desigual-de-america-latina-segun-el-banco-mundial-557830 (acceso: 15.01.2022). La revista Forbes señala: "Colombia es el país más desigual de toda América Latina", disponible en https://forbes.co/2020/10/30/economia-y-finanzas/colombia-es-el-pais-mas-desigual-de-toda-america-latina/ (acceso: 15.01.2022).

4 Datos obtenidos de https://es.statista.com/estadisticas/1280173/tasa-de-desempleo-de-america-latina-y-el-caribe-por-pais/ (acceso: 15.01.2022).

(...) en la zona andina, Ecuador, Perú y Colombia cuentan con más del 60% de su población ocupada en empleos asalariados informales. Entretanto, en México y Brasil, las mayores economías latinoamericanas, este porcentaje asciende a un 57% y a un 47%, respectivamente. En el sur del continente, Chile y Uruguay muestran, por el contrario, más empleo formal que informal, ambos con una tasa de informalidad por debajo del 30% (Chevalier Naranjo, 2023).

Igualmente, la OIT concluye que el COVID-19 exacerbó los déficits de trabajo decente y aumentó la desigualdad y, además, señala que

La recuperación económica de los últimos meses aún no se refleja plenamente en los mercados de trabajo de América Latina y el Caribe. Incluso en los países donde el nivel de actividad ha sido mayor el empleo muestra un rezago respecto de los niveles prepandemia (OIT, 2021: 3).

Aún más, se calcula que la informalidad, a partir de 2021, crecerá por encima de los niveles anteriores de la pandemia, sumándose 7.56 millones de personas adicionales (Acevedo et al., 2021). Por supuesto, en este escenario las mujeres sufrieron con mayor rigor el impacto de la pandemia (ONU Mujeres, s.f.), a lo cual habría que sumar el incremento de la violencia de género (ONU, 2021: 15).

Sin embargo, la presencia de la pandemia les ha permitido a las élites políticas formular planes de ajuste fiscal o de austeridad en nombre de las víctimas y de la supuesta necesidad de generar empleo y reactivar la economía. Así, por ejemplo, en el año 2020, se justificó la reforma tributaria como el medio para sacar a los colombianos de la pobreza (Cifuentes, 2020).

Evidentemente, la pandemia golpeo fuertemente a los países latinoamericanos. Esto se debió a la existencia de varias dificultades. La primera, los procesos de privatización del sistema de salud impulsado por las reformas neoliberales en el continente afectaron a los más pobres, de tal forma que las estadísticas de mortalidad evidenciaron que los fallecidos pertenecían en gran proporción a los sectores populares. En segundo lugar, la población más vulnerable venía arrastrando importantes padecimientos debido a la mala alimentación, el limitado acceso al sistema de salud y a las precarias condiciones de existencia y, por ello, las denominadas comorbilidades afectaron especialmente a los más pobres.

El tercer problema fue que los Estados poco hicieron para enfrentar la pandemia. Varios gobernantes de la región, como Andrés Manuel López Obrador (México) y Jair Bolsonaro (Brasil), minimizaron permanentemente el COVID-19 señalando que se trataba de una simple gripe, recomendaron la utilización de métodos sin aval médico o científico, promovieron el uso de estampas y amuletos, responsabilizaron a la población por su propia salud y afirmaron que lo importante era "echarle ganas", ser positivos (López Obrador).

Por su parte, los presidentes de Colombia y México se negaron a formular planes de apoyo a la población más vulnerable. En el primer caso, a pesar de la presión del movimiento sindical y de la realización de un Paro Nacional de cerca de dos meses, nunca hubo la disposición para crear un ingreso básico y, por ello, en las principales ciudades se vivió hambre. En el segundo caso, el gobierno pretendió que los gastos fuesen financiados por aportes "voluntarios" de los trabajadores, especialmente de aquellos vinculados al Estado, a través de donaciones de uno o varios días de su salario.

El cuarto problema fue el ocultamiento de las cifras. La mayor parte de los datos no corresponden a la realidad. En países como México, no se hicieron las pruebas suficientes, las muertes se ocultaron bajo las comorbilidades, los registros no fueron divulgados y el impacto real se ocultó con declaraciones frecuentes sobre el aplanamiento de la curva, el fin de las olas de pandemia y el relajamiento temprano de las normas. De hecho, algunos especialistas en estadísticas afirmaron varias veces que las cifras de muertes eran tres veces mayores que las reconocidas por el gobierno. Para la OMS:

> (...) en 2020 y 2021 hubo en México un exceso de mortalidad ligado a la Covid de 626.000 personas, lo que incluye personas que fallecieron directamente por la enfermedad, por otros problemas médicos e interrupciones de la atención médica derivados de la pandemia.
>
> La cifra casi dobla las 324,000 muertes por Covid reconocidas por la red sanitaria mexicana desde el inicio de la pandemia (BBC News Mundo, 2022).

Las cifras al momento en que se escribe el presente artículo evidencian que los países con mayor número de fallecidos son Brasil (670,532), México (325,596), Perú (213,475) y Colombia (139,970)[5]. Cuando se consideran las tasas de mortalidad al 27 de junio de 2022 por cada cien mil habitantes tenemos que los registros más altos son los de Perú (647,36), Brasil (315,31) y Chile (305,58)[6]. Los estudios concluyen que la desigualdad está detrás de las altas cifras de muertes:

> El informe señala que los países de la región más desiguales son los que más muertes han sufrido. Por ejemplo, México, Brasil y Perú, donde el 1% más rico de la población posee más del 30% de la riqueza nacional, han registrado las cifras más altas de muertes por COVID-19 en proporción a sus poblaciones[7].

En países como Colombia, la improvisación en la lucha contra la pandemia fue evidente, tanto por parte del gobierno central como de la alcaldía de Bogotá. Inicialmente, no fue claro el esquema de vacunación que se iba a emplear, luego fueron las medidas que se diseñaron para establecer la cuarentena y, finalmente, la forma como se iba a atender la población más vulnerable que se vio afectada por el COVID-19 y que perdió sus empleos.

---

5 "Número de personas fallecidas a causa del coronavirus (COVID-19) en América Latina y el Caribe al 27 de junio de 2022, por país". Disponible en: https://es.statista.com/estadisticas/1105336/covid-19-numero-fallecidos-america-latina-caribe/ (acceso: 1.07.2022).

6 Tasa de mortalidad por enfermedad por coronavirus (COVID-19) en países seleccionados de América Latina y el Caribe al 27 de junio de 2022. Disponible en: https://es.statista.com/estadisticas/1285097/tasa-de-mortalidad-por-coronavirus-america-latina/ (acceso: 1.07.2022).

7 Amnistía Internacional y el Centro de Derechos Económicos y Sociales (CDES) de Ecuador presentaron un informe sobre la relación entre desigualdad y tasas de mortalidad en América Latina. *Estudio revela que la desigualdad en América Latina provoca mayores tasas de mortalidad por COVID-19*. Disponible en: https://www.aa.com.tr/es/econom%C3%ADa/estudio-revela-que-la-desigualdad-en-am%C3%A9rica-latina-provoca-mayores-tasas-de-mortalidad-por-covid-19/2574788 (acceso: 1.12.2021). Apreciación que coincide con el Informe Regional de Desarrollo Humano de 2021 de PNUD titulado *Atrapados: altas desigualdad y bajo crecimiento en América Latina y el Caribe*. Disponible en: https://www.undp.org/es/latin-america/informe-regional-de-desarrollo-humano-2021 (acceso: 1.12.2021).

Durante los primeros siete meses de cuarentena por la pandemia, el presidente de Colombia, Iván Duque, emitió 189 decretos y se asignó "el control de decidir en qué se gasta el presupuesto nacional y en qué no, sin la necesidad de consultarle al Congreso de la República" (El Tiempo, 2020). Adicionalmente, impulsó una reforma tributaria para recolectar 35 billones de pesos. El rechazo a esta reforma desató el estallido social más grande e importante de la historia reciente de Colombia.

En aquellos países donde se han presentado movilizaciones populares, como en Colombia, se argumenta que han sido las protestas sociales las que han generado aumento de víctimas y grandes daños a la economía. Así que la razón de la crisis se encuentra en los sindicatos que enceguecidos se niegan a abandonar sus privilegios, tal como lo han expuesto diversos funcionarios colombianos en los últimos meses, especialmente a raíz del levantamiento popular iniciado el 28 de abril del año pasado y que se prolongó por más de dos meses a pesar de la sangrienta represión.

El movimiento social durante la pandemia

El movimiento social durante la pandemia en América Latina se ha movido entre dos extremos: inmovilidad o resistencia. La inmovilidad está dada por la ausencia de un movimiento social autónomo, como en México, donde la casi totalidad de los sindicatos y las organizaciones sociales han sido cooptadas por el gobierno y por ello no se manifiestan a favor de una renta básica o de la aplicación de medidas de auxilio a las clases más necesitadas.

El caso contrario ha sido Colombia, donde un verdadero estallido social se produjo a partir del 28 de abril de 2021, cuando se inició el paro nacional que se extendió hasta el 28 de junio, cuando cesaron las principales movilizaciones. Según las cifras del portal de Indepaz, durante las protestas se presentaron 75 manifestantes asesinados, 83 víctimas de violencia ocular, 28 víctimas de violencia sexual, 1832 detenciones arbitrarias y 1468 casos de violencia física (Temblores ONG e Instituto de Estudios para el desarrollo y la Paz (junio de 2021). Es evidente que el tratamiento dado por el gobierno fue de abierta y sanguinaria represión, la cual fue complementada por la acción de civiles armados que acompañaban a la policía y que, en varias ocasiones, emplearon sus armas contra los manifestantes sin que fuesen investigados ni encarcelados.

En Ecuador, las protestas han tenido lugar durante los últimos tres años. Sin embargo, las movilizaciones más violentas se sucedieron entre el 3 y el 13 de octubre de 2019 contra las medidas impuestas por el FMI y aplicadas por el gobierno de Lenin Moreno, en particular la eliminación del subsidio a la gasolina y la reducción del gasto público. En ese momento hubo choques violentos y la declaratoria del estado de excepción. Sin embargo, el movimiento social no pudo negociar como un solo bloque, pues la CONAIE (Confederación de Nacionalidades Indígenas del Ecuador) asumió que era el único sector que podía dialogar con el gobierno y desconoció a los demás participantes en la protesta. Como resultado de las luchas callejeras hubo 1507 heridos, 1228 detenidos y 11 muertos (Human Rights Watch, 2020). El 1 de mayo de 2020 también hubo movilizaciones promovidas por el Frente Unitario de Trabajadores y el Frente Popular, aunque la CONAIE se marginó y no impulsó un levantamiento indígena debido a la pandemia. El 25 de mayo y el 15 de septiembre de 2021 hubo protestas contra las alzas impulsadas por el actual mandatario Guillermo Lasso. Los periódicos informaron sobre el paro del mes de septiembre:

> La principal exigencia es la eliminación del aumento en el precio de la gasolina que pasó de 1.49 dólares el galón el año pasado a 2.39 este mes y del diésel, uno de los más usados por el transporte público y el transporte pesado, de 1.05 a 1.65 dólares (San Diego Union Tribune en español, 2021).

En el mes de junio del presente año (2022), nuevamente Ecuador conoció unas jornadas de protesta que se extendieron por más de dos semanas y en las que también se presentaron fuertes enfrentamientos con la fuerza pública. Las negociaciones entre la CONAIE y el gobierno culminaron con una reducción parcial del aumento de los precios de la gasolina.

En Chile, las protestas populares se dirigieron contra la entrada en vigor de las alzas del servicio público de transporte (6 de octubre). Las jóvenes de los colegios se negaron a pagar el incremento de los boletos del metro. Las manifestaciones fueron continuas y especialmente masivas, en particular la desarrollada el 25 de octubre cuando desfiló más de un millón de personas (BBC News Mundo, 2019). Como en Colombia y Ecuador, las protestas fueron enfrentadas con especial sevicia por parte de la policía y esa reacción generó 22 muertes y más de 2200 heridos, muchos de ellos perdieron uno de sus ojos, pues esta ha sido una táctica empleada por las policías de la región: disparar perdigones a la cara de los manifestantes (Deutsche Welle, 2019).

Problemas y dificultades del movimiento social y popular

El movimiento social y popular en la coyuntura dominada por la crisis neoliberal y el azote de la pandemia conoció una serie de limitaciones, aunque también grandes oportunidades para reducir la penosa situación por la que atraviesan las familias y, en algunos casos, incidir en la transformación de las sociedades.

La primera dificultad que hemos observado es la fragmentación del movimiento social y popular. En el caso colombiano, el Comité Nacional de Paro (CNP), que agrupa la mayor parte del movimiento sindical, popular y social, decretó el 8 de abril de 2021 el inicio de las protestas. Sin embargo, en algunos lugares particulares, como en Cali y Bogotá, fue desbordado por los jóvenes de la denominada *primera línea* que asumieron su propia organización, objetivos y llegaron incluso a desconocer la dirección del CNP. Esta circunstancia se agravó con la existencia de dos tendencias. Una, ligada al CNP, que buscaba la interlocución con el gobierno de Iván Duque y la presentación de un extenso pliego reivindicatorio y otra representada por un sector que impulsó la realización de asambleas y que se planteó como meta la renuncia del presidente.

La fractura en el movimiento social y popular también se evidenció en Ecuador, pues, como ya lo mencionamos, la CONAIE decidió negociar de manera exclusiva con el gobierno de Lenin Moreno desconociendo la diversidad de la protesta y especialmente los distintos actores. Un nuevo capítulo se vivió con las elecciones del año 2021. Aunque el movimiento indígena Pachakutik y el progresismo se asumieron como expresiones del movimiento social y popular, no hubo posibilidades de crear un frente electoral amplio ante la negativa de Pachakutik de enfrentar con un solo candidato al representante del neoliberalismo Guillermo Lasso. Obviamente, con este proceder, el candidato de la derecha ganó las elecciones presidenciales.

La segunda dificultad es la presencia de una tendencia teórica y política a exaltar y aislar a los diversos sujetos sociales. Hay un indigenismo o un feminismo, por ejemplo, que se encierra en sus reivindicaciones específicas y que se niega a establecer puentes con el movimiento sindical o los partidos políticos de izquierda por considerarlos contrarios a su causa.

El tercer gran problema es la dificultad de construir una agenda política entre los diversos sectores sociales y populares. En efecto, la gran diversidad de organizaciones y liderazgos que se manifestaron durante las elecciones a la Asamblea Constituyente en Chile se ha constituido en un impedimento para trabajar bajo unos mismos criterios y, por el contrario, lo que se ha evidenciado es una mayor fragmentación al no entenderse claramente las posibilidades de modificar en un sentido progresista la constitución y, por el contrario, se han generado diferencias importantes, aun incluso al interior del sector Mapuche.

Esta dificultad de crear un solo proyecto político dotado de un programa claro e incluyente también se observa en la manera como se han construido los consensos del Pacto Histórico en Colombia. La pretensión de Gustavo Petro, el nuevo presidente de Colombia que asumirá el poder el 7 de agosto de 2022, de crear un gran acuerdo nacional únicamente a partir de compromisos con los partidos tradicionales, incluido el Centro Democrático de Álvaro Uribe, ha generado incertidumbre. Esta táctica abrió las puertas a una pugna entre estas fuerzas políticas, muchas de ellas claramente corruptas, oportunistas y aliadas del paramilitarismo, por los más importantes cargos. El movimiento social y popular se ve obligado a luchar por sus propios espacios y tratar de ganar interlocución con el nuevo presidente, lo cual no ha sido nada fácil.

Finalmente, otra gran dificultad es entender que el neoliberalismo ha desatado el fascismo para mantenerse en el poder. El caso de Colombia y Brasil es bien ilustrativo de esta tendencia, pero se repite en diversas partes de América Latina. Estas fuerzas de extrema derecha están dispuestas a aniquilar las naciones en un mar de sangre antes de ceder un ápice de su poder. La única manera de enfrentar esta salida violenta ha sido a través de la unidad de los sectores democráticos y populares y la construcción de proyectos a largo plazo.

Por supuesto, existen condiciones favorables para avanzar en la defensa de la democracia y lograr algunas reformas básicas que brinden mayor equidad entre los ciudadanos. El triunfo del Pacto Histórico en las elecciones de junio de 2022 abrió las compuertas a enormes manifestaciones de entusiasmo, alegría y esperanza en la posibilidad de cambios políticos y económicos. Tal situación es totalmente desconocida en la historia de Colombia como nación independiente y ha impactado positivamente a diferentes sectores sociales que han asumido la iniciativa de construcción de organizaciones, elaboración de sus propias reivindicaciones y la creación de nuevas formas de lucha. El conocimiento de los esfuerzos de los pobres del campo y las ciudades por avanzar y defender una nueva posibilidad de vida digna conmueve a propios y extraños.

Otra condición favorable es la existencia de una experiencia de errores y fracasos de los movimientos progresistas en la región. La lectura adecuada y oportuna de tal experiencia podría evitar caer en los mismos problemas. Así, por ejemplo, el alejarse de modelos extractivistas sería un hecho político trascendental para los gobiernos de Gustavo Petro en Colombia y esperamos el de Lula en Brasil.

Comentario final

Las naciones latinoamericanas han tenido que padecer la pandemia del COVID-19 y la crisis del modelo neoliberal en los últimos tres años, situaciones que han hundido en la miseria a los más pobres de la región. Todos los indicadores evidencian que la situación era dramática antes de la pandemia y que esta solo vino a agravar los problemas. Esta última circunstancia explica el estallido social del año 2019 en la mayor parte del continente y sus réplicas a partir de entonces. Toda esta situación se agrava con el abandono estatal de los pobres durante la pandemia, pues los gobiernos de la región se negaron a crear programas de asistencia, ingreso mínimo, apoyo a las PYMES o fortalecimiento de los sistemas de salud. Como si fuera poco, también se suma la acción de fuerzas de extrema derecha que pretendieron aprovechar la pandemia para imponer programas de ajustes y reformas fiscales que solo beneficiaban el capital financiero y descargaban sobre los sectores medios y populares la extracción de los recursos.

El movimiento social y popular avanzó notablemente impulsado por la fuerza del estallido social en la región. La enorme represión y el terror desatado, especialmente en Colombia, no lograron someter este ímpetu y gracias a ello los sectores alternativos ganaron las elecciones. Lo más importante es que este triunfo electoral ha estado acompañado de un gran despliegue de actores sociales que toman las calles, construyen sus organizaciones, elaboran sus propias reivindicaciones y generan nuevas formas de lucha. En estas fuerzas es donde se concentran las posibilidades de superar los efectos desastrosos de la crisis neoliberal, el abandono estatal, el impacto del COVID-19 y la acción de las fuerzas de extrema derecha.

Bibliografía

Acevedo, I., Castellani, F., Lotti, G., Székely, M. (2021). *La informalidad en los tiempos del COVID-19 en América Latina: implicaciones y opciones de amortiguamiento*. Documento de trabajo del BID 1232. Disponible en: https://publications.iadb.org/publications/spanish/document/Informalidad-en-los-tiempos-del-COVID-19-en-America-Latina-Implicaciones-y-opciones-de-amortiguamiento.pdf (acceso: 13.07.2022).

Albright, M. (2020). [Madeleine Albright con colaboración de Bill Woodward]. *Fascismo: una advertencia*. México: Paidós.

CDES (2022). Amnistía Internacional y el Centro de Derechos Económicos y Sociales. *Estudio revela que la desigualdad en América Latina provoca mayores tasas de mortalidad por COVID-19*. Disponible en: https://www.aa.com.tr/es/econom%C3%ADa/estudio-revela-que-la-desigualdad-en-am%C3%A9rica-latina-provoca-mayores-tasas-de-mortalidad-por-covid-19/2574788 (acceso: 13.07.2022).

BBC News Mundo (2022). COVID: el número real de muertes por la pandemia en todo el mundo es de casi 15 millones (y qué países de América Latina tienen mayor exceso de mortalidad), 5 de mayo. Disponible en: https://www.bbc.com/mundo/noticias-61333739 (acceso: 13.07.2022).

BBC News Mundo (2019). Protestas en Chile: la histórica marcha de más de un millón de personas que tomó las calles de Santiago, 25 de octubre. Disponible en: https://www.bbc.com/mundo/noticias-america-latina-50190029 (acceso: 13.07.2022).

CEPAL (2022). Para la CEPAL la guerra en Ucrania agravará la pobreza en América Latina. Comunicado de Prensa. Disponible en: https://www.cepal.org/es/comunicados/guerra-ucrania-acelera-la-inflacion-reduce-crecimiento-aumenta-la-pobreza-america-latina (acceso: 13.07.2022).

Chevalier Naranjo, S. (2023). ¿A cuánto asciende el empleo informal en América Latina? *Statista*, 28 june. Disponible en: https://es.statista.com/grafico/24764/nivel-de-informalidad-laboral-en-latinoamerica/ (acceso: 13.07.2022).

Cifuentes, V. (2020). Reforma tributaria sería indispensable para sacar a más colombianos de la pobreza. *Forbes Colombia*, 15 de octubre. Disponible en: https://forbes.co/2020/10/15/economia-y-finanzas/reforma-tributaria-seria-indispensable-para-sacar-a-mas-colombianos-de-la-pobreza/ (acceso: 1.12.2020).

Deutsche Welle (2019). Protestas en Chile han dejado 22 muertos y 2.200 heridos. *DW*, 15 de noviembre. Disponible en: https://www.dw.com/es/protestas-en-chile-han-dejado-22-muertos-y-2200-heridos/a-51260307 (acceso: 22.01.2022).

Deutsche Welle (2021). América Latina: radiografía de la desigualdad. *DW*, 26 de enero. Disponible en: https://www.dw.com/es/am%C3%A9rica-latina-radiograf%C3%ADa-de-la-desigualdad/a-56306983 (acceso: 7.09.2021).

El Tiempo (2020). Así ha usado el Gobierno sus facultades especiales durante la pandemia. *El Tiempo*, 23 de septiembre. Disponible en: https://www.eltiempo.com/datos/decretos-de-la-emergencia-por-coronavirus-en-colombia-539275 (acceso: 22.01.2022).

Forbes Colombia (2020). Colombia es el país más desigual de toda América Latina. *Forbes*, 30 de octubre. Disponible en: https://forbes.co/2020/10/30/economia-y-finanzas/colombia-es-el-pais-mas-desigual-de-toda-america-latina/ (acceso: 22.01.2022).

Hainsworth, P. (ed.) (2016). *The Extreme Right in Europe and the USA*. London: Bloomsbury Publishing Academic.

Human Rights Watch (2020). Ecuador: Lecciones de las Protestas de 2019. Fuerza excesiva, muertes y arrestos arbitrarios. Violencia de manifestantes, 6 de abril. Disponible en: https://www.hrw.org/es/news/2020/04/06/ecuador-lecciones-de-las-protestas-de-2019 (acceso: 22.01.2022).

Maclean, N. (2017). *Democracy in Chains: The Deep History of the Radical Right's Stealth Plan for America*. New York: Viking.

Mason, P. (2022). *Faschismus. Und wie man ihn stoppt*. Berlin: Edition Suhrkamp.

Medina H., Fernando-Galván, M. (2015). *La evolución de los ingresos de los hogares en América Latina durante el periodo 1990-2008 ¿Ha sido favorable a los pobres?* Naciones Unidas, CEPAL, Serie Estudios Estadísticos 90. Santiago de Chile. Disponible en: https://repositorio.cepal.org/bitstream/handle/11362/37797/1/S1500035_es.pdf (acceso: 22.01.2022).

Noticias ONU (2022a). *Sube la extrema pobreza en América Latina a niveles no vistos en casi 30 años*. Naciones Unidas, 27 de enero. Disponible en: https://news.un.org/es/story/2022/01/1503172 (acceso: 13.07.2022).

Noticias ONU (2022b). *El desempleo en América Latina bajará en 2022, aunque seguirá más alto que antes de la pandemia*. Naciones Unidas, 17 de enero. Disponible en: https://news.un.org/es/story/2022/01/1502672#:~:text=El%20d%C3%A9ficit%20alcanzar%C3%ADa%2052%20millones,frente%20al%2010%25%20de%202021 (acceso: 22.01.2022).

OIT (2021). *Empleo e informalidad en América Latina y el Caribe: una recuperación insuficiente y desigual*. Disponible en: https://www.ilo.org/wcmsp5/groups/public/---americas/---ro-lima/documents/publication/wcms_819022.pdf (acceso: 22.01.2022).

ONU (2021). *El impacto del COVID-19 en América Latina y el Caribe, 2021*. Disponible en: https://lac.unwomen.org/sites/default/files/Field%20Office%20Americas/Documentos/Publicaciones/2020/07/sg_policy_brief_covid_lac_spanish.pdf (acceso: 22.01.2022).

ONU Mujeres (s.f.). *COVID-19: reconstruir la resiliencia*. Disponible en: https://www.unwomen.org/es/hq-complex-page/covid-19-rebuilding-for-resilience?gclid=EAIaIQobChMIza6Q2qL5-AIVlsLCBB0M9gFlEAAYASAAEgLqZvD_BwE (acceso: 22.01.2022).

Oxfam (2015). *Privilegios que niegan derechos. Desigualdad extrema y secuestro de la democracia en América Latina y el Caribe*. Oxfam International. Disponible en: https://www-cdn.oxfam.org/s3fs-public/file_attachments/reporte_iguales-oxfambr.pdf (acceso: 13.06.2024).

PNUD (2021). *Informe Regional de Desarrollo Humano de 2021 de PNUD. Atrapados: altas desigualdad y bajo crecimiento en América Latina y el Caribe*. Disponible en: https://www.undp.org/es/latin-america/informe-regional-de-desarrollo-humano-2021 (acceso: 22.01.2022).

Portafolio (2021). Colombia, el segundo país más desigual en América Latina. *Portafolio*, 27 de octubre. Disponible en: https://www.portafolio.co/economia/gobierno/colombia-es-el-segundo-pais-mas-desigual-de-america-latina-segun-el-banco-mundial-557830 (acceso: 22.01.2022).

San Diego Union Tribune en español (2021). Ecuador: marchas y protestas contra suba en combustibles. *The San Diego Union-Tribune*, 15 de septiembre. Disponible en: https://www.sandiegouniontribune.com/en-espanol/noticias/story/2021-09-15/ecuador-protesta-con-bloqueos-contra-suba-en-combustibles (acceso: 22.01.2022).

Standing, G. (2011). *The Precariat: The New Dangerous Class*. London: Bloomsbury Publishing Academic.

Temblores ONG e Instituto de Estudios para el desarrollo y la Paz (2021). *Cifras de la violencia en el marco del Paro Nacional*, junio. Disponible en: http://www.indepaz.org.co/wp-content/uploads/2021/06/3.-INFORME-VIOLENCIAS-EN-EL-MARCO-DEL-PARO-NACIONAL-2021.pdf (acceso: 22.01.2022).

https://orcid.org/0000-0002-1235-4055
Andrés Musacchio

andresmusacchio@hotmail.com

Jürgen Kaiser

juergenkaiser@posteo.de

RENEGOCIANDO LA DEUDA EXTERNA EN LA PANDEMIA: ARGENTINA ANTE SU NUEVA CRISIS EXTERNA

Renegotiating foreign debt in the pandemic: Argentina facing its new external crisis

Abstract

Argentina's new external debt crisis has led to a restructuring of liabilities with different groups of creditors. This chapter explores the strategies used in those negotiations in order to analyse the results achieved. In addition, it evaluates the technical developments and specific problems encountered in the process, in order to identify lessons and tools to be used in the context of an international debt crisis that could force several countries to renegotiate with their creditors in the near future.

Keywords: Argentina, debt crisis, International Monetary Fund, debt restructuring, COVID-19

Resumen

La nueva crisis de la deuda externa de Argentina forzó una reestructuración de los pasivos con los diferentes grupos de acreedores. Este artículo bucea en las estrategias utilizadas en las negociaciones para analizar los resultados alcanzados. Se realizará también una evaluación de las novedades técnicas y de los problemas especiales que enfrentó el proceso, con el objetivo de encontrar lecciones y herramientas para utilizar en el marco de una crisis internacional de la deuda que obligará próximamente a varios países a renegociar con sus acreedores.

Palabras claves: Argentina, crisis de la deuda, Fondo Monetario Internacional, reestructuración de deuda, COVID-19

Introducción

Las particulares condiciones del mundo en los últimos años han vuelto a poner en el centro de la discusión la problemática de la deuda. Cuando habían quedado atrás los debates en torno a Grecia, España y Portugal, la pandemia obligó a muchos estados a hacer un enorme esfuerzo financiero que relanzó la polémica sobre los límites del endeudamiento, las fuentes de financiación "genuinas" y las formas de resolver las eventuales burbujas de deuda.

En realidad, asistimos a dos debates diferentes. Por un lado, en los países desarrollados, la asistencia a personas y empresas durante la pandemia impulsó la discusión sobre el balance entre la ayuda y las cuentas públicas. ¿Es lícito endeudarse sin límites en situaciones extraordinarias? ¿Debe restringirse la asistencia, permitirse el endeudamiento o encontrar fuentes alternativas de financiamiento para mantener el equilibrio de las cuentas públicas? El debate es especialmente intenso en la Unión Europea, donde la política de austeridad y la reciente crisis (que estuvo lejos de ser una crisis de la deuda y más lejos aún de ser una crisis de la deuda pública) encorsetó tanto las prácticas de la política económica como las ideas sobre "buenas prácticas" fiscales. El debate se perfila intenso hacia el futuro: la crisis ecológica demanda una transformación productiva que tendrá un significativo impacto fiscal y social. Las grandes inversiones, las asistencias y las compensaciones que demandará el proceso deben ser financiadas de algún modo. ¿Deben quitarse las restricciones al endeudamiento público, transformarse las fuentes de recaudación o, simplemente, limitar las políticas activas a aquello que pueda financiarse sin déficit ni deuda? (cf. por ej., Berr et al., 2021; Lemoine, 2022; Memorandum, 2022).

Por otro lado, para los países periféricos el debate es diferente. La deuda externa pública y privada es un fenómeno asociado estrechamente con las masivas transferencias directas e indirectas hacia los países centrales. Siendo un fenómeno de largo plazo, se ha intensificado y complejizado en el marco del modelo neoliberal (cf. Musacchio, 2019). Las crisis de la deuda reaparecen de manera cíclica, a veces en países individuales, pero otras de manera encadenada, lo que genera una crisis internacional. En estos ciclos de endeudamiento y crisis, suelen acoplarse fenómenos internacionales y locales. Sin exceso de ahorro por parte de países o bancos, el endeudamiento externo no puede concretarse de manera sistemática y masiva, pero el dinero se utiliza internamente para financiar procesos concretos. El carácter disruptivo de dichos procesos, su insustentabilidad a largo plazo, se vincula a políticas locales. Especialmente a lo largo del siglo XXI, el crédito internacional permitió financiar fugas masivas de capitales locales y extranjeros, un fenómeno que se repitió en las crisis del Sur europeo, de África (como en Zambia o Mozambique) y de diversos países latinoamericanos.

En este contexto se gestó la nueva crisis de la deuda argentina, de la que nos ocuparemos en las siguientes páginas. Argentina es, con repetidas crisis de la deuda, una "oveja negra" del sistema financiero internacional, pero frecuentemente sus crisis originan nuevas formas de negociación e instrumentos que luego pueden utilizarse generalizadamente en procesos comparables. Desde esa perspectiva, apuntamos aquí a retomar algunos debates sobre los instrumentos de negociación y, más ampliamente, sobre las formas de limitar las burbujas de endeudamiento sin acoples con el sector productivo, procurando evitar colapsos futuros.

Para tal fin, analizaremos la reciente burbuja de endeudamiento de Argentina en las tres dimensiones antes mencionadas: las condiciones internacionales que la hicieron posible, las características del proceso interno y la renegociación en la crisis. Eso nos permitirá, en las últimas dos secciones, replantear algunos instrumentos necesarios para lograr un acuerdo justo y sustentable entre deudores y acreedores y, finalmente, algunas condiciones y políticas que eviten, en el caso concreto de Argentina, la reiteración del fenómeno.

Un panorama internacional complejo: la crisis internacional de la deuda

Si algo sorprende de las crisis de la deuda soberana es que aún pueda sorprender, pues puede constatarse un sobreendeudamiento soberano prácticamente desde los inicios del estado soberano como tal. Cuando un deudor toma un crédito, genera inmediatamente un riesgo de incapacidad de repago. Los tipos de riesgo y sus dimensiones se distinguen entre deudores privados y públicos, pero ninguno de ellos inhibe la posibilidad de que el deudor resulte en algún momento incapaz de devolver el capital o los intereses.

Menos comunes son las crisis generales de la deuda que afectan simultáneamente a muchos países y ponen en dificultades al sistema financiero internacional en su conjunto. Este es el caso, por ejemplo, de la llamada "Crisis de la Deuda" que estalló con el *default* mexicano en agosto de 1982 y que sacudió al sistema bancario e hizo creer a los movimientos sociales de entonces que se había iniciado una transición hacia nuevas formas por fuera del capitalismo, mientras se movilizaba la solidaridad internacional en el hemisferio norte (cf., por ej., Altimir, Devlin, 1993) La crisis, que les costó a los países afectados una "década perdida", fue finalmente controlada con instrumentos "tradicionales" como el *Plan Brady* y la Iniciativa de Países Pobres Altamente Endeudados (PPAE), pero los problemas estructurales no estaban resueltos, como se mostró poco después con nuevas crisis como la de Asia Oriental a fines de los años 90 y la crisis europea de la década de 2010. Una primera conclusión, entonces, es que las crisis de la deuda soberana son fenómenos latentes que pueden explotar en cualquier momento. Es importante entender eso cuando se discuten soluciones. Eso es especialmente relevante en la actual coyuntura en la que se perfila una nueva crisis, como veremos en seguida.

La crisis de 2022

La actual crisis de la deuda soberana se origina a partir de cuatro fenómenos individuales, de los cuales uno es recurrente, mientras que los otros tres son "nuevos" y coyunturales, pero funcionan como disparadores. El fenómeno recurrente es el flujo elevado de capitales desde los centros financieros del Norte hacia deudores soberanos en el Sur. Las burbujas de endeudamiento necesitan de un exceso de liquidez internacional para producirse. Como resultado de la crisis financiera de 2008, los bancos centrales más importantes redujeron drásticamente las tasas básicas de interés para alentar la actividad económica. De ese modo, cayeron los rendimientos para los inversores en los mercados domésticos, quienes comenzaron a buscar alternativas más lucrativas. Resultaban especialmente atractivos los créditos a los estados de Asia, África y América Latina, tal como había sucedido en los años 70 del siglo pasado. El resultado fue un crecimiento exponencial de la deuda externa de los países importadores de capital, algo que no era evaluado como problemático mientras los intereses se mantuvieran en niveles bajos y las economías receptoras continuaran creciendo.

Un reciente informe (erlassjahr.de, 2022: 12-13) muestra que el endeudamiento externo del llamado "Sur global" creció más del doble entre 2008 y 2020, siendo un 55% deuda pública y el resto privada. Recientemente, las deudas con organismos internacionales comenzaron a liderar nuevamente el incremento de los créditos concedidos, luego de varios años de liderazgo de actores privados. Sin embargo, tomando la burbuja desde su inicio, los acreedores privados tienen una porción mayoritaria del *stock* de deudas. Por eso, la mayor actividad de los organismos internacionales podría interpretarse como un silencioso rescate preventivo a los bancos en el marco del inicio de una fase compleja de la crisis. Esa dinámica es perceptible en Argentina, como veremos en las próximas secciones.

Al igual que el *shock* provocado por el presidente norteamericano Ronald Reagan en 1982 o el que hizo estallar la crisis mexicana en 1994, se observan hoy también fenómenos específicos. Tres fenómenos complican las perspectivas de la mayoría de los países importadores de capital. El primero es la pandemia, que bloqueó temporalmente los ingresos de los países dependientes del turismo y frenó drásticamente los flujos de comercio globales. El segundo es el cambio climático, que elevó el nivel de inversiones necesarias para mantener el nivel de actividad económica, haciendo más costosa aún la expansión del aparato productivo. Finalmente, la guerra entre Rusia y Ucrania hizo estallar los costos y las importaciones para los países dependientes del suministro externo de hidrocarburos, energía y alimentos. Este último factor suma un problema colateral: la alta inflación en los países centrales y la influencia del enfoque monetarista impulsaron, al igual que en 1980, el alza de las tasas de interés. ¿Estamos frente a la conformación de la tormenta perfecta?

Por lo pronto, 135 de 148 países del llamado "Sur global" se encuentran en una situación de sobreendeudamiento o riesgosamente cercanos a la misma[1]. En la categoría más crítica se encuentran 39 países. Solo este dato advierte que la dimensión cuantitativa del problema supera cualquier crisis anterior. Sin embargo, son las características cualitativas las que elevan la amenaza: la crisis afecta todos los continentes. No hay ningún "puerto seguro" de donde puedan partir los buques del rescate. Tampoco se limita a un grupo de países con un nivel definido de ingresos; lo que inhibe otra iniciativa PPAE, a través de la cual cierto grupo pueda financiar un rescate movilizando un monto de recursos limitado. La crisis afecta a Argentina y a Barbados al igual que a Gambia y Honduras. Además, los perfiles de los acreedores son distintos a los de las crisis anteriores. Mientras la primera fase de la crisis latinoamericana de la década de 1980 afectó casi

[1] Para más detalle, ver el mapa de los "Estados sobreendeudados en el mundo" (erlassjahr.de, 2022: 1-3).

exclusivamente bancos privados (mayoritariamente de EE.UU.) y la iniciativa PPAE a los oficiales bilaterales y multilaterales, hoy todos los grupos de acreedores están representados simultáneamente en un gran número de países deudores.

Por otra parte, también cambiaron las composiciones internas de las mayores categorías de acreedores: entre los privados, los tenedores de bonos –más difíciles de organizar en casos de restructuración que un número limitado de bancos internacionales– ganaron en importancia. Entre los acreedores bilaterales oficiales –los gobiernos cuyos reclamos resultan de ayuda oficial al desarrollo o de negocios comerciales– se produjo el cambio principal. China se ha convertido en el acreedor oficial bilateral más importante, con más reclamos hacia los países del sur que todos los acreedores bilaterales tradicionales (miembros del Club de París) combinados. Debido a las rivalidades geopolíticas entre Occidente y China, cualquier reestructuración de la deuda soberana resulta mucho más difícil.

Por último, también cambió el ámbito de los acreedores multilaterales. Como resultado de rivalidades geopolíticas, en los pasados 20 años se creó una serie de instituciones multilaterales por fuera de las tradicionales, como el FMI, el Banco Mundial o los Bancos Continentales de Desarrollo. Surgieron así instituciones como el Asian Infrastructure Investment Bank (AIIB) o el Banco del Sur, entre otros, que hoy reclaman el mismo estatus preferencial de las instituciones tradicionales cuando se trata de reprogramar una deuda soberana.

Es por esto por lo que es importante destacar que la actual crisis argentina se desarrolla en un ámbito más complejo de inestabilidad financiera mundial y, de ahí que genere un contexto mucho menos apto para una resolución rápida y eficiente, pero también que resulte globalmente relevante observar qué ocurre en las negociaciones con dicho país.

La nueva crisis argentina

El camino a la crisis

Argentina padeció en su historia reiterados procesos de endeudamiento que desembocaron en bancarrotas, burbujas que comenzaron casi desde el inicio de su vida independiente (ver Musacchio, 2002; Brenta, 2019). El último ciclo de endeudamiento del siglo XX desembocó en 2001 en la mayor crisis de la historia del país y forzó un proceso de desendeudamiento de doble vía. Por una parte, incluyó acuerdos con los diferentes acreedores, basados en la reprogramación de los pagos y reducciones en las tasas de interés. Especialmente con los acreedores privados se diseñaron nuevos contratos que combinaban plazos, intereses y quitas de diferentes maneras. Para contrarrestar el desinterés de los acreedores sobre la evolución macroeconómica del país, se ofreció un novedoso bono con una prima adicional si el PBI crecía anualmente por encima del 3.2% (cf. Rapoport et al., 2005). La deuda con el FMI, que a finales de 2005 se acercaba a los 10,000 millones de USD, se canceló en un pago realizado con reservas, en simultáneo con Brasil y Uruguay, para desembarazarse del control del FMI en la política macroeconómica.

A largo plazo se ensayó una "política de desendeudamiento relativo", consistente en cancelar parcialmente los créditos al vencimiento mientras el PBI crecía. Así, la relación deuda/PBI disminuyó paulatinamente hasta la crisis internacional de 2008 por el crecimiento del denominador. A esa altura, sin embargo, la deuda pública externa neta (es decir, excluyendo deudas y créditos entre organismos estatales como el BCRA) se había reducido a menos del 20% del PBI (Gráfico 1), con lo cual el problema parecía casi resuelto.

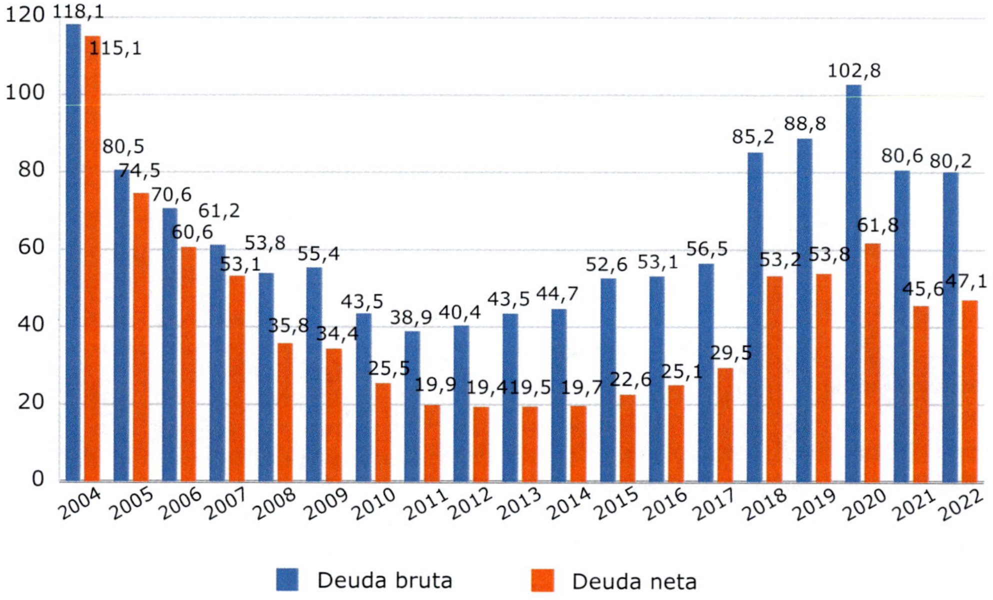

Gráfico 1. Evolución de la deuda externa pública, en % del PBI

Fuente: Ministerio de Economía (https://bit.ly/3SATxdB, acceso: 11.05.2023).

La crisis internacional modificó parcialmente la política. Cuando se produjo el estallido, el gobierno se aprestaba a anunciar el pago total de la deuda con el Club de París. A raíz de ello, el proyecto fue trocado por una reprogramación de vencimientos que incluyó la penalización de los atrasos con un 9% de interés adicional, problema que se arrastra hasta la actualidad.

Sin embargo, lo que más afectó el escenario fue el conflicto con los llamados "fondos buitre" que habían comprado títulos de deuda en el pico de la crisis a menos del 20% de su valor y exigían ahora la devolución del total del capital y los intereses devengados. El planteo fue convalidado por el juez de Nueva York Thomas Griesa y generó un largo conflicto en el que se bloqueó el acceso de Argentina a las principales plazas financieras externas, así como el pago de los servicios de la deuda reestructurada. El conflicto se resolvió luego del cambio de gobierno, cuando bajo la presidencia de Mauricio Macri se aceptó el fallo y se acordó la forma de pago con los fondos en discordia (cf., por ej., Calcagno, 2017; Raffer, 2019).

El debate en torno a los fondos buitre mostró la existencia de un problema global. Por ese motivo, a instancias de Argentina, la Organización de Naciones Unidas aprobó en 2015 un conjunto de principios básicos para procesos de reestructuración de deuda que pretenden suplir la inexistencia de una normativa internacional para la reestructuración de deudas soberanas.

Casi paralelamente, Argentina modificaba radicalmente su política económica, incluyendo el capítulo de la deuda, con un programa que retomaba los lineamientos neoliberales. Se procedió a eliminar los controles de cambios, liberalizando el mercado de divisas y permitiendo una drástica devaluación de la moneda local. También se liberalizaron los flujos de capitales con el exterior, facilitando el ingreso de capitales financieros especulativos de corto plazo y la toma de deuda, pero también la salida de capitales extranjeros y locales.

Las nuevas condiciones provocaron un breve pero intenso auge especulativo que escondía un grave problema de largo plazo: el ingreso de divisas vía créditos, mayormente al Estado, se articulaba con una intensa fuga de capitales locales, la cual se arrastraba desde la crisis de 2008[2], pero ahora el proceso se intensificaba notablemente. Sobre todo, porque, a diferencia del gobierno anterior, el Banco Central ponía a disposición divisas de manera ilimitada, que se obtenían mediante créditos externos. En un extenso informe sobre los orígenes del endeudamiento en el período de Macri, el Banco Central (2020:18) da cuenta de una formación de activos externos del sector privado no financiero por valor de 86.200 millones de dólares. La información estadística del Ministerio de economía (https://bit.ly/3SDVdTK, acceso: 11.05.2023) indica que, en ese período, la deuda externa pública creció en 82,400 millones de USD. Además de establecer la correlación entre deuda externa pública y fuga de capitales, el informe (p. 21) destaca la concentración de operaciones en un pequeño grupo de personas: los 100 mayores compradores demandaron 24,679 millones de USD entre diciembre de 2015 y octubre de 2019.

Las conclusiones son claras. La intensa burbuja de endeudamiento externo público, entre 2016 y 2019, se destinó a la formación de activos privados en el exterior y no a una transformación productiva. Tampoco, como indican Manzanelli et al. (2020: 185), se incorporaron al proceso de valorización financiera por medio de deuda privada. Como contrapartida, se constata una contracción de la inversión productiva y de la producción de bienes y servicios reales.

No solo el monto, sino también el perfil temporal de la deuda resultó problemático. El cortísimo plazo de los créditos concentraba el vencimiento del capital en el transcurso del cuatrienio posterior, condicionando así las decisiones del gobierno siguiente.

La insustentabilidad del proceso fue advertida rápidamente, sucediéndose dos etapas. Entre el primer semestre de 2016 y el primer semestre de 2018, los créditos se tomaron fundamentalmente con instituciones privadas. Advertidas estas de las dificultades, comenzaron a retirar sus acreencias a partir del segundo semestre de 2018, provocando una primera turbulencia (cf., por ej., Oglietti et al., 2019:18). Allí irrumpió el FMI concediendo un crédito que, con algo más de 50,000 millones de USD, resultó el más abultado de su historia.

---

2 El fenómeno de la fuga de capitales asociado a burbujas de endeudamiento es un fenómeno de largo plazo de la economía argentina, visible al menos desde 1976 (ver, por ej. Basualdo, 2020).

La estrategia resultó un fracaso, incluso como herramienta política. El sostenimiento de un gobierno considerado "amigable" para el capital financiero y para las potencias occidentales desde el punto de vista estratégico no fue posible ni bajo las condiciones excepcionales del crédito. Incluso, antes de las elecciones, la crisis económica ya dificultaba la continuidad de los pagos externos. La derrota electoral terminó de gestar la crisis y, todavía bajo el mandato de Macri, comenzaron a postergarse pagos y se introdujeron restricciones en el mercado de divisas a instancias del propio FMI. Argentina marchaba hacia un nuevo default.

Las estrategias para evitar la debacle

A pesar de los viejos debates, que enfatizan la necesidad de procedimientos reglamentados para renegociar deudas soberanas en *default* (Raffer, 2010), tales renegociaciones continúan realizándose sin una normativa legal, lo que permite que se manifiesten las diferencias de poder entre acreedores y deudores y se ignoren derechos elementales de las poblaciones de los países deudores. En ese contexto desigual, al nuevo gobierno de Alberto Fernández se le presentaban diversas alternativas, que fueron evaluadas tomando en cuenta algunas reflexiones estratégicas de las autoridades económicas y, probablemente, las presiones de los acreedores.

La primera alternativa era tal vez la más compleja: negociar o declarar la cesación de pagos. La precaria base legal de la deuda, especialmente la contraída con el FMI, y la correlación entre pago de deudas, debilitamiento de la capacidad de acumulación interna y retroceso en el nivel de vida de la población eran, para algunos analistas, argumentos suficientes para declarar un *default* preventivo e investigar el origen de cada crédito, declarando deuda odiosa aquella que no fuese legalmente justificable (ver, Cantamutto, Castiglioni, 2020). La evaluación oficial de que los costos de un *default* (cierre prolongado de mercados financieros, dificultades para el comercio exterior, cierre de créditos de organismos internacionales para infraestructura, etcétera) serían más altos que los beneficios incidió para tomar el camino de la negociación, en "búsqueda de acuerdos lo más favorable posibles".

La segunda bifurcación del camino era la secuencia de las negociaciones. Algunas organizaciones de la sociedad civil le expresaron al por entonces ministro de Economía la alternativa de negociar todas las deudas de manera conjunta y explotar las contradicciones entre los acreedores. Además, podía aprovecharse la expectativa del Club de París en torno a una negociación en la que participara China, un jugador al que aún no se le conocían las cartas. Sin embargo, las autoridades optaron por negociaciones separadas, considerando que se trataba de deudas de diferente naturaleza. Así, se negoció primero con los acreedores privados y luego con el FMI, restando aún acordar con el Club de París. China quedó fuera del esquema, pues sus créditos principales financiaban obras de infraestructura o *swaps* con el BCRA, considerados por las autoridades como créditos de otra naturaleza.

Al comienzo de las negociaciones, nadie imaginaba el marco particular en el que estas se desarrollarían. La pandemia de COVID-19 provocó un *shock* económico que puso las negociaciones en la cornisa. Pudo ser esa una ocasión ideal para introducir instrumentos globales que facilitaran las reestructuraciones, pero las propuestas del G7, que sentaron el marco, fueron extremadamente conservadoras y dejaron fuera a "países de ingresos medios" como la Argentina (Kaiser, Sudhoff, 2020). La contracción global del comercio exterior, fuente de divisas para cualquier estrategia de repagos, complicaba aún más la situación.

La primera estación fue la negociación con los acreedores privados. Luego de varios fracasos y postergaciones, se llegó a un acuerdo en agosto de 2020 que involucraba casi 65,000 millones de USD. Se reprogramaron los plazos de pagos, postergando los primeros vencimientos significativos hasta 2029, y reduciendo las tasas de interés del 6% al 3% en promedio. El gobierno no logró reducir el monto del capital, aunque la baja de intereses aliviará el servicio futuro en 56,700 millones de dólares (ver, por ej. Bona, 2020). En términos porcentuales, por cada 100 dólares que Argentina debía pagar originariamente al final del período, se terminarían abonando 54, contemplando así un recorte del 46%. El acuerdo comprendía algo menos del 40% de la deuda total y por eso no cerraba el proceso.

El acuerdo con el FMI: ¿algo nuevo bajo el sol?

El paso siguiente fue la negociación del crédito Stand By con el FMI. Desde el comienzo, el proceso generaba expectativas por varios motivos. Por un lado, el crédito se había concedido sin respetar las normativas tanto del Fondo como de Argentina, de ahí que se esperara transitar por caminos extraordinarios, algo que la rígida posición del Fondo se encargó de cerrar desde el comienzo. Simultáneamente, la llegada de Kristalina Georgieva a la dirección del FMI consolidaba una perspectiva algo menos ortodoxa en la visión del organismo. Dado que un ala más conservadora enfrentaba el moderado cambio de perspectiva, se esperaba que las negociaciones con Argentina permitieran "medir fuerzas" dentro del organismo[3]. Finalmente, el contexto internacional, con la pandemia y la crisis internacional de la deuda como problemas candentes, abría espacios para experimentar nuevas ideas e instrumentos técnicos, usando el caso argentino como banco de pruebas. Poco de las expectativas se satisfizo luego de una prolongada negociación con varios momentos críticos.

En marzo de 2022, se llegó a un Acuerdo de Facilidades Extendidas (no a una reestructuración), que se orientó hacia la banda más baja de la normativa del Fondo, pero sin concesiones por fuera del reglamento. A medida que venzan, los tramos del Stand By concedido en 2018 se saldarán con nuevos créditos. Estos comenzarán a repagarse desde 2026, con un cronograma de vencimientos que finaliza en 2034, el máximo admitido por el Estatuto del Fondo. Tampoco hubo condiciones especiales en las tasas de interés, ni se eliminaron los "sobrecargos", problema sobre el que volveremos en seguida.

El programa (FMI, 2022b), cuyos aspectos estructurales analizaremos en la próxima sección, no contempla medidas de ajuste explícitas o de reformas estructurales. Solo

[3] Entre 2019 y 2021 algunos observadores incluso consideraron como *putsch* contra la directora ejecutiva Kristalina Georgieva los intentos de actores influyentes, entre ellos el vicedirector estadounidense, de removerla de su cargo por errores cometidos durante su mandato en el Banco Mundial (ver, por ej., Mureithi, 2021).

prevé metas de reducción del déficit fiscal, dejando a las autoridades argentinas la elección de caminos alternativos de contracción del gasto o de incremento de impuestos. También admite la inflación como un fenómeno multicausal que puede combatirse con políticas monetarias contractivas, pero también con otros instrumentos. El Memorándum del Acuerdo prevé explícitamente la reducción de subsidios a la energía, la expansión de las exportaciones como fuente de divisas y el fortalecimiento de las reservas del BCRA. Como mecanismo de control y condición para continuar con los desembolsos, determina un monitoreo trimestral por parte del FMI.

Los primeros debates

El acuerdo, aún en pleno proceso de implementación, abrió algunos debates paralelos al ya mencionado sobre la legalidad. Dos son de gran relevancia política interna y condicionaron todas las estrategias de desendeudamiento pasadas. Un Estado sobreendeudado en moneda extranjera debe cumplir dos requisitos de largo plazo para evitar una crisis: por un lado, el país debe tener un superávit en el balance de divisas de magnitud al menos similar al servicio de la deuda y, en segundo lugar, el Estado debe adquirir esas divisas combinando superávit fiscal, deuda interna y emisión monetaria. En general, los programas firmados con el FMI impiden una expansión monetaria significativa por un supuesto impacto sobre los precios, por lo que el éxito depende esencialmente del superávit primario. En conjunto, se trata de lo que en la literatura se conoce como "los superávit gemelos" (Musacchio, 2009).

¿Cómo comienza Argentina la nueva etapa? En materia de divisas el escenario no parece sencillo. Aunque el nuevo cronograma de vencimientos es generoso en lo inmediato, a partir de 2025, el servicio de la deuda se incrementa hasta alcanzar en el período crítico, entre 2027 y 2033, un promedio de unos 18,000 millones de USD anuales de vencimientos de capital. Incluyendo los servicios, el FMI estima que, entre 2028 y 2034, Argentina deberá afrontar anualmente compromisos en el orden de los 25,000 a 30,000 millones (FMI, 2022a).

El Gráfico 2 expone las dificultades futuras sin tomar medidas complementarias. El superávit comercial actual es insuficiente para afrontar la salida de divisas futuras. Una política que combine una sustitución de importaciones y una mayor intensidad exportadora permitiría aproximarse al nivel de divisas requerido, aunque los proyectos en marcha, basados sobre todo en las exportaciones agrícolas y mineras, incluyendo la explotación de hidrocarburos por fracking y la producción masiva de litio, obligan a señalar el riesgo ambiental como resultado colateral (cf. Kaiser, Musacchio, 2020). Sin embargo, no solo debe tomarse en cuenta el saldo comercial, sino el conjunto de la cuenta corriente.

Cuando se analiza la cuenta de bienes y servicios, el saldo se reduce en relación a la balanza comercial. Si a eso se le agregan los resultados financieros, el problema aparece en su dimensión más cruda, pues las divisas disponibles se reducen a la tercera parte. Como observamos antes, desempeña allí un papel fundamental la fuga de capitales. El panorama a partir de 2025, leído desde la coyuntura actual, permite preguntarse si el plazo de diez años es realista para el repago previsto o demandará nuevas renegociaciones con todos los acreedores.

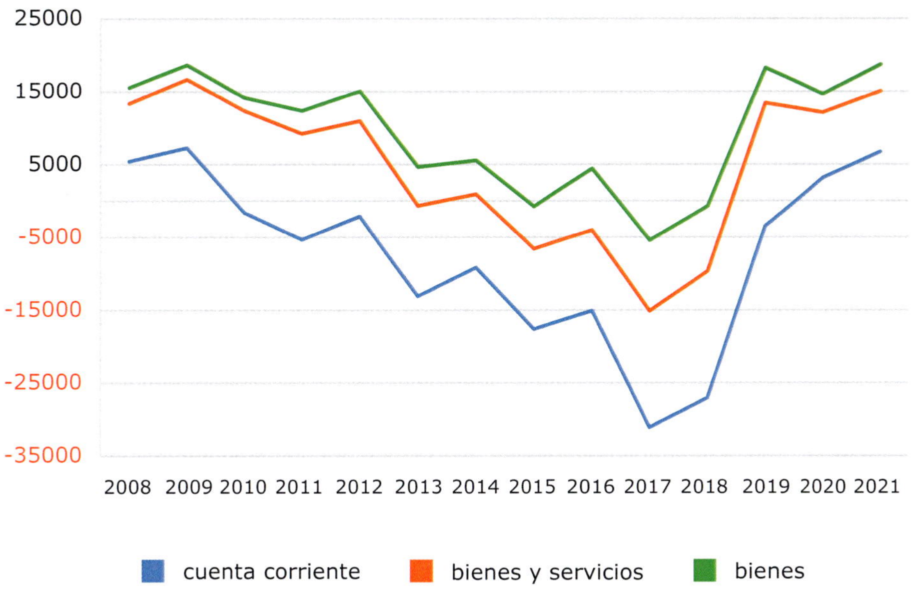

Gráfico 2. Saldos de la cuenta corriente argentina, En millones de USD

Fuente: Argentina, Ministerio de Economía.

El segundo aspecto relevante es el de las cuentas fiscales. En el acuerdo con el FMI, Argentina asume llegar al equilibrio fiscal primario en 2025 y lograr 0.8% del PBI de superávit en 2026. El camino establecido se apoya especialmente en un recorte de los subsidios a los servicios públicos del orden del 1.6% del PBI y de "otros" por 0.8%. Se prevé un ligero aumento de la participación de salarios y algo más aún de las jubilaciones en el gasto (FMI, 2022a). El acuerdo renueva el debate sobre la existencia o no de un ajuste fiscal. El entonces ministro Martín Guzmán presentó como el mayor logro del acuerdo el hecho de que no impondría un ajuste a la economía argentina[4] algo que muchos analistas objetaron. Es cierto que no se compromete un ajuste "clásico" con recortes en salarios y jubilaciones o reformas estructurales. La experiencia de Europa del sur en la crisis de 2008, sin ser la primera, marcó a fuego este tipo de exigencias. Se perfila un camino más sutil de ajuste "moderno", en el que el propio país debe diseñar su programa a discreción, combinando reformas tributarias y del gasto, tratando de evitar la depresión. En ese sentido, Argentina parece ser la primera experiencia de una nueva visión, no demasiado alejada de la anterior, pero algo más flexible. ¿Pero qué ocurre si las metas establecidas no se alcanzan? Una primera respuesta la está dando ya Argentina, pues desde el recambio de ministros adoptó un criterio de caja más rígido con instrumentos tradicionales: incentivos fiscales al capital, recortes reales en los gastos corrientes, aceleración de la reducción de subsidios a los servicios públicos (con incrementos consecuentes de pre-

[4] Esa idea fue repetida en las conferencias de prensa de los funcionarios nacionales, así como en sus exposiciones en el Congreso para aprobar el acuerdo. Como ejemplo, ver https://bit.ly/3fmatGo (acceso: 11.05.2023).

cios) y un fuerte aumento de la tasa de interés de referencia. Todo indica que las nuevas medidas ya apuntan a limitar el crecimiento para cumplir los objetivos del acuerdo.

El panorama no estaría completo sin mencionar la importante deuda interna, cercana al 31% de la deuda pública total y que limita la capacidad de financiamiento interno, mientras sobrecarga el gasto por sus altos intereses. La situación amerita atención a la luz de la historia reciente. Obsérvese lo ocurrido, por ejemplo, entre 1987 y 1989, cuando el incremento de las tasas de interés y de la deuda interna, para esterilizar el dinero emitido para comprar los dólares para el servicio de la deuda, alimentó una crisis hiperinflacionaria (Rapoport et al., 2005). Aunque la situación actual está aún lejos de aquella, las condiciones objetivas, la aceleración inflacionaria y la debilidad política del gobierno dan un toque de alerta.

Innovaciones técnicas: las que están, las que se fueron, las que están en prisión...

Por diferentes razones, la negociación de Argentina con el FMI permitía discutir innovaciones en las formas, en los instrumentos y en las perspectivas. ¿Cuántas de tales expectativas fueron total o al menos parcialmente satisfechas? Veamos algunos puntos controversiales.

El primer aspecto que podía marcar un nuevo camino era el de la corresponsabilidad en el proceso de endeudamiento. Si bien las autoridades argentinas no estaban obligadas a tomar créditos, e incluso no había una situación crítica que demandara una toma masiva de créditos al inicio de la burbuja, el FMI vulneró sistemáticamente en la concesión, implementación y monitoreo del Stand By de 2018 su normativa interna. En su valoración posterior (FMI, 2021), el Fondo se autocrítica una evaluación demasiado laxa de los riesgos del programa comprometido y la inexistencia de un "plan b". Sin embargo, nada dice sobre un monto que excedía los límites permitidos, la ausencia de controles sobre el cumplimiento de la normativa interna del país receptor, la falta de sustentabilidad del programa acordado o la autorización tácita a usar el dinero en operaciones de mercado abierto que fomentaban la fuga de capitales. La evaluación no fue mucho más allá de la del Panel Independiente que evaluó la actuación del Fondo en Argentina entre 1991 y 2001 (FMI, 2004) y admite solo errores técnicos, sin mencionar la vulneración de los estatutos ni las presiones políticas. De esa forma, evita tener que reconocer la corresponsabilidad y se quita de la negociación la posibilidad de procedimientos políticos especiales, tales como la reestructuración de la deuda con quitas de capital, tasas de interés menores a las usuales o plazos mayores a los "legales".

Esto último era la segunda innovación esperada. En condiciones especiales, el Fondo podría negociar de manera flexible, admitiendo instrumentos y mecanismos usuales en las renegociaciones entre estados o con la banca privada, pero que el mismo Fondo no acepta. Quitas, tasas y plazos suelen combinarse de tal manera que la deuda se torne sustentable y pagable a largo plazo. En este sentido, la posición intransigente y poco innovadora del Fondo conspira contra la efectiva resolución del problema. De hecho, la breve evaluación precedente y la advertencia del Fondo sobre una eventual necesidad de recalibrar objetivos en el propio acuerdo advierten tempranamente sobre futuras negociaciones. Queda claro que ningún país puede cubrir completamente el servicio de una deuda superior a su PBI en el lapso de solo diez años sin vulnerar su capacidad de crecimiento, recortar drásticamente el nivel de vida de su población y forzar el equilibrio ecológico en el afán de exportar para conseguir divisas.

Algo más permeable a novedades es el programa acordado. Por supuesto, no se advierte un quiebre de fondo en la perspectiva tradicional que, en definitiva, remite tanto a un equilibrio fiscal para generar los recursos necesarios para devolver el préstamo como a una falta de perspectiva social profunda. Sin embargo, probablemente tomando nota de los problemas graves de la perspectiva ultraortodoxa en los países de Europa del Sur hace una década, en el programa pueden encontrarse algunos aspectos poco habituales. En primer lugar, no se aborda de manera explícita la necesidad de implementar sistemáticamente reformas estructurales con privatizaciones, reformas en los sistemas de salud y educación o recortes en el empleo público. Excepción a la vaguedad en materia de políticas estructurales es la directiva para reducir los subsidios en las tarifas de los servicios públicos y el estudio de sustentabilidad del sistema previsional, además del final de la asistencia social derivada de la pandemia, aunque se reconoce la necesidad de un piso de asistencia social estructural (punto 22).

También es relativamente infrecuente que en el Memorándum de Entendimiento se hable de una política fiscal amigable con el crecimiento, considerándola necesaria para la recuperación (p. 20). En ese contexto, Argentina dispondría de algún margen de maniobra para jugar con recortes en el gasto o incrementos en la recaudación en pos del equilibrio fiscal. Si se optare por lo segundo, la movilización de recursos deberá enfocarse hacia la progresividad y la eficiencia (p. 21), algo que contrasta con las recomendaciones regresivas del pasado, orientadas a gravar el consumo. La polarización del ingreso de las últimas cuatro décadas parece haber modificado hasta la perspectiva del FMI. La idea de sostener el crecimiento con obras de infraestructura pública es otra novedad destacable que contrasta con la presión privatizadora y la prioridad al sector privado que el Fondo ejercía en el pasado.

Sin construir una visión alternativa y heterodoxa ni abandonar los preceptos básicos del neoliberalismo, el Fondo se atreve, incluso, a hablar de "inflación multicausal" (p. 19), a combatirse en varios frentes. Por supuesto, lo fundamental es una política monetaria contractiva, pero acompañada de iniciativas fiscales, cambiarias y de ingresos. Aparecen allí los límites del giro. Por un lado, en última instancia se recomienda el retorno a la ortodoxia. Por el otro, resta saber qué ocurrirá si los objetivos y las medidas colisionan entre sí o los resultados son sacudidos por un *shock* externo.

Un elemento novedoso que surgió en el marco de la renegociación fue un instrumento hasta entonces poco conocido, los llamados sobrecargos (en inglés *surcharges*). Se trata de sobretasas sobre los intereses fijados que alcanzan los 200 puntos básicos (2 puntos porcentuales) para deudas superiores al 187.5% de la cuota del país en el Fondo o de 100 puntos básicos (1%) cuando los medios del FMI sean mantenidos por un período mayor a los 36 meses, o 51 meses si se trata de recursos de un préstamo de facilidades extendidas. Estos sobrecargos, importante fuente de financiamiento del Fondo, fueron cuestionados fuertemente a partir de la experiencia argentina. Estudios citados por Stiglitz y Gallagher (2022) indican que Argentina abonará entre 2018 y 2023 un total de 3,300 millones de USD en sobretasas. Los autores resumen también las principales críticas al instrumento. Por un lado, señalan el impacto negativo de la transferencia de recursos en materia de pobreza, educación y bienestar, pero también en la capacidad de crecimiento potencial y de acceso a mercados. Desproporcionalmente afectados se ven los países de ingresos medios con cuotas comparativamente bajas (ver también Kaiser, 2021). Especialmente cuestionable resulta el argumento de que las sobretasas cubren al FMI del riesgo de no-pago por parte del deudor. Por fuera de la experiencia histórica, que no registra ejemplos de repudio de la deuda con el FMI, el argumento tiene una lógica de mercado que el Fondo no debería contemplar. El Fondo actúa precisamente en contextos de crisis, en las cuales el mercado no puede responder. Ese es su rol en el sistema financiero internacional. Tampoco resulta convincente el argumento de que los sobrecargos desincentivarían el uso de los recursos del Fondo. En ese caso, un simple rechazo al pedido de asistencia alcanzaría. Pero los estados piden asistencia cuando enfrentan una crisis del sector externo, en la cual no evalúan las tasas y sobretasas, sino la posibilidad de conjurar la crisis. De modo que tasas más altas difícilmente los disuadirían. Por el contrario, las sobretasas agudizan la sangría de recursos y son, así, un instrumento procíclico, contrariando el objetivo teórico de la intervención del Fondo.

El debate aún no ha producido resultados concretos y, sobre todo, no fueron eliminados en el caso de Argentina. Sin embargo, ha movilizado discusiones en el seno del G20 con el objetivo de modificar un régimen que, en última instancia, encuentra su razón de ser por su incidencia primordial en la financiación administrativa del mismo fondo. Por ese motivo, actualmente, se perciben algunos indicios de que la política de sobrecargos podría ser reconsiderada, al menos para grupos de países afectados por conflictos armados (ver Hussein, 2022).

Todas las discusiones abiertas en el proceso se derivan, en definitiva, de la ausencia de procedimientos establecidos, por ejemplo, por una ley de quiebras internacional para deudas soberanas. Así, se vuelve a abrir una discusión relevante, sobre todo porque no se trata de una quiebra puntual, sino de un contexto internacional en el que las crisis de endeudamiento comienzan a inquietar al sistema financiero internacional en su conjunto.

Perspectivas de largo plazo para renegociaciones de la deuda externa

La necesidad de reformar los procedimientos con los que se conduce una renegociación de las deudas externas soberanas es bien conocida desde hace al menos cuatro décadas. Esta observación volvió a confirmarse en las negociaciones que nos ocupan en este trabajo y por eso creemos que es necesario insistir al menos en el planteo de algunos lineamientos básicos.

La implementación de un esquema más justo y eficaz, accesible para todos los países en problemas, no avanzó más allá de un reconocimiento muy general de la necesidad de reformas que hoy día comparten casi todos, incluyendo los Organismos Financieras Internacionales (OFI). En su forma más concisa, tres elementos son los fundamentales para un esquema que se aleje de los deficientes mecanismos existentes:

- Toda la deuda debe negociarse en un solo proceso, en lugar de utilizar distintos foros de grupos específicos de acreedores.
- La decisión sobre pago o condonación de deuda debe ser tomada por una instancia neutral que antemano goce de la confianza de ambas partes.
- Sustentada por un análisis de sostenibilidad de la deuda producido por una institución experta que también goce de la confianza de todas las partes.

Como principio, las reformas pueden ser promovidas en dos vías: primero, el establecimiento de un mecanismo coherente y global que, por consenso en un foro competente, sea accesible a cualquier país en dificultades. Este foro puede ser un OFI o un conjunto de estos, lo cual fue intentado con el *Sovereign Debt Restructuring Mechanism* (SDRM) del FMI en 2001-2003, pero se frustró por la negativa de la administración Bush (Kaiser, 2003). La alternativa emblemática a un proceso comandado por una institución que aglutine funciones de acreedor y de foro para negociaciones, fue el intento del G77 y China en 2014 de promover un mecanismo en el seno de la Asamblea General de las Naciones Unidas (Kaiser, 2014).

Las experiencias de estos dos intentos históricos no dan esperanzas de una nueva propuesta más prometedora e innovativa en lo inmediato. No obstante, resulta necesario seguir alentando este tipo de propuestas en todos los foros posibles. De la historia de la Iniciativa de los Países Pobres Altamente Endeudados (PPEA) podemos aprender que los poderes influyentes intentarán bloquear habitualmente la necesidad y la factibilidad de cualquier reforma hasta el momento en el que se implemente bajo la innegable presión de la realidad. Por eso siempre vale la pena mantener la demanda, y eso también tiene que ver con el segundo carril: las reformas globales pueden implementarse de manera inductiva. Soluciones para países individuales en crisis pueden, en casos de procesos exitosos de negociaciones, preparar el camino para reformas globales.

Para llevar a cabo un cambio de esta índole, también existen precedentes históricos en el ámbito de la deuda externa soberana. Los bonos soberanos, por ejemplo, estaban excluidos de los procesos de renegociación desde que estalló la "crisis de la deuda" en 1982. En el caso de Pakistán, en 1999, estaba claro que una solución duradera y sostenible era inalcanzable, si los tenedores de los bonos continuaban exigiendo el servicio de la deuda. Las cláusulas del acuerdo individual alcanzado entonces con el Club de París se extendieron luego de manera automática en tratamientos comparables, cuando los bonos superaran un monto predefinido.

En la actualidad, un grupo creciente de países se encuentra al borde de la insolvencia o ya en medio de la misma. Representan distintos tipos de endeudamiento y de PBI per cápita y aglutinan distintos grupos de acreedores en sus perfiles individuales. Todos ellos padecen las mismas inconsistencias de los mecanismos existentes, es decir, foros atomizados de negociaciones, privilegio por parte de los acreedores al momento de concentrar la toma de decisiones y falta de análisis confiables de la sostenibilidad de la deuda. Por eso, un proceso individual, exitoso y coherente puede lanzar una dinámica muy positiva hacía la elaboración de mecanismos globales.

Precisamente, buena parte de los problemas que advertimos en el caso argentino tienen que ver con las dificultades para concebir un proceso único. En cada negociación individual, Argentina careció de contrapeso frente a las presiones del grupo de acreedores con el que se estaba negociando, siempre en condiciones de debilidad. Las autoridades argentinas reconocen que lograron "el mejor acuerdo posible bajo las condiciones existentes", es decir, frente al desbalance de poder. En ese contexto, cada solución individual no se articula en un todo armónico que rediseñe un perfil de vencimientos justo y pagable. Simétricamente, las diferencias entre cada uno de los grupos de acreedores pueden dar lugar (y lo han dado en este caso, como vimos) a condiciones de repago inequitativas entre los acreedores. El FMI, por ejemplo, no se vio obligado a quitas, a diferencia de los acreedores privados. Tal privilegio habría sido cuestionado con más fuerza si al reclamo de Argentina se le sumaran los acreedores privados "discriminados".

En concreto, un modelo para la implementación de los mecanismos arriba mencionados puede ser el formato de "conferencia", que incluya a todas las partes en una sola mesa presidida por alguien que goce de la confianza general. El formato tiene un alto potencial para iniciar reformas globales.

Históricamente hubo al menos dos negociaciones con potencial para inspirar una conferencia de deuda que entienda en los casos de Sri Lanka, El Salvador, Argentina, Líbano o cualquier otro país sobreendeudado en el año 2023:

> Por un lado, el Acuerdo de Londres de 1953, que reestructuró las deudas pre y posguerra de Alemania Occidental. Se condonó allí alrededor de 50% de la deuda, mientras se reestructuraba el resto con arreglos especiales para garantizar que el nuevo estado alemán, tomando en cuenta su posición fronteriza en la guerra fría, no fuera desestabilizado por su aplastante deuda, como ya le había ocurrido a la primera república alemana unos 20 años antes (Kaiser, 2013).

Por otro lado, la resolución de la deuda de Indonesia en 1969/1970 por medio de la mediación de un banquero alemán. En plena guerra fría, habría resultado imposible sin esta mediación superar las contradicciones entre los dos bloques de acreedores, el Club de París y la Unión Soviética con sus aliados. La solución propuesta por el mediador también implicó una condonación de la mitad de las obligaciones en términos de valor presente neto. Luego de ello, Indonesia no tuvo problemas de sobreendeudamiento hasta la crisis asiática en 1998 (Kaiser, 2010).

Argentina en el largo plazo: cuestionar el "modelo que endeuda"

La renegociación de la deuda significa para Argentina un alivio temporal que no resuelve los problemas de largo plazo. Por una parte, el servicio de la deuda fue solo reducido parcialmente y su pago fue postergado por algún tiempo, pero sigue superando la capacidad de pago de largo plazo. Además de esto, algunos de los factores que conducen regularmente a las burbujas de endeudamiento no fueron eliminados y generan riesgos de nuevas burbujas. ¿Cómo aprovechar la ventana de tiempo para mejorar las perspectivas?

Un factor importante es limitar el margen de discrecionalidad para tomar deuda por parte del Poder Ejecutivo Nacional (PEN). Aunque formalmente es el Congreso el que dispone de las facultades en materia de deuda externa, siempre existió una tácita idea de que el PEN es el que operativamente actúa en ese campo. Un primer paso limitante fue la sanción de la ley 27,612 en 2020, que obliga a que "todo programa de financiamiento u operación de crédito público realizados con el FMI, así como cualquier ampliación de los montos de esos programas u operaciones, requerirá de una ley del Honorable Congreso de la Nación que lo apruebe expresamente". Podría restringirse aún más el margen de maniobra del PEN, pero esto no incidiría en la toma de deuda externa privada, que también puede conllevar dos problemas. Por un lado, la demanda de divisas para su servicio se incrementa a futuro, pero, además, como ocurrió reiteradamente en Argentina y recientemente en Grecia, Portugal o España, ante una crisis sistémica el Estado suele rescatar a los deudores asumiendo los pasivos frente a los acreedores. Es por lo anterior que solo mecanismos de control de deuda pública pueden resultar insuficientes.

Argentina suele tener un recurrente problema de cuenta corriente, como ya vimos, provocado por la fuga de capitales. Además, ciclos de entradas y salida de capitales provocan turbulencias cambiarias marcadas. Cuando ingresan capitales (como en 2005-2009 o 2016-2017), el peso se revalúa en términos reales. Con las salidas de capitales, en cambio, suelen producirse devaluaciones explosivas. A lo largo del ciclo, la competitividad de la producción de bienes y la demanda interna sufren fluctuaciones amplias por esos *shocks* que frenan la actividad inversora y estimulan las operaciones financieras en una economía de por sí extremadamente financiarizada. Por tanto es preciso diseñar instrumentos para reducir la amplitud del ciclo cambiario y controlar los movimientos de capitales financieros especulativos. A lo largo de la última década, se introdujeron mecanismos regulatorios diversos (genéricamente conocidos como "cepo cambiario") que dan lugar a discrecionalidad, poca equidad y baja eficiencia, a la vez que suelen ser irritantes para la población. Tomando en cuenta que las salidas de recursos de largo plazo superan los ingresos, parecería razonable establecer un sistema de controles de cambios y de controles de capitales que limitaran los flujos de capitales especulativos y la fuga, priorizando los movimientos de la inversión productiva, lo cual se podría combinar, para evitar la discrecionalidad, con prioridades explícitas en la asignación de divisas. Esquemas similares se han implementado con éxito en el pasado, incluso bajo regímenes liberal-conservadores, como en la "Gran Crisis", en especial luego de la reforma del ministro Federico Pinedo en 1933.

Ese conjunto de instrumentos limitaría uno de los condimentos históricos básicos del endeudamiento externo argentino: la especulación financiera. Esto mejora, pero no resuelve los problemas, pues no acaba con la vulnerabilidad del sistema productivo. Las consecuencias de la renegociación de la deuda plantean ya algunos dilemas que demandan un profundo debate en la sociedad argentina. Teniendo en cuenta que el servicio de la deuda demandará crecientes superávits comerciales a partir de 2026, ¿cómo utilizar la ventana que se abre hasta entonces? Una opción, que parecería la predominante en el gobierno actual, es la movilización de los recursos naturales destinados a la exportación. El revitalizado proyecto de Vaca Muerta para producir y exportar gas extraído por medio de *fracking*, la explotación sistemática y masiva de litio o la potenciación del complejo sojero, sumados a la facilitación de desarrollos en la "economía del conocimiento", articulados con las grandes plataformas mundiales, marcan el rumbo elegido para evitar los cuellos de botella externos cuando comience la etapa de repago. A cambio, es probable que el impacto ambiental sea significativo e incremente el desequilibrio ecológico que el país sufre ya desde hace décadas. Por otra parte, la fluctuación de los precios, las regalías y las utilidades que deberán pagarse y las importaciones derivadas de una matriz productiva incompleta y frágil pueden consumir divisas en los momentos críticos.

Frente a ese escenario, podrían utilizarse la ventana temporal y un buen conjunto de herramientas para intentar un desarrollo productivo más diversificado, con mayor resguardo del ambiente y ahorrador de divisas en el largo plazo. Ese camino es, sin dudas, mucho más complejo; por eso demanda una participación activa de la sociedad que exigiría mayores grados de democratización y desconcentración del poder económico. La pregunta es, ¿hasta qué punto tal perspectiva no se contrapone con los objetivos del acuerdo con los acreedores?

Conclusiones

Luego de un largo y turbulento proceso de desendeudamiento, Argentina volvió a contraer créditos masivamente con acreedores privados y con el Fondo Monetario Internacional durante el cuatrienio 2016-2019. La renovada crisis obligó al gobierno entrante a renegociar los pasivos en el marco de una pandemia que golpeó muy fuerte a la economía nacional y que provocó una grave crisis internacional de la deuda. Esto último augura procesos similares en diversos lugares del planeta. Así, resulta relevante preguntarse sobre las novedades técnicas, las alternativas y los problemas de la renegociación argentina, pues sirven de mirador para otros casos de crisis. Especialmente las negociaciones con el FMI fueron de gran relevancia, pues permitieron testear cuán permeable se tornó el fondo a admitir nuevos instrumentos, en especial frente a una deuda con dudoso respaldo legal y estatutario.

A pesar de que esto último podía ameritar una investigación profunda, Argentina decidió encarar una negociación en lugar de congelar los pagos. Para ello, la estrategia fue fragmentar la negociación entre acreedores y organizar una secuencia iniciada por los acreedores privados, siguiendo luego con el FMI y concluir con el Club de París, con el que se negocia en el momento de escribir este trabajo.

El acuerdo con los acreedores privados incluyó una quita importante por medio de recortes sustanciales en las tasas de interés. Nada de esto ocurrió, en cambio, con el FMI. El nuevo préstamo de facilidades extendidas solo reestructuró plazos y tasas en el marco de la normativa existente, evitando concesiones que reflejaran el poco apego a las normas a la hora de conceder el crédito. Como resultado de las nuevas tasas y del corto cronograma de repago, es posible predecir dificultades para cumplir lo acordado.

Como novedad, se destaca que el acuerdo casi no incluye las habituales reformas estructurales explícitas. Se establecen metas de resultado fiscal, dejándole al Estado argentino encontrar el mejor camino e indicando la necesidad de sostener el crecimiento como camino para fortalecer la capacidad de pago. Más problemático se torna el panorama cuando los objetivos y el crecimiento se contraponen, como está ocurriendo hoy, casi inmediatamente después de la firma del acuerdo. En el caso de Argentina, la posición más laxa del Fondo está siendo reemplazada paulatinamente por ajustes tradicionales más severos, tanto en la política fiscal como en la monetaria. Eso muestra los límites precisos de dicha laxitud.

Especial interés cobró la discusión en torno a los sobrecargos que el FMI cobra a quienes adeudan más del 187.5% de su cuota o se exceden de un corto plazo en el repago. El criticado instrumento no se eliminó del acuerdo con Argentina. Sin embargo, la discusión puede tener efectos de largo plazo, pues ya hay proyectos de eliminación parcial de los sobrecargos.

La experiencia Argentina vuelve a revalorizar la idea de una negociación simultánea con todos los acreedores que permita al país en crisis compensar su debilidad con pujas eventuales entre los grupos de acreedores. De las experiencias del Acuerdo de Londres de 1952 y de la reestructuración de la deuda indonesia de 1970 se rescata la importancia de instancias de mediación e informes técnicos serios sobre la sustentabilidad de posibles acuerdos. Foros confiables para todas las partes pueden inducir acuerdos más sustentables en el largo plazo. Estas experiencias no reemplazan la necesidad de una normativa internacional vinculante para enmarcar los procesos de insolvencia de los estados soberanos.

Los acuerdos, sin embargo, no pueden sostenerse si las políticas internas no remueven las causas que provocan estructuralmente la necesidad de recurrir a créditos. En el caso argentino, el control de la fuga de capitales, la moderación de los ciclos cambiarios y una transformación económica que combine una mayor diversificación industrial, un equilibrio entre expansión exportadora y el respeto por el medio ambiente (en lugar de una salida exportadora basada en la sobreexplotación de los recursos naturales para servir la deuda) parecen clave para repetir, una vez más, el ciclo de endeudamiento y crisis.

Bibliografía

Altimir, O., Devlin, R. (1993). *Moratoria de la deuda en América Latina*. Buenos Aires: FCE.

Basualdo, E. (ed.) (2020). *Endeudar y fugar*. Buenos Aires: Siglo veitiuno.

BCRA (2020). *Mercado de cambios, deuda y formación de activos externos, 2015-2019*. Buenos Aires.

Berr, E. et al. (2012). *La dette publique précis d'economie citoyenne*. Paris: Seuil.

Bona, L.M. (2020). *Acuerdo con los acreedores: luces y sombras*. Disponible en: https://thetricontinental.org/es/argentina/bona-acuerdo/ (acceso: 14.03.2021).

Brenta, N. (2019). *Historia de la deuda externa argentina*. Buenos Aires: Capital Intelectual.

Calcagno, A.F. (2017). Managing public debt in Argentina: Between Sovereignty and Subordination. En: J.P. Bohoslavsky, K. Raffer et al. (eds.). *Sovereign Debt Crisis: What Have We Learned?* (p. 12-31). Cambridge: Cambridge University Press.

Cantamutto, F., Castiglioni, L. (2020). *De nuevo, crisis y deuda en Argentina: la necesidad de un enfoque alternativo*. Disponible en: https://bit.ly/3RjXfr5 (acceso: 8.06.2024).

erlassjahr.de (2022). *Global sovereign debt monitor 2022*. Disponible en: GSDM22-online.pdf (erlassjahr.de) (acceso: 11.05.2023).

FMI (2004). *Informe sobre la evaluación del papel del FMI en Argentina, 1991-2001*. Disponible en: https://bit.ly/3dOSIiE (acceso: 11.05.2023).

FMI (2021). *Argentina: Ex-Post Evaluation of Exceptional Access Under the 2018 Stand-By Arrangement-Press Release and Staff Report.* IMF Country Report, 21(279). Disponible en: https://bit.ly/3xWEwLj (acceso: 11.05.2023).

FMI (2022a). *Argentina: Staff Report for 2022.* Article IV. Disponible en: https://bit.ly/3raFPCr (acceso: 11.05.2023).

FMI (2022b). *IMF and Argentine Authorities Reach Staff-level Agreement on an Extended Fund Facility.* Disponible en: https://bit.ly/3LKR5PD (acceso: 11.05.2023).

Hussein, F. (2022). IMF fees on war-torn countries closer to elimination, *AP-News.* Disponible en: https://bit.ly/3RjeVD1 (acceso: 11.05.2023).

Kaiser, J. (2003). Insolvency Procedure: IMF proposal binned – the problems remain. *Development and Co-operation*, 2.

Kaiser, J. (2010). *Resolving Sovereign Debt Crises.* FES Dialog on Globalisation. Berlin: FES.

Kaiser, J. (2013). *One made is out of the debt trap. Lessons from the London Debt Agreement of 1953 for Current Debt Crises.* FES Dialogue on Globalisation. Berlin: FES.

Kaiser, J. (2014). *Hope for Indebted States: Will the United Nations be successful in establishing a sovereign debt workout mechanism?* FES Dialogue on Globalisation. Berlin: FES.

Kaiser, J. (2021). *IWF-Zinsaufschläge – Gefährlich für viele Mitteleinkommensländer.* Positionspapier 07. Disponible en: https://bit.ly/3UC87mS (acceso: 11.05.2023).

Kaiser, J., Musacchio, A. (2020). *Argentinien in der neuen Schuldenkrise: Fatale Hoffnungen und Lektionen aus der Geschichte.* Fachinformation 63. erlassjahr.de. Disponible en: https://bit.ly/3reY362 (acceso: 11.05.2023).

Kaiser, J., Sudhoff, C. (2020). *Moratorium für wen? Wie 2020 die Schuldenerleichterung am Bedarf vorbeigeht.* Fachinformation 65, erlassjahr.de. Disponible en: https://bit.ly/3dlHuw9 (acceso: 11.05.2023).

Lemoine, B. (2022). *La démocratie disciplinée par la dette.* Paris: La Découverte.

Manzanelli, P. et al. (2020). Tropezando dos veces con la misma piedra. En: E. Basualdo (ed.). *Endeudar y fugar* (p. 179–219). Buenos Aires: Siglo veitiuno.

Memorandum (2022). *Raus aus dem Klimanotstand – Ideen für den Umbruch.* Colonia: Papyrossa.

Mureithi, C. (2021). Why are African countries supporting the IMF's Kristalina Georgieva? *Quartz*, 19(10). Disponible en: https://qz.com/africa/2073218/why-african-countries-are--supporting-imfs-kristalina-georgieva (acceso: 11.05.2023).

Musacchio, A. (2002). El endeudamiento externo de Argentina, algunas regularidades históricas. *Indicadores Económicos FEE*, 30(3): 41-72.

Musacchio, A. (2009). Las oscilaciones cíclicas de la economía argentina en las dos últimas décadas. *Problemas del Desarrollo*, 40(159): 143-168.

Musacchio, A. (2019). Formas del neoliberalismo y relaciones internacionales. *Ciclos en la Historia, la Economía y la Sociedad*, 52: 109-134.

Oglietti, G. et al. (2019). *Macri. Anatomía de una deuda inútil.* Centro Estratégico Latinoamericano de Geopolítica CELAG. Disponible en: https://bit.ly/3dLIsYt (acceso: 11.05.2023).

Raffer, K. (2010). *Debt Management for Development.* Cheltenham: Edward Elgar.

Raffer, K. (2019). Historia de dos ciudades: Atenas y Buenos Aires. *Ciclos En La Historia, La Economía y La Sociedad*, 53: 135-161. Disponible en: https://ojs.econ.uba.ar/index.php/revistaCICLOS/article/view/1613 (acceso: 11.05.2023).

Rapoport, M. et al. (2005). *Historia económica, política y social de la Argentina*. Buenos Aires: Emecé.

Stiglitz, J., Gallagher, K.P. (2022). IMF surcharges: A lose-lose policy for global recovery. *VOX EU CEPR*. Disponible en: https://bit.ly/3xZNdo5 (acceso: 11.05.2023).

Isabella Spies Agraz

ispagraz@gmail.com

EL COSTE DEL DESARROLLO ECONÓMICO PARA LOS PUEBLOS INDÍGENAS DE AMÉRICA LATINA

The cost of economic development for Latin America's indigenous people

Abstract

This brief essay illustrates the cost of neoliberal reforms for indigenous peoples in Latin America. It focuses on the issues concerning the modern understanding of development as opposed to an ancestral way of life. In addition, the paper raises questions about colonialism, indigenous culture, and the matter of how we view development in Latin America.

Keywords: decolonization, neo-liberal reforms, indigenous culture

Resumen

Este breve ensayo iluminará el coste de las reformas neoliberales para los pueblos indígenas en Latinoamérica. Aborda especialmente los temas de la comprensión moderna del desarrollo frente a una forma de vida ancestral. Además, se plantearán cuestiones sobre el colonialismo, la cultura indígena y la cuestión de cómo vemos el desarrollo en América Latina.

Palabras claves: descolonización, reformas neoliberales, cultura indígena

Introducción

Nuestra comprensión del desarrollo en el hemisferio occidental está fuertemente acuñada por las reformas económicas neoliberales y un enfoque central en el crecimiento financiero y la rentabilidad. Sin embargo, el aspecto humano del espacio vital, la conciencia cultural y los bienes no materiales son un factor que a menudo se deja fuera de la ecuación debido a la creencia de que la prosperidad económica conduce al desarrollo y a la paz.

¿Qué significa entonces el desarrollo? ¿Es posible encontrar una definición definitiva de desarrollo sin integrar los sistemas no occidentales de creencia y vida comunitaria? Este breve ensayo abordará estas cuestiones con el ejemplo de las poblaciones indígenas de América Latina y su proceso de adaptación a una definición de desarrollo acuñada por Occidente y basada en el impacto de las políticas neoliberales aplicadas en la década de 1990.

Con el fin de abordar el tema planteado, la pregunta principal del texto es ¿cómo perjudican las políticas neoliberales a los pueblos indígenas en toda América Latina?

Al proponer esto, pretendo ilustrar cómo los pueblos indígenas de América Latina tuvieron que adaptarse a las nociones de desarrollo impuestas. En última instancia, deseo destacar el profundo significado político de las luchas por la economía, el trabajo, la tierra y la distribución de los beneficios de lo que hoy consideramos desarrollo. Por lo tanto, el contenido elaborará los siguientes temas: definición neoliberal de desarrollo vs. definición indígena, población indígena en Latam, discriminación económica y desigualdad. Debido a la corta extensión de este trabajo, estos temas no están completamente construidos; sin embargo, este trabajo introducirá al/la lector/a en las interrelaciones de la pobreza, la desigualdad y la discriminación sistémica con respecto al "desarrollo".

Comenzaré elaborando tanto la comprensión neoliberal como la indígena del desarrollo para pasar a una breve visión general de las poblaciones indígenas en Latam y su adaptación al cambio con el fin de iluminar su discriminación y desigualdad económica y social como consecuencia de las reformas neoliberales. Finalmente, la perspectiva resumirá brevemente los puntos mencionados con una cita final que apunta al pensamiento problemático de y dentro de la región.

La comprensión neoliberal del desarrollo

Según la concepción neoliberal, el desarrollo es la acumulación de riqueza y capital, ya que el supuesto central afirma que las estructuras capitalistas generarán mejores circunstancias de vida para todos (Harvey, 2005). En esencia, el término neoliberalismo llegó a conocerse como un conjunto de políticas públicas interconectadas que pretendían desregular los mercados de capitales, adoptar la globalización del "libre comercio", vender los activos del Estado, comercializar y corporativizar los organismos gubernamentales y, en general, reducir el papel del Estado y aumentar la responsabilidad personal (Harvey, 2005). Estas fueron las políticas públicas creadas por los gobiernos conservadores y de derechas con la intención de restringir la autoridad del Estado, criticar al "gran gobierno" y eliminar las prestaciones sociales (Peters, 2021). Los diez puntos que componían las políticas de las organizaciones con sede en Washington, D.C., como el Banco Mundial, el Fondo Monetario Internacional y el Tesoro de los Estados Unidos, incluían la restricción de la política fiscal, la reorientación del gasto de los usuarios, la reforma fiscal, los tipos de interés de mercado, los tipos de cambio competitivos, la liberalización del comercio, la privatización de los activos estatales, la desregulación y la garantía de los bienes públicos (Harvey, 2005). El Consenso de Washington, introducido en 1989, sostenía que las políticas neoliberales eran el mejor camino hacia el desarrollo, en particular mediante el aumento de la privatización, la desregulación económica y la reducción de los impuestos (Harvey, 2005).

En última instancia, el neoliberalismo debía servir como paradigma de desarrollo en relación con los supuestos problemas de las economías de América Latina como base de la financiación desde los años 1990 (Peters, 2021). Además, los neoliberales sostienen que cuando los gobiernos se hacen demasiado grandes impiden el crecimiento porque obstaculizan la libertad de los individuos creativos que hacen avanzar el progreso (Harvey, 2005). Así, el neoliberalismo sustituyó la teoría de la modernización como estrategia oficial para el desarrollo en la década de 1980. Se centra en las estructuras y políticas económicas que se considera que impiden el progreso porque restringen el libre mercado (Kiely, 1998).

Al final, las empresas privadas deben tomar la delantera en el desarrollo como inversión y producción para impulsar el libre comercio. El libre comercio marca lo que acuña las políticas y reformas, finalmente introducidas a través del Consenso de Washington en 1989. Sin embargo, especialmente si se considera a América Latina como una región rica en diversidad, cultura, lengua e historia, las preguntas que surgen son: ¿a quién hay que incluir en esta forma de entender el desarrollo? ¿Quién tiene acceso a participar en el mercado libre (global)?

Al asumir que el desarrollo se refiere solo al crecimiento financiero, se niegan las diferentes formas de vida y, además, se ignoran completamente parámetros como el índice de desarrollo humano (IDH) y riquezas culturales como las tradiciones y los hábitats naturales. Por lo tanto, especialmente las poblaciones indígenas de América Latina, que han tenido que adaptarse a lo largo de la historia, empezando por la Conquista alrededor de 1519 hasta el día de hoy, cuentan con la población más afectada por las modificaciones económicas y sociales que ven el desarrollo y el crecimiento desde una óptica completamente diferente a la del 'mundo desarrollado'. Este breve ensayo argumenta incluso lo que pone en peligro las formas de vida de los indígenas. Continuaré exponiendo una visión indígena sobre el desarrollo en América Latina.

La comprensión indígena del desarrollo

En general, las poblaciones indígenas representan el 8% de la población de América Latina, pero el 14% de los empobrecidos y el 17% de los severamente pobres en toda la región (World Bank, 2022). Además,

> El Convenio n.º 169 de la OIT sobre pueblos indígenas y tribales en países independientes, adoptado en 1989, (...) define a los pueblos indígenas como los descendientes de los habitantes originarios de una región geográfica antes de la colonización, que han mantenido todas o algunas de sus características lingüísticas, culturales y organizativas (Deruyttere, 1997: 2).

Asimiso, Según la ONU, el enfoque más fructífero es identificar, más que definir, a los pueblos indígenas. Esto se basa en el criterio fundamental de la autoidentificación, tal y como se subraya en una serie de documentos de derechos (UN Permanent Forum on Indigenous Issues, 2007).

Como se indica en muchas fuentes, existen varias acepciones del término "indígena"; sin embargo, la autoidentificación constituye el criterio fundamental, lo que explica que no sea posible realizar un censo exacto.

Además, debido al colonialismo y a los procesos postcoloniales de creación y desarrollo de los Estados nacionales contemporáneos, los grupos indígenas han estado durante mucho tiempo en desventaja y han sido discriminados, y todavía lo son. Sin embargo, las poblaciones indígenas de América Latina han conservado con fuerza sus conocimientos, tradiciones, lengua y patrimonio cultural. Naturalmente, como parte de esos conocimientos ancestrales, el desarrollo siempre ha estado en el centro de la herencia de los diferentes valores y formas de vida dentro de las comunidades indígenas.

Las sociedades indígenas precoloniales tenían sus propias economías y valores los cuales se transformaron al enfrentarse al cambio en las épocas modernas (Deruyttere, 1997). En general, las fuertes creencias sociales y comunitarias determinan los valores incorporados dentro de la comprensión del desarrollo. Igualmente, el "desarrollo económico" para las comunidades indígenas de América Latina significa priorizar el respeto al territorio y a los recursos naturales (Deruyttere, 1997). Este punto de vista es rico en cuanto al amor por la tierra, los árboles, el mar, el aire y la biodiversidad, así como en cuanto a la protección y salvaguarda de los conocimientos, habilidades, lenguas y creencias establecidas por los indígenas (Deruyttere, 1997). El desarrollo económico está fuertemente acuñado por una identidad indígena, lo que significa que tiende a reconocer y activar dentro del sistema económico el valor del patrimonio cultural de dichos pueblos (Deruyttere, 1997). "El desarrollo y la identidad cultural no son, pues, mutuamente excluyentes, sino que forman parte del mismo círculo virtuoso de desarrollo socioculturalmente sólido y sostenible" (Deruyttere, 1997: 11).

A pesar de su diversidad, los pueblos indígenas tienen preocupaciones y objetivos comparables que se basan en una comprensión global de la interacción entre las personas y el medio ambiente, así como entre los individuos y las comunidades (Deruyttere, 1997). Como consecuencia natural, los pueblos indígenas son importantes aliados del movimiento ecologista en la preservación de la variedad biológica y la gestión sostenible de los ecosistemas vulnerables, sobre todo debido a la presión ejercida sobre los territorios, los recursos y las formas de vida indígenas (Deruyttere, 1997; World Bank, 2022).

Por lo tanto, las reformas neoliberales parecen ser una amenaza para los pueblos indígenas de América Latina, como se ilustrará con más detalle en la siguiente sección.

Discriminación y desigualdad

Las reformas neoliberales y las adaptaciones del desarrollo han conducido evidentemente a diferentes formas de discriminación de las poblaciones indígenas. Se trata de la discriminación geoeconómica, ideológica y social, todas ellas conducentes a mayores desigualdades entre los pueblos indígenas y el resto de la población.

Las poblaciones indígenas suelen encontrarse en las zonas menos habitables del continente, incluidas las cordilleras desérticas de los Andes y Mesoamérica, así como las regiones aisladas de selva tropical de los ríos Amazonas y Orinoco y de América Central (World Bank, 2022). Los pueblos indígenas de los lugares más accesibles se extinguieron o se vieron obligados por la colonización a retroceder a zonas aisladas e inaccesibles (World Bank, 2022; Deruyttere, 1997). Se cree que los descendientes de las importantes civilizaciones precolombinas como los incas, mayas y aztecas, así como de numerosas culturas menores de la meseta interandina seca y de las zonas montañosas mesoamericanas, constituyen más del 90% de la población indígena. En la actualidad, estos son agricultores sedentarios de subsistencia, cultivan minifundios y complementan sus modestos recursos con trabajo asalariado estacional, operaciones mineras, cría de animales y producción artesanal. A veces se les agrupa con los agricultores no indígenas bajo el nombre de campesinos (World Bank, 2022; Deruyttere, 1997). Además, incluso en las regiones metropolitanas, los nativos suelen residir en barrios menos seguros e higiénicos y más propensos a los desastres naturales que los habitantes urbanos no nativos.

Los efectos de las reformas neoliberales se hacen visibles a través de la expansión de la agricultura comercial a gran escala, lo que disminuye las condiciones comerciales para la autosuficiencia alimentaria (debido al proteccionismo) y "obligó a muchos agricultores indígenas a abandonar sus prácticas tradicionales de subsistencia respetuosas con el medio ambiente" (World Bank, 2022). En consecuencia, esto ha provocado la sobrepesca, el agotamiento de las reservas de caza, la erosión en las empinadas laderas de las montañas, la disminución de las temporadas de barbecho para la agricultura de tala y quema, etc. (Deruyttere, 1997). Por lo tanto, varios campesinos indígenas tuvieron que migrar a los cinturones de pobreza alrededor de las grandes ciudades con la esperanza de encontrar trabajos que pudieran darles un salario de mano de obra (Deruyttere, 1997; World Bank, 2022). Como resultado, las poblaciones indígenas de toda América Latina se han vuelto cada vez más vulnerables, ya que las reformas neoliberales ejercen presión sobre sus tierras y recursos naturales debido a la exploración petrolera, las empresas mineras y madereras y la expansión de las fronteras agrícolas (Deruyttere, 1997; World Bank, 2022).

El Banco Mundial recomienda ver las preocupaciones de los indígenas a través de una lente que tenga en cuenta sus voces, costumbres e identidades para disminuir sus vulnerabilidades de forma más eficaz (World Bank, 2022). Naturalmente, este sería un primer paso para otorgar a la comprensión indígena del desarrollo el piso para enfrentar la discriminación causada por las reformas neoliberales en los diferentes niveles de vida.

En la siguiente sección se explicarán los desafíos actuales en la región de América Latina y se presentarán los resultados de los estudios sobre la desigualdad causada por las políticas impulsadas por el capitalismo.

Los retos de hoy

Una de las principales áreas de controversia en las democracias latinoamericanas actuales es el cómo tratar la diversidad étnica y cultural de forma justa y eficaz (Pacari Vega, 2004). Diferentes estrategias y soluciones están poniendo a prueba la capacidad de los gobiernos para modernizarse y fortalecerse como estructuras inclusivas, a la vez que se están ideando nuevos métodos para que la sociedad interactúe (Pacari Vega, 2004). Durante las últimas décadas, ha habido un fuerte discurso de descolonización para acabar con la discriminación colonial hacia las epistemologías, prácticas y formas de gobierno indígenas (Walsh, 2007), de ahí que el activismo indígena exija que se permitan sus propias estructuras de autogobierno (Postero, 2017).

Por otra parte, las comunidades indígenas han propuesto el concepto del "buen vivir" como una herramienta de discusión y reivindicación de sus derechos, en la lucha constante que se desarrolla en sus territorios contra la explotación salvaje como la extracción minera, la agronomía intensiva y la explotación turística indiscriminada (Santana, 2015). Así pues, el desarrollo propuesto por las comunidades parte de dicho concepto, un paradigma que busca el equilibrio entre los seres humanos y su entorno, la satisfacción de nuestras necesidades y la búsqueda de una relación socioeconómica sana que sea verdaderamente sostenible. Por lo tanto, se trata de un planteamiento que se opone al capitalismo devastador, ya que se entiende que todo lo que existe forma parte del equilibrio y la armonía con la vida, las comunidades indígenas, los ciudadanos, los territorios, la naturaleza y el Estado (Santana, 2015). Aunque el concepto de buen vivir es de reciente aparición pública, es fruto de la antigua reflexión de los pueblos originarios de América Latina sobre sus propias vidas que culminó en un amplio debate en la Conferencia de los Pueblos sobre el Cambio Climático y los Derechos de la Madre Tierra en Cochabamba, Bolivia, en 2010 (Santana, 2015).

De igual manera, los movimientos políticos de Bolivia y Ecuador manifestaron este discurso codificado en su constitución y reclaman un desarrollo posneoliberal alternativo (Rodríguez, 2021).

Otros ejemplos en los que los pueblos indígenas están empezando a decidir sobre las formas de desarrollo en sus comunidades son los proyectos comunales de "usos y costumbres" en Oaxaca, México, así como la "nueva autonomía indígena originaria campesina" en Bolivia (Konrad Adenauer Stiftung, Fundación Construir, 2021).

Por supuesto que estas nuevas estructuras traen consigo la esperanza de encontrar un terreno común sobre el desarrollo y la forma de vida indígena; sin embargo, es muy limitado, "ya que los gobiernos nacionales siguen afirmando la soberanía sobre los derechos del subsuelo, otorgando concesiones petroleras a las empresas transnacionales para la explotación de los recursos naturales" (Postero, 2018: 49).

En particular, el proceso de reconocimiento de que la descolonización dentro del pensamiento es necesario para respetar y reconocer la cultura indígena como parte de los países, como primer pueblo de las tierras y como patrimonio con abundante historia. Esto significa que hay que acabar con la discriminación ideológica.

Además, si nos fijamos en el golpe más reciente en la salud pública (mundial), la crisis del COVID-19 es el perfecto ejemplo reciente y generalmente tangible del acceso injusto a los servicios sociales, la educación pública, la atención sanitaria y una inclusión general en la sociedad.

Acerca las comunidades indígenas desde sus recientes y aún continuos contagios, no existe un número real de personas infectadas y enfermas por el virus. Sin embargo, está claro que la población indígena es y ha sido más vulnerable a cualquier enfermedad, tal y como se puede observar a nivel mundial: los pobres son los más vulnerables.

Por lo tanto, los peligros de la pandemia de COVID-19 parecen aumentar para las comunidades indígenas. Según un informe de la ONU, los pueblos indígenas ya tienen un acceso limitado a la atención sanitaria, tasas mucho más altas de enfermedades transmisibles y no transmisibles, acceso limitado a los servicios básicos, saneamiento inadecuado y falta de otras medidas preventivas importantes, como acceso a agua limpia, jabón, desinfectantes, etc. Además, si existen centros médicos cercanos, con frecuencia carecen de personal suficiente y están mal abastecidos. Los pueblos indígenas pueden sufrir estigmatización y discriminación incluso cuando tienen acceso a servicios sanitarios. Es esencial asegurarse de que estas instalaciones ofrezcan servicios en lenguas indígenas y, cuando sea necesario, de acuerdo con las circunstancias únicas de los pueblos indígenas (Nationes Unidas, 2022).

Además, muchos pueblos indígenas viven en regiones distantes o rurales donde es difícil recibir servicios de atención sanitaria, a lo que se suman la pobreza y las condiciones de salud subyacentes. Se trata de comunidades aisladas o remotas, con pocos o ningún servicio de atención sanitaria disponible y de difícil acceso.

Los ancianos desempeñan un papel crucial en la preservación y transmisión de los conocimientos y la cultura indígenas, así como de las prácticas indígenas tradicionales que pueden contribuir a la salud, el bienestar y la recuperación de su propia comunidad y de comunidades más amplias. Esto hace que el papel de los ancianos en las comunidades indígenas sea especialmente significativo (Department of Economic and Social Affairs, 2020).

Un ejemplo en México, además, demuestra la situación económica de las comunidades indígenas, que ha empeorado y seguirá empeorando como efecto de la pandemia mundial. Mientras que las familias campesinas que viven de la agricultura de autoconsumo están relativamente preservadas en el contexto de la pandemia (representan el 70% de las comunidades monitoreadas), otros sectores rurales están experimentando fuertes efectos económicos. En la sierra de Guerrero se han registrado incrementos de entre 50% y hasta 100% en los precios de los alimentos básicos (huevo, maíz, frijol, arroz), lo que afecta a las familias cuya cosecha sólo les alcanza para cubrir parte de sus necesidades alimentarias. Por otro lado, quienes producen para vender han tenido dificultades para trasladarse a los centros de comercio, debido a que las autoridades municipales intentaron cerrar o clausuraron los mercados, dejando sin fuentes de ingreso a las familias que dependen del comercio. Una demanda de las comunidades ha sido generar condiciones para el funcionamiento de los mercados con medidas de sana distancia, así como la libre circulación de insumos por las carreteras del país. Los caficultores han tenido que enfrentar una caída histórica en los precios mundiales del café, mientras que las restricciones a la movilidad han obstaculizado la cadena de comercialización (Defensoría del Derecho a la Salud (CCESC), OHCHR, 2021).

Estudios sobre la desigualdad

Para permitir que se desarrolle y se haga realidad una comprensión sostenible e inclusiva del desarrollo, como se ha dicho anteriormente, la descolonización es una condición que debe cumplirse. Para ilustrar que tanto la exclusión de los pueblos indígenas como la creencia de que las prácticas neoliberales aportan riqueza perjudican a una sociedad ya que eliminan sus raíces culturales, presentaré algunos resultados de estudios realizados en la región latinoamericana. Estos demostrarán el costo de las reformas neoliberales en América Latina.

Para empezar, las desigualdades raciales y étnicas, así como la marginación social de los indígenas y los pueblos de color, tienen un coste económico que la nación en su conjunto debe soportar (Zoninsein, 2004).

La falta de inversión en capital humano, los bajos salarios y la pobreza concentrada entre los afrodescendientes y los pueblos indígenas son el resultado de esta exclusión y discriminación, lo que conlleva la reducción de la productividad nacional, los ingresos y el desarrollo de la riqueza (Zoninsein, 2004). Además, la ausencia o el escaso acceso a la justicia, a la participación social y política, a los mercados de activos y de crédito, a las infraestructuras básicas (agua y saneamiento, transporte y vivienda), a los servicios sociales (salud y educación) y al mercado de trabajo son ejemplos de cómo se manifiesta esta exclusión (empleo e ingresos satisfactorios) (Zoninsein, 2004; World Bank, 2022).

Dado que el capital humano no es material, no se considera una inversión crucial, aunque es esencial para apoyar la empleabilidad, la innovación, la productividad y el crecimiento de los ingresos (OCDE, 2022). En general, los empleadores invierten menos en la formación de los afrodescendientes y los pueblos indígenas que en la de los *blancos*, lo que conduce a una discriminación en el mercado laboral por motivos de raza y etnia que no solo reduce la producción agregada los ingresos, sino que también frena el crecimiento de la productividad, estanca el desarrollo económico en términos neoliberales y no permite la inclusión de una fuerza de trabajo adicional dispuesta a integrarse y contribuir al PIB de un país (Zoninsein, 2004).

Perspectiva final

Naturalmente, como se dijo en la introducción, este breve ensayo solo podría dar una idea de cuál es el coste de las reformas neoliberales y del desarrollo para las poblaciones indígenas en América Latina. Lo que es crucial e innegociable es la necesidad de eliminar la exclusión racial y étnica para tratar la pobreza y la desigualdad en esta parte del continente americano, ya que los pueblos indígenas son las poblaciones más vulnerables dentro de la región. Por lo tanto, las estructuras económicas deben transformarse para incorporar un pensamiento indígena de desarrollo y específicamente las regiones rurales necesitan más atención.

Además, la promoción de más y mejores inversiones en el capital humano de los afrodescendientes y los pueblos indígenas, así como la abolición de la discriminación laboral, podrían servir como primer paso de un plan de inclusión social (véase Deruyttere, 1997).

La cuestión del desarrollo hay que abordarla precisamente preguntando qué es el desarrollo y cómo podemos medirlo en términos de inclusión y respeto a la naturaleza y a los pueblos. Por otro lado, se puede afirmar que, desde la Conquista, ser "desarrollado" en América Latina significó tradicionalmente ser distinto, hostil y superior a los pueblos originarios y a sus concepciones de la vida y la sociedad (Postero, 2018). Para terminar este ensayo con una cita de Postero (2018), esta última suposición,

> (...) ignora el hecho de que este desarrollo se construyó con y sobre el trabajo y los recursos indígenas. El complemento a esto es que, como Hall (1996) ha argumentado famosamente, la categoría de indigeneidad también tiene significado en oposición a Occidente, como su Otro subdesarrollado, pero también su alternativa. Así, los indígenas, que siguen estando entre los residentes más pobres del continente, también se presentan a veces como la única solución que les queda (Postero, 2018: 43).

Bibliografía

Defensoría del Derecho a la Salud (CCESC), OHCHR (2021). Los pueblos y comunidades indígenas frente al Covid-19 en México. Mexico: Guerrero.

Department of Economic and Social Affairs, U. (2020). *Pueblos indigenas y la pandemia del COVID-19: consideraciones*. United Nations.

Deruyttere, A. (1997). Indigenous Peoples and Sustainable Development: The Role of the Inter-American Development Bank. *IDB Forum of the Americas*. Washington, D.C.: Inter-American Development Bank.

Harvey, D. (2005). *A Brief History of Neoliberalism*. New York: Oxford University Press.

Kiely, R. (1998). Neoliberalism Revised? A Critical Account of World Bank Conceptions of Good Governance and Market Friendly Intervention. *International Journal of Health Services*, 28(4): 683-702.

Konrad Adenauer Stiftung, Fundación Construir (2021). *Autonomía Indígena Originario Campesina*. Bolivia: KAS.

Nationes Unidas (2022). *Los Pueblos Indígenas y la COVID-19*. Retrieved from Departamento de Asuntos Económicos y Sociales Pueblos Indígenas. Disponible en: https://www.un.org/development/desa/indigenous-peoples-es/covid-19.html#:~:text=Los%20pueblos%20ind%C3%ADgenas%20ya%20experimentan,%2C%20jab%C3%B3n%2C%20desinfectante%2C%20etc (acceso:11.05.2023).

OECD (2022). *Productivity, human capital and educational policies*. Retrieved from OECD. Disponible en: https://www.oecd.org/economy/human-capital/ (acceso: 11.05.2023).

Pacari Vega, N. (2004). Social Inclusion and Indigenous Peoples' Rights. En: M. Buvinić, J. Mazza, R. Deutsch (eds.). *Social Inclusion and Economic Development in Latin America* (p. 55-59). Baltimore, MA: John Hopkins University Press.

Peters, M.A. (2021). The Early Origins of Neoliberalism: Colloque Walter Lippman (1938) and the Mt [sic!] Pèlerin Society (1947). *Educational Philosophy and Theory*, July 25, 55(14): 1574-1581.

Postero, N. (2017). *The Indigenous State Race, Politics, and Performance in Plurinational Bolivia*. Oakland, CA: University of California Press.

Postero, N. (2018). Indigenous development in Latin America. En: J. Cupples, M. Palomino-Schalscha, M. Prieto (eds.). *The Routledge Handbook of Latin American Development* (p. 43-53). London: Routledge.

Rodríguez, J.P. (2021). The politics of neoliberalism in Latin America: dynamics of resilience and contestation. *Sociology Compass*, 15(3): 1-13.

Santana, M.E. (2015). El buen vivir, miradas desde dentro. *Revista pueblos y fronteras digital*, 10(19): 171-198.

UN Permanent Forum on Indigenous Issues (2007). *Indigenous Peoples, Indigenous Voices – Factsheet*. New York: United Nations.

Walsh, C. (2007). Shifting the geopolitics of critical knowledge: Decolonial thought and cultural studies 'others' in the Andes. *Cultural Studies*, 21(2-3): 224-239.

World Bank (2022). *Indigenous Latin America in the Twenty-First Century*. The World Bank Group. Disponible en: https://www.worldbank.org/en/region/lac/brief/indigenous-latin-america-in-the-twenty-first-century-brief-report-page.print (acceso: 11.05.2023).

Zoninsein, J. (2004). The Economic Case for Combating Racial and Ethnic Exclusion. En: M. Buvinić, J. Mazza, R. Deutsch. *Social Inclusion and Economic Development in Latin America* (p. 41-54). Baltimore, MA: Johns Hopkins University Press.

PART II

POLITICAL CRISIS

http:/orcid.org/0000-0002-8807-0307

Ieva Giedraitytė

ieva.giedraityte@tspmi.vu.lt

(IR)RELEVANT DISASTER: THE IMPACT OF THE COVID-19 PANDEMIC ON THE 2021 HONDURAN PRESIDENTIAL ELECTIONS

El desastre (ir)relevante: el impacto de la pandemia COVID-19 en las elecciones presidenciales Hondureñas

Abstract

Following the US presidential election of 2020, some researchers considered that Donald Trump lost because of his mismanagement of the health crisis. Yet not everyone agreed with this evaluation. This article aims to deepen our understanding of the potential impact of the pandemic on electoral results, using Honduras as an example. It asks how relevant the issue of COVID-19 was in the Honduran political battle and what narratives regarding the pandemic were presented by the main presidential candidates. After analyzing their communications on social media, the article concludes that the pandemic was a secondary issue, overshadowed by more pressing structural challenges.

Keywords: coronavirus, COVID-19, elections, communication

Resumen

Después de las elecciones presidenciales estadounidenses, algunos investigadores consideraron que Donald Trump perdió las elecciones presidenciales por la mala gestión de la crisis sanitaria. Sin embargo, no todos estuvieron de acuerdo con esta evaluación. El presente estudio pretende ahondar la comprensión del posible impacto de la pandemia en el resultado electoral, tomando como ejemplo Honduras. Se pregunta en qué medida fue relevante la cuestión del COVID-19 en la batalla política hondureña y qué narrativa respecto al COVID-19 presentaron los principales candidatos presidenciales. Tras analizar sus comunicaciones en los medios sociales, el artículo concluye que la pandemia fue una cuestión secundaria, eclipsada por retos estructurales más urgentes.

Palabras claves: coronavirus, COVID-19, elecciones, comunicación

Introduction

In November 2021, for the first time in Honduras's history a woman and a leftist candidate won the country's presidency. Until then, executive power had eluded the leftist LIBRE party, created in the context of the coup d'état in 2009. With this victory, LIBRE broke with the two-party system that had dominated Honduran politics for more than a hundred years. Xiomara Castro, the wife of the ex-president ousted in 2009, won overwhelming support in the most crowded elections in the country's history.

The 2021 election process was atypical for several reasons, one of the most important being the COVID-19 pandemic. As in the rest of Latin America, the pandemic aggravated the already weak health and economic situation in the country. At the same time, COVID-19 affected political life. Political scientists, analysts and journalists have pondered the potential impacts of the pandemic since it began. They were worried about its effect on the state of democracy (see Avritzer, Rennó, 2021; Rapeli, Saikkonen, 2020) and, to a lesser extent, ongoing electoral processes and their outcomes (see Landman, Splendore, 2020).

The initial worries related to the postponement of elections later turned into the affirmation that most countries had successfully held them. However, the impact of the pandemic on the victory or loss of a ruling party (candidate) is unclear. In some cases, as in El Salvador, the president's popularity (which was at least partially attributable to the successful management of COVID-19) led to a landslide victory of his party in the legislative elections. Similarly, Argentina's lack of such success led to the increased power of the opposition in the parliament. On the other hand, Chilean right-wing parties lost the presidential elections despite their reasonably solid management of the pandemic.

Hence, can we attribute the winning or losing some elections directly to the management of this pandemic? After the US presidential elections, many journalists and some researchers (see Baccini, Brodeur, Weymouth, 2021) considered that Donald Trump had lost the presidential elections because of the mismanagement of the health crisis. Baccini et al. even state that "Trump would likely have won reelection if COVID-19 cases had been 5% lower" (Baccini, Brodeur, Weymouth, 2021: 739). At the same time, some (Lake, Nie, 2021) disagree with this conclusion, considering that the (mis)management of the COVID-19 situation was considerably less important than other of Donald Trump's unpopular policies.

This chapter aims to deepen our understanding of the potential impact of the COVID-19 pandemic on electoral outcomes, using Honduras as an example. It asks how relevant the issue of COVID-19 was in the Honduran political battle and what narrative regarding the (mis)management of COVID-19 was presented by different presidential candidates. How relevant was the issue in the political struggle? What kind of narrative about the (non)management of COVID-19 did each candidate offer their voters?

The chapter starts by briefly discussing the existing literature on the use of pandemic-related narratives in electoral campaigns. The second part presents the methodology used for this research, and the third the results of empirical research. The article concludes that pandemic-related topics were far from being the most important ones for the key presidential candidates and proposes some potential hypotheses to explain their secondary place in the political discourse.

Has the pandemic changed everything about elections?

The US presidential campaign became a benchmark for the evaluation of how pandemic-related topics may and can be used by adversarial parties to emphasize their differences. According to *The Times*, the pandemic "changed everything about the 2020 election" (Ball, 2020) and was one of the key issues in the electoral campaign. Journalists, pundits and political/communication scientists agreed that Democrats and Republicans had different approaches to managing it. The existing research confirms that "there has been a strong partisan divide between the Democratic and Republican party's narratives about the pandemic which resulted in the polarization of individual behaviours and divergent policy adoption across regions" (Jing, Ahn, 2021: 17).

However, has this been the case in other contexts? While looking at the public debates, one might have expected that pandemic management had been an important topic during the elections in 2020 or 2021. Yet the existing research shows that this was not always the case. Analysing the Ecuadorian elections that took place in 2021, Abad Cisneros et al. (2021) found that the pandemic was not prominent in the electoral debate. Even though the country suffered from the pandemic and its early mismanagement was heavily mediatized, the topics were not used to mobilize voters. The authors conclude that

> Even though COVID-19 related content was present as one of the four most cited topics of the campaign, candidates and parties did not focus on it (...) it was not as salient as the economy, education, or health. These results show that COVID-19 was not at the centre of the political debate even in critical times (Abad Cisneros et al., 2021: 438).

Why did Ecuadorian political parties care less about the pandemic than the American ones?

It may be that the political polarization of the debate regarding COVID-19 management in the US (see Kerra, Panagopoulos, der Linden 2021) have made the topic more relevant for electoral discussion. Alternatively, in countries struggling with many different problems and challenges, the coronavirus became only one problem among many others. The analysis of the Honduran case may offer us some insights into this.

Methodology

The main goal of this article is descriptive as it aims to understand how different presidential candidates in the Honduran presidential elections used the topic of the (mis)-management of coronavirus pandemics in their electoral discourses.

The article employs a mixed-method approach. First, we conducted a quantitative content analysis focusing on the speeches, public discourses and social media communication of four primary presidential candidates: Xiomara Castro (the Party of Liberty and Refoundation – LIBRE), Nasry Juan Asfura Zablah (Honduran Nationalist Party – PNH), Salvador Nasralla (Savior Party of Honduras – PACH), and Yani Rosenthal (Honduran Liberal Party – PLH).

While the official electoral campaign for internal elections within each political party started on January 2021, most of the presidential candidates were known before it began. Consequently, we analyzed their communications from the first case of COVID-19 registered in the country on March 12, 2020, until the election day on November 28, 2021. When analysing the communications, we searched for those posts that address pandemic-related issues (using the keywords 'coronavirus', 'covid', 'pandemic', and 'vaccines'). In total, 35 Tweets and 30 Facebook's posts corresponded to this description.

The second step was an in-depth qualitative analysis of (a) the communication pieces selected, and (b) other electoral messages. At this step, we focused on how the COVID-19 virus and pandemic were generally framed. What kinds of adjectives were used? Were they used to discredit opponents? How was the COVID-19 topic integrated into the overall campaign narrative, and how relevant was it compared to other messages?

This approach has its limitations – for this article, we did not analyse the interviews, speeches or any other communications that did not appear on the social media accounts in question. However, we consider that the candidates' social media accounts reflect the main messages of their electoral narratives. Three candidates – Xiomara Castro, Tito Asfura and Salvador Nasralla – used their social media accounts very intensively (posting up to 7 messages per day on Facebook). Yani Rosenthal had no personal Facebook account, but the PLH actively amplified its electoral campaign on its social media accounts.

The following details the analysis of the empirical findings.

The pandemic that did (not) matter?

This part of the article starts with a brief overview of the context of the Honduran presidential elections, covering three key elements: political, economic and health-related situations. Then it proceeds to present the analysis of how this situation was interpreted and converted into political discourse by four primary presidential candidates.

Context of the Honduran presidential elections in 2022

Political context

The context of the Honduran presidential elections of 2022 cannot be understood without going back to 2009, when the president of that time, Manuel (Mel) Zelaya Rosales, was ousted in a military coup. The president's removal plunged the country into a deep economic, political and social crisis and became a sort of 'critical juncture' transforming the Honduran political scene.

For many years Honduran presidents belonged either to Liberal (Partido Liberal de Honduras – PLH) or to Nationalist (Partido Nacional de Honduras – PNH) parties that also formed constant majorities in the parliament. While some small political parties existed, in a nutshell Honduras had a bipartisan system (Felipe Otero, 2013).

Mel Rosales Zelaya, a member of the PLH, came from an influential and affluent family. However, he drifted more towards the left of the political spectrum during his mandate. His political, social and economic reforms were very popular among the popular sectors of society. At the same time, the same policies and his rapprochement with Latin American left-wing leaders caused deep discontent and preoccupation among local business and political elites and some international actors. On June 28 2009, Zelaya was ousted by the military.

Zelaya's supporters left the PLH and, together with other left-wing forces, formed the National Front of Popular Resistance, which boycotted the first post-coup elections. For the following elections, they created a political party – LIBRE. In the general elections of 2013 and 2017, the party obtained a significant (though always short of the majority) number of votes. The presidential candidates supported by LIBRE – the wife of Mel Zelaya, Xiomara Castro in 2013, and the popular TV presenter Salvador Nasralla in 2017 – came second. Finally, 2022 brought LIBRE a long-desired victory in both the presidential and parliamentary elections. This success has often been framed as long-awaited justice after the coup and the following years of political marginalization.

After the coup, all presidential and parliamentary leadership candidates came from the camp of those who had supported it. Juan Orlando Hernández from the PNH won against Xiomara Castro in the first elections in which LIBRE participated and stayed in power until 2022. Elected in 2013, he was controversially re-elected in 2017 after a widely-criticized ruling of the Supreme Court. The Court, assigned by Hernández himself, ruled in favour of Hernández's reelection – something explicitly forbidden by the Honduran constitution. Moreover, discussing potential reelection was one of the possible reasons for the coup against Mel Zelaya de Rosales.

The presidency of Juan Orlando Hernández was tainted by big corruption scandals, the militarization of public life and rumours about his involvement in drug trafficking. The election of 2017, in which he ran against Salvador Nasralla, was violent, and several international and national observers denounced widespread fraud. Massive, violent protests exploded all over the country after election day.

Consequently, Honduras went into the 2022 presidential election marked by the traumatic memory of a military coup and with an unpopular (and, in the eyes of many Hondurans, illegitimate) president who had consistently weakened already fragile political institutions during his terms in office.

Socioeconomic context

Even before the pandemic, Honduras was one of the poorest and most unequal countries in the Latin America and Caribbean (LAC) region (World Bank, 2021). In 2019 the country had the second-highest poverty rate in LAC after Haiti. According to the international headcount estimates for 2019, 14.8% of Hondurans lived on less than US$1.90, while almost another half of the population (4.8 million people) lived on less than US$ 5.50 per day. At the same time, Honduras' middle class (18%) was among the smallest in the region (average of 41%). (Word Bank, 2021:1).

In addition to rampant poverty, Honduran citizens faced a challenging security situation. In 2019, after an increase of 7.1% compared with 2018, the intentional homicide rate reached more than 40 deaths per 100,000 people, once again gaining Honduras the dubious fame of being the most dangerous country in Central America (Asmann, O'Reilly, 2020). The fact that fewer than 1% of such crimes are investigated leaves many Hondurans desperate.

The corruption scandals increased the general feeling of lawlessness – in 2014, Hondurans marched in massive protests after a huge corruption scheme in the Honduran Social Security Institute was revealed. The government committed itself to a Guatemalan-style anticorruption commission (MACCIH). However, it soon became clear that the promises were empty. From 2018 to 2019, Honduras's Corruption Perceptions Index score decreased from 29 points to 26 points, and its global ranking slipped from 132 to 146 (Association for a More Just Society, 2020). In 2020 the government decided not to extend the mandate of the MACCIH, effectively dismantling the Commission, and adopted several controversial laws, such as a new penal code that reduced sentences for corruption and drug trafficking-related crimes (Aikman Cifuentes, Beltrán, 2021). The latter caused a particular revolt as, in 2019, a US court convicted the president's brother and former congressman Juan Antonio Hernández Alvarado for trafficking an estimated 200,000 kilograms of cocaine into the country. Rumours about Juan Orlando Hernández being involved in the drug-trafficking became widely discussed.

This depressing social panorama pushed many Honduran citizens from the country. Massive migration flows, so-called 'migrant caravans', captured the media's and US policymakers' attention in 2018. While migration to the US was not a new phenomenon, the migrant caravan of 2018 was the largest yet to band together against the challenges of migrating north (Semple, 2018). Large, well-televised groups of migrants and their stories became a backdrop to the political battle regarding the future of Honduras.

Summing up, poverty, insecurity and a generalized feeling of lawlessness pushed many Hondurans out of the country. It made Hondurans much more interested in changing the government and, in general, the direction the country should take.

Pandemic-related context

Honduras suffered its first confirmed COVID-19 case on March 12, 2020. The country registered its first death on March 26. The political response was fast and strict – the government announced strict quarantine in mid-March. Yet, at the end of 2020, analysts doubted the effectiveness of the measures chosen. On the one hand, "the application of absolute confinement measures without any differentiated impact study has negatively affected the millions of Hondurans who survive on daily work for which confinement is impossible" (Coalición Contra la Impunidad, 2020: 6). On the other hand, several exceptions meant that some people still circulated, contradicting the logic of the quarantine. Finally, the state security powers were increased as they were detaining people who did not comply with the confinement measures or the use of masks; as a consequence by July 20, according to official data, more than thirty-six thousand people had been detained (ibid., p. 6).

Large-scale corruption scandals accompanied the (mis)management of the pandemic. Between March and April 2020, the government purchased seven mobile hospitals through the intermediary company Invest-H to counteract the effects of the pandemic. It appeared, however, that these hospitals were overvalued by 47 million USD. Moreover, they were purchased without quality guarantees, maintenance agreements, and fixed installation terms. Even worse, none of the hospitals was useful for caring for patients with COVID-19 due to design and equipment problems (Romero, 2022). Two years after the purchase, the multi-million dollar hospitals were not attending to coronavirus patients. The civil society organization the National Anticorruption Council (Consejo Nacional Anticorrupción) reported more corruption scandals related to the purchase of face masks, ventilators, and anaesthesia machines in a series of reports tellingly called 'Corruption in the times of COVID'.

Not accidentally, during 2020-2021 Honduras was among the nations most touched by the pandemic. In the early stages of it, the country had one of the highest mortality rates (González Díaz, 2020) in Latin America and the highest in Central America (Paz-Maldonado, Flores-Girón, Silva-Peña, 2021: 2). While it is difficult to disentangle the impacts of the pandemic and the two category four hurricanes that hit the country in 2020, in that year GDP fell by 9% and around 400.000 Hondurans lost their jobs (Bancomundial, 2022).

Consequently, most of the population was dissatisfied with how the pandemic was managed. One may expect this unhappiness to be reflected in the presidential electoral campaigns. The following part of the article shows that this was not the case.

COVID in the discourses of the presidential candidates

All four candidates had very active social media campaigns, but COVID-19 barely figured in them. For example, in October 2021 (a month before the elections) Xiomara Castro made 37 Facebook's and 23 Twitter's posts; Nasry Asfura 79 Facebook's and one Twitter's; Salvador Nasralla 171 Facebook's and 50 Twitter's; and Yani Rosenthal 64 Facebook's and 42 Twitter's. Yet the COVID-19 pandemic barely figured in their discourses. The topic was slightly more prominent in the communication of Salvador Nasralla and Yani Rosenthal, whereas Xiomara Castro and Tito Asfura barely addressed the issue. The following part of the article explains the differences in a more detailed way.

Xiomara Castro: '(...) one among many other problems'

Interestingly the presidential winner, Xiomara Castro, did not pay much attention to the COVID-19 problem. While her communication on social media was very vivid, the pandemic barely figured in it.

In her communication on Twitter, the candidate mentions the COVID-19 pandemic six times. Only two tweets, one of which was the candidate's reaction to the death of her party colleague,[1] were posted in 2021. On her Facebook page she addressed the topic a similar number of times. Castro mentioned coronavirus mismanagement in only one of her promotional videos.[2] In another video, she discussed the issue of vaccines in this manner, arguing for starting diplomatic relationships with continental China.[3] However, the topics of corruption, mismanagement or vaccination were significantly less relevant than those of opposition to the free commercial zones (ZEDEs), gender equality or the need for free education.

Her communications show that, as a candidate, she was more interested in painting a broader picture of 'Honduran refoundation', a holistic view of societal and economic transformation that should end '12 years of dictatorship and persecution', along with neoliberal policies and privatizations of national industries.

Summing up, it seems that Xiomara Castro was more interested in presenting a holistic programme for the country's transformation than exploiting the pandemic issue. She attacked the ruling party for its economic, security and social policies and proposed ways of addressing them. In such a situation, the mismanagement of the pandemic was seen as only a secondary topic among the more relevant issues of privatization, corruption and authoritarianism. In short, the mismanagement of the coronavirus pandemic was a symptom of more serious structural problems.

Nasry Juan Asfura Zablah: (...) COVID? Thank you for fighting it, and now we will have to recover

Similarly to Xiomara Castro, the candidate of the ruling nationalist party Nasry Juan Asfura Zablah (widely known as 'Tito Asfura') was very silent about COVID-19. This silence may be explained by the fact that he represented the party responsible for the spectacular mismanagement of the pandemic. Furthermore, being the mayor of the Honduran capital Tegucigalpa, Tito Asfura was one of those responsible for the disaster.

In his active communications, Tito Asfura was pictured as a constant worker, representing 'the people' and willing to improve the country through his hard work and progress. His messages, emphasizing family values and hard work, were tailored to so-

---

1 https://twitter.com/XiomaraCastroZ/status/1376969311152115718?s=20&t=SRGJtuRyVEiKXC53yejsTQ (access: 23.05.2023).

2 https://www.facebook.com/watch/?v=532513517825833 (access: 23.05.2023).

3 https://www.facebook.com/watch/?v=998410550894092 (access: 23.05.2023).

ciety's conservative and traditionalist part. For the productive elites, he promised infrastructural improvements that had become the trademark of his time in office as mayor of Tegucigalpa.

He did not shy away from coronavirus-related topics completely (one Tweet and five Facebook posts). However, he did not discuss the management of COVID-19 (even his own experience as a mayor). Instead, he limited himself to thanking those on the front lines of the pandemic and calling for unity. In his only COVID-related Tweet, he invited his readers to "face together the effects of the pandemic and the deterioration of the economy that has generated many problems in the country"[4] after the elections. On his Facebook PAGE, he thanked those who had helped others to survive the pandemic: doctors,[5] mothers,[6] and productive cooperatives.[7] He also called for the maintenance of precautions[8] and observed that the pandemic had helped people to appreciate human contact.[9]

This lack of attention to the pandemic relates not only to the lack of any positive experience in its management but also to more serious threats to the rule of the PNH. First, with the trial of Antonio Hernández in the US, the rumours about Juan Orlando Hernández being a drug dealer spread like wildfire. Second, the unification of the opposition created a significant adversary – since the summer of 2022, there was a feeling that even a 'light embezzlement' of the electoral process would not allow the Nationalist party to win. Consequently, the key message of Tito Asfura's campaign was 'Soy diferente' (I am different). Any Honduran knew that this difference was not as much from other presidential candidates as from typical politicians from his own party.

Salvador Nasralla: (...) how useless they were and how much they stole!

A famous TV presenter and second-time presidential candidate, Salvador Nasralla, came to politics rallying Hondurans against corruption. Consequently, denouncing the misdeeds of the PNH became the backbone of his electoral campaign.

He was very active in the media, denouncing the lack of vaccines, the theft of the money intended for the purchase of medical equipment, and a general inability to manage the coronavirus properly. He dedicated 13 Tweets (3 in 2020 and 10 in 2021) to the topic. Similarly, he made 20 Facebook's posts (7 in 2020, the rest in 2021) focusing

---

4 https://twitter.com/titoasfura/status/1462956058721370113 (access: 23.05.2023).

5 https://www.facebook.com/photo/?fbid=335145255064171&set=a.215027820409249 (access: 23.05.2023).

6 https://www.facebook.com/photo/?fbid=390045899574106&set=a.215027837075914 (access: 23.05.2023).

7 https://www.facebook.com/photo/?fbid=388765969702099&set=a.215027837075914 (access: 23.05.2023).

8 https://fb.watch/gjLm5BbFaN/ (acceso: 23.05.2023).

9 https://www.facebook.com/papialaorden/photos/a.409262582523854/4276400202476720/ (access: 23.05.2023).

on the lack of vaccines (a more recurring issue in 2021) and the theft of public money (a more recurring topic in 2020).

The presidential candidate denounced all aspects of the management of the pandemic: the viability of the data provided by the Honduran government,[10] the badly imposed quarantine,[11] the lack of vaccines, and corruption. In his posts, the pandemic is used as an example of governmental greed and incompetence.

The active use of COVID-19-related topics is congruent with Nasralla's overall campaign. For a candidate of the anticorruption platform, COVID-19 became one of the leading examples of the decadence of Honduran sovereignty. As stated in one of his Tweets:

> Many do not realize that we lost the condition of a Republic because there is no independence of powers or the rule of law. (…) All the government data on the pandemic are false because they have only done 1% of tests against 50% or more that other countries have done. They say crime has gone down, but it is always the highest in Central America and when it increased was when in 2010, the national party took control of the country. (…) LIARS AND UNSCRUPULOUS![12]

Yani Rosenthal: 'Incompetent & corrupt government that does not ensure vaccines for recovery'

The liberal candidate Yani Rosenthal was the biggest user of COVID-19-related topics to inflict pain and address the misdeeds of his main adversary – the PNH. In total, he tweeted about COVID-19 15 times (14 of his Tweets were posted in 2021). At the same time, his party published 11 pandemic-related posts on Facebook in 2021.

Two broad COVID-related topics seem to be prominent in his communications: the weak vaccination efforts and the incompetence of the pandemic management. As for the first topic, Rosenthal expressed his support for the Honduran mayors who created an association and requested vaccine aid from El Salvador. Honduran mayors asking for help from Nayib Bukele, the Salvadorean president was showcased as the biggest humiliation for the government. Moreover, he actively fought against the so-called 'politicization of vaccines', pointing out that the PNH was using vaccination events to promote their party (six Facebook's posts). Finally, the candidate demanded a National Vaccination Plan[13] for a quicker economic and social recovery.

As for the second topic, the Liberal party constantly reminded its voters of how incompetent the government was: they published communications to the press and 'casually' included the topic in electoral materials otherwise related to other issues. For ex-

---

[10] https://www.facebook.com/watch/?v=164647885108424&ref=sharing (access: 23.05.2023).

[11] https://www.facebook.com/photo/?fbid=363175535169330&set=a.340930094060541 (access: 23.05.2023).

[12] https://www.facebook.com/watch/?v=164647885108424&ref=sharing (access: 23.05.2023).

[13] https://twitter.com/yanirosenthal/status/1364298999944138754 (access: 23.05.2023).

ample, the following text accompanied a visual Facebook's poster promising to generate more employment:

> The labour market in Honduras is precarious. Hondurans want to leave because they do not feel safe and cannot find decent employment opportunities. This, coupled with the *poor management of the pandemic*, has exacerbated the problem, and today the people are only asking for a government that will take them seriously (emphasis added).[14]

In general, the COVID-19-related topics fit well into a broader campaign narrative. Positioning itself in the middle of 'corrupt right' and 'radical left', Yani Rosenthal aimed at creating the look of a professional and moderate politician, free of both corruption and radicalism and talking about relevant issues such as the pandemic.

Conclusions

This article analyses what kind of COVID-19-related narratives the four main candidates of the Honduran presidential elections in 2021 presented to voters. The US presidential elections of 2020 led many analysts to believe that the mismanagement of the pandemic was responsible for Donald Trump's demise. Yet studies from other countries, for example, a study of the Ecuadorian election of 2021, Ecuador, indicate that coronavirus was rather a secondary topic during the electoral campaign.

The analysis of the communications of the four leading presidential candidates from the pandemic's beginning indicates that the Honduran case is more similar to Ecuador than to the US. While the Honduran population suffered from the pandemic and the government failed to ensure the security and health of its citizens, coronavirus-related topics were marginal. The economic crisis and job creation issues were significantly more critical for all candidates. At the same time, all opposition candidates dedicated considerably more time to denouncing the ZEDEs and the lack of democracy in the country.

The candidate from the ruling party, Tito Asfura, who was co-responsible for the COVID-19 disaster, was more interested in emphasising his differences with the incumbent president and presenting himself as 'simple' and 'hard working'. At the same time, the winner Xiomara Castro focused on presenting her vision for a holistic transformation of the country. As a political party candidate searching for a 'refoundation' of the nation, she did not pay much attention to COVID-19: her agenda was both broader and more concise.

Two candidates referred to the (management of) the pandemic in their political discourse more often: Salvador Nasralla (in total – 34 Twitter's and Facebook's posts) and Yani Rosenthal (in total – 26 Twitter and Facebook posts). They each did that for both similar and different reasons. On the one hand, a periodical reminder of the mismanagement of the pandemic filled their otherwise more ideologically fluid programmes with relevant content. Yet for the representative of the Savior Party of Honduras, the

[14] https://www.facebook.com/partidoliberalhonduras/photos/a.1621352208137274/2994732890799192/ (access: 23.05.2023).

anticorruption platform was the backbone of his political programme. His proposals for the government were mostly limited to fighting 'the corrupt and incompetent' elites and promoting 'decent people' to the government. As for the Liberal Party, the mismanagement of the pandemic gave them a pretext for pointing out their competence – they focused less on corruption and more on the lack of beds, vaccines and the overall chaos in the health system.

Several months before the elections, Salvador Nasralla stood down as a presidential candidate and joined Xiomara's Castro campaign. However, it is doubtful that his emphasis on the mismanagement of the pandemic added points to her victory. Hondurans seemed worried and tired of more than missing vaccines as the country reached election day, struggling with rampant poverty, drug trafficking, insecurity and a delegitimized government.

The active use of pandemic-related topics in the US electoral debates likely reflects the pre-electoral dynamics and disagreements on how to manage the pandemic. It may be that these disagreements were more significant in wealthier countries where vaccination was a choice, as the majority of the population could access healthcare services. The experience of people living in Honduras is significantly different, and the price of being infected with COVID-19 in the Honduran context is high. Consequently, the topic of coronavirus has been less politicized.

A broader comparison of different electoral campaigns in Latin America during 2020-2021 would allow the formulation of more decisive conclusions. Yet it does seem that, differently than in the US, the pandemic 'has not changed anything about the elections' in Latin America. Here it became only one among other, much more significant topics.

References

Abad Cisneros, A., Aldaz Peña, R., Dávila Gordillo, D., Vallejo Vera, S. (2021). Parties' Strategies During a Pandemic. Evidence from Ecuador. *Journal of Politics in Latin America*, 13(3): 419-441.

Aikman Cifuentes, J., Beltrán, A. (2021). *A Year of Setbacks to Honduras' Anti-Corruption Efforts*. WOLA, February 4. Available at: https://www.wola.org/analysis/honduras-anti-corruption-efforts/ (access: 18.07.2022).

Asmann, P., O'Reilly, E. (2020). *InSight Crime's 2019 Homicide Round-Up*. InSight Crime, January 28. Available at: https://insightcrime.org/news/analysis/insight-crime-2019-homicide-round-up/ (access: 10.07.2022).

Association for a More Just Society (2020). *Corruption Perceptions Index 2019: Honduras Struggles in Anti-Corruption Efforts*. Medium, February 18. Available at: https://medium.com/@asj_us/corruption-perceptions-index-2019-honduras-struggles-in-anti-corruption-efforts-85380c059067 (access: 29.06.2022).

Avritzer, L., Rennó, L. (2021). The Pandemic and the Crisis of Democracy in Brazil. *Journal of Politics in Latin America*, 13(3): 442-457.

Baccini, L., Brodeur, A., Weymouth, S. (2021). The COVID-19 pandemic and the 2020 US presidential election. *Journal of Population Economics* (2021), 34: 739-767.

Ball, M. (2020). How COVID-19 Changed Everything about the 2020 Election. *The Time*, August 6. Available at: https://time.com/5876599/election-2020-coronavirus/.

Bancomundial (2022). *Honduras: panorama general*. Banco Mundial, April 10. Available at: https://www.bancomundial.org/es/country/honduras/overview.

Coalición Contra la Impunidad (2020). *Boletín 1: Abordaje General del COVID-19 en Honduras*. Tegucigalpa: Coalición Contra la Impunidad.

Felipe Otero, P. (2013). El sistema de partidos de Honduras tras la crisis política de 2009. ¿El fin del bipartidismo? *Colombia Internacional*, 79: 249-287.

González Díaz, M. (2020). *Coronavirus en Honduras: Catracho, el método con el que el país asegura que logró reducir los muertos por COVID-19 pese a su débil sistema de salud.* BBC, May 22. Available at: https://www.bbc.com/mundo/noticias-america-latina-52749761.

Instituto de Investigaciones Económicas y Sociales (2020). *COVID-19 en Honduras: Análisis de Percepción de Impacto*. Tegucigalpa: UNAH.

Jing, E., Ahn, Y.-Y. (2021). Characterizing partisan political narrative frameworks about COVID-19 on Twitter. *EPJ Data Science*, 10(1): 1-18.

Kerra, J., Panagopoulos, C., der Linden, S. (2021). Political polarization on COVID-19 pandemic response in the United States. *Personality and Individual Differences*, 179: 1-9.

Lake, J., Nie, J. (2021). *Did Covid-19 Cost Trump the Election?* (8856). Munich: Center for Economic Studies and Ifo Institute (CESifo).

Landman, T., Splendore, D.G. (2020). Pandemic democracy: elections and COVID-19. *Journal of Risk Research*, 23(7-8): 1060-1066.

Nieves-Cuervo, G.M., Manrique-Hernández, E.F., Robledo-Colonia, A.F., Grillo Ardila, E.K. (2021). Infodemia: noticias falsas y tendencias de mortalidad. *Revista Panamericana de Salud Publico*, 45: 1-8.

Paz-Maldonado, E., Flores-Girón, H., Silva-Peña, I. (2021). Educación y desigualdad social: El impacto de la pandemia COVID-19 en el sistema educativo público de Honduras. *Archivos Analíticos de Políticas Educativas*, 29(133): 1-13.

Pita, M. (2021). *Disinformation during the Pandemic: Latin America Regulatory Response*. Montevideo: UNESCO.

Rapeli, L., Saikkonen, I. (2020). How Will the COVID-19 Pandemic Affect Democracy? *Democratic Theory*, 7(2): 25-32.

Romero, F. (2022). *Drclaran culpables a exfuncionarios por el fraude de los hospitales móviles en Honduras*. Bloomberg Línea, May 17. Available at: https://www.bloomberglinea.com/2022/05/17/declaran-culpables-a-exfuncionarios-por-el-fraude-de-los-hospitales-moviles-en-honduras/.

Semple, K. (2018). What Is the Migrant Caravan and Why Does Trump Care? *The New York Times*, May 16. Available at: https://www.nytimes.com/2018/10/18/world/americas/trump-migrant-caravan.html.

Sued, G. (2020). El algoritmo de YouTube y la desinformación sobre vacunas durante la pandemia de COVID-19. *Revista Latinoamericana de Comunicación*, 145: 163-180.

Tarouco, G. (2021). *Covid-19 and the Brazilian 2020 Municipal Elections*. Stockholm: International Institute for Democracy and Electoral Assistance.
World Bank (2021). *Poverty & Equity Brief Honduras*. World Bank.

http:/orcid.org/0000-0001-6600-6374
Katherine Cheung García
cheungarcia@gmail.com

THE DOWNWARD SPIRAL: HAITI'S REALITY IN THE AFTERMATH OF PETROCARIBE (2018-2022)

La espiral descendente: la realidad de Haití tras PetroCaribe (2018-2022)

Abstract

As the Americas' most fragile and underdeveloped country, Haiti has been struggling since 2017-2018 with growing instability stemming from its already notorious state of abject precarity, inequality and violence. This article highlights how Haiti's distressing current situation is intrinsically linked to the demise of PetroCaribe, a scheme from oil-rich Venezuela aimed at making recipient countries in the region energy-secure so that energy costs could be channeled into much-needed poverty-alleviation and (social) development initiatives. None of this happened, as the funds were grossly misappropriated by the Haitian government in a corruption scandal involving even the president himself. Through primary official sources, press articles and academic literature I reconstruct Haiti's PetroCaribe decade (2008-2018), focus on its disastrous aftermath, and attempt to shed light on the complex and rapidly deteriorating situation faced by millions of Haitians today and what seems to be an impending humanitarian catastrophe.

Keywords: Haiti, PetroCaribe, corruption, humanitarian crisis

Resumen

Haití, el país más frágil y subdesarrollado de las Américas, se enfrenta desde 2017-2018 a una creciente inestabilidad que se suma a su ya notorio estado de precariedad, desigualdad y violencia. Este artículo destaca cómo la situación actual de Haití está intrínsecamente relacionada con la desaparición de PetroCaribe: un plan de Venezuela, rica en petróleo, cuyo objetivo era garantizar la seguridad energética de los países receptores de la región para que los costes de la energía pudieran canalizarse hacia iniciativas de desarrollo (social) y mitigación de la pobreza muy necesarias. Nada de esto ocurrió, ya que el gobierno haitiano malversó los fondos en un escándalo de corrupción que implicó incluso al propio Presidente. A través de fuentes oficiales primarias, artículos de prensa y literatura académica, la autora reconstruye la década de PetroCaribe en Haití (2008-2018) para luego centrarse en sus desastrosas consecuencias, todo ello en un intento de arrojar luz sobre la compleja y rápidamente deteriorada situación a la que se enfrentan millones de haitianos hoy en día y lo que parece ser una catástrofe humanitaria inminente.

Palabras claves: Haití, PetroCaribe, corrupción, crisis humanitaria

Introduction

As the Americas' most fragile and underdeveloped country, poverty in the Caribbean island nation of Haiti is massive and deep. As the only nation in the continent that appears on the list of the world's least-developed countries, Haiti often faces insurmountable obstacles: from economic ruin, ecological destruction and the near mass starvation of the poor (Fatton, 2002), to regular health crises and destructive natural hazards – with corruption and environmental degradation remaining as two of Haiti's most prominent features (Lundahl, 2011).

For the past four years, however, Haiti has further struggled with growing instability stemming from this already notorious state of abject precarity, inequality and violence. Energy-related street protests first began in 2017-2018, along with mass civil unrest over the unpopular (and allegedly corrupt) late President Jovenel Moïse (2017-2021) – climaxing with his assassination in 2021; these developments have now evolved into a full--blown major crisis (Dougé-Prosper, Schuller, 2021) comprised of several overlapping aspects. This led the United Nations (UN) envoy to Haiti to conclude in late September 2022 that its population of over 11 million now stands on the brink of a humanitarian catastrophe (Cursino, 2022). This warning was promptly followed by the explicit request of Haiti's highest authority at this moment – its Prime Minister Ariel Henry – for international armed forces to step in, an announcement that immediately brought back memories of foreign actors' previous interventions and presence on Haitian soil, the most recent of which was the UN's peacekeeping troops, whose troubled mission ended five years ago after eleven years in the country (Merlyn, 2022).

Sadly, it is episodes of sociopolitical turmoil like these (if not of epidemics and natural catastrophes) that propel Haiti back into the spotlight every couple of years, reminding us all that such a place does, in fact, exist. After momentarily capturing the attention of the international community, it then slowly sinks back into oblivion. My article is, in this regard, an attempt to explain Haiti's current extremely grim panorama and the growing instability that has gripped it over recent years by highlighting how all of this is linked to an event that, in my view, started it all exactly four and a half years ago; that is, the demise of PetroCaribe, a "no strings attached" Venezuelan scheme designed to make recipient countries energy-secure so that energy costs could be channeled into much-needed poverty-alleviation and (social) development initiatives (Cusack, 2019). Regrettably, none of this happened – the US$ 2 billion made under PetroCaribe was grossly misappropriated by the Haitian government in a corruption scandal involving official authorities at all levels and went as far as even the late President Jovenel Moïse himself, as we shall see.

Billions of dollars of foreign aid have flown into Haiti for decades, yet resources have consistently failed to reach people in extreme need throughout most of its tumultuous history. Before PetroCaribe, never had such a huge influx of development funds landed, not into the funds of international Non-Governmental Organizations (NGOs), as mostly happens with foreign lenders and extra-regional donors, but directly into the government's hands. Haiti's history with foreign assistance is a complex one, yet it is essential to understand the impact of PetroCaribe's decade-long concessionary lending scheme and how different this agreement was to the many that came before it, which is why the first section of this article is devoted to it. After briefly touching upon the devastating 2010 earthquake, insofar as it provides a powerful illustration of the functioning and the "business" of aid in Haiti, it concludes with a short summary of Haiti's foreign assistance model in recent decades.

The second section of the article deals with PetroCaribe itself. It presents a brief timeline of Haiti under it, during two administrations covering one whole decade: those of René Préval (2006-2011) and his successor Michel Martelly (2011-2016). The article's third and final section concerns itself with what has been Haiti's reality during the past four years in the aftermath of PetroCaribe. Specifically, this involves discussing the following: the uncovering of the corruption surrounding this generous energy scheme, the fuel shortages, the reduction and then removal of all energy subsidies, the mass protests and President Moïse's failed attempts to curtail them – becoming increasingly authoritarian along the way – the arrival of COVID-19 in Haiti and, finally, Moïse's assassination in mid-2021, which has prompted further instability and violence.

Foreign aid

The 2010 earthquake and the consolidation of the NGO republic

Poverty in Haiti – the Caribbean's third largest country and home to over 11 million people – is very extensive, and the country's reliance on foreign assistance goes back at least half a century to the Duvalier dictatorship (1957-1986). By the 1970s, and despite the already well-established practice of bypassing the government in the disbursement of foreign aid at that time, this form of assistance already comprised at least 70% of Haiti's National Treasury revenues (Gros, 2012). It has been argued that since the 1950s and the rule of the Duvaliers, and ever since, the *raison d'être* of every single Haitian administration has been:

> (...) other than maintaining rulers in power (...) to seek foreign aid rather than develop the economy to create new sources of revenue for the state. In this endeavor a seemingly inexhaustible supply of poverty has been a valuable commodity, inasmuch as it attracts promises of aid. Indeed, poverty may be said to be Haiti's number one *export* (Gros, 2012: 153).

A recent event that illustrates the complexities of foreign aid is the powerful earthquake that struck the nation in 2010, destroying 60% of its infrastructure, killing around 250,000 Haitians and affecting over 3.5 million more (INURED, 2020). Images of the devastation quickly mobilized the whole international community and, as a result, roughly US$ 16 billion was promptly raised, the majority of it donated by private citizens. The U.S. government alone spent US$ 3 billion, out of which only 1% of the humanitarian aid and 15-21% of the longer-term or recovery aid ended up in the hands of the Haitian government – an outcome partly explained by a "trickle-down" process whereby 7-10% of the disaster funds were absorbed in covering the administrative costs of each and every layer of endless sub-grantees and sub-contractees (Ramachandran, Waltz, 2015).

In fact, the private contracting process in the aftermath of the 2010 earthquake would be labelled as a "gold rush" and, over the years, many questions have been raised concerning the (mis)management of the enormous influx of money that followed this tragic event, as most of the recipients were intermediary and international NGOs operating in Haiti – half of them headquartered in the U.S. Yet just a tiny fraction of the money was officially registered with the Haitian Ministry of Planning (Ramachandran, Waltz, 2015). At least 10,000 local and international NGOs have been operating in Haiti for at least the past 30 years (Fatton, 2011): "contesting Afghanistan for first place in this distinction (…) Haiti is almost the perfect guide to a who's who in the business of humanitarian aid" (Gros, 2012: 343).

Hence its nickname as an *NGO Republic* (Schuller, 2017), and the 2010 quake as an example of the rise and consolidation of the "quasi-private state in Haiti" (Ramachandran, Walz, 2015). Since 2010 (when it reached its peak due to the earthquake) aid to Haiti has been declining steadily (CRS, 2020), with remittances from Haitians abroad surpassing the money received via international assistance since 1996 (Salmi, 2000). As a country of *net emigration*, roughly US$ 1 billion enters Haiti every year through remittances – private inflows that are received by one in every five households throughout the country and representing between one quarter and one third of Haiti's entire GDP. In this sense, Haitian migrants seem to be for the Haitian state "the goose that lays the golden eggs" and, due to the sheer scale of this remittance phenomenon in Haiti, it has been labelled a "perpetual migration machine" (Wucker, 2004).

Summarizing Haiti's foreign assistance model

The relationship of Haiti's government with foreign aid can be seen then as, first, one of extreme dependency and volatility. Volatile because, over the years, any small (yet hard-earned) degree of progress made in education, health care or judicial reform has fallen back every time the country has been subjected to aid embargos aiming to influence its domestic politics. For instance, after the military coup of 1991 against Jean-Bertrand Aristide – the country's first ever democratically elected president – the U.S. ceased to provide aid, to then restore it again in 1994 (following Aristide's restoration), to then suspend it once more.

Secondly, Haiti's relationship with foreign aid has undeniably been marked by large-scale mismanagement. In other words, despite being raised in their name, it is undeniable that funds have often failed to reach those Haitians in most need which, sadly, happens to be the vast majority of the population. By the time the earthquake struck in 2010, for instance, more than three-quarters of Haiti's inhabitants were already living on less than the equivalent of US$ 2 per day (Lundahl, 2011). As we will explore next, it would be the PetroCaribe development initiative that truly put to the test this prevalent and decades-old view, namely that the Haitian authorities are either too inept or corrupt to be trusted with money given that, unlike with NGOs, international lenders and donors, this time a huge influx of funds with minimum oversight fell directly into the hands of three consecutive and democratically-elected Haitian Presidents during the most stable and sovereign period in the country's history.

Understanding PetroCaribe, and Haiti under it (2008-2018)

PetroCaribe: an explainer

PetroCaribe can be seen as a prime example of Chávez Venezuela's most recent phase of oil diplomacy and economic pragmatism under Hugo Chávez's presidency (1999-2013), with the formation of an anti-American axis under Chávez's leadership with oil as its fundamental instrument (Jácome, 2011). Strategically launched from a hyper oil-rich nation in an otherwise extremely oil-poor region, this alliance at the heart of the Alianza Bolivariana para los Pueblos de Nuestra América (ALBA) would, besides Venezuela, eventually come to include 19 out of the 34 member states of the Organization of American States (OAS) – the Americas' smaller scale version of the UN: Antigua and Barbuda, the Bahamas, Belize, Costa Rica, Cuba, Dominica, Granada, Guatemala (exited in 2013), Guyana, Haiti, Honduras, Jamaica, Nicaragua, the Dominican Republic, Saint Kitts and Nevis, Saint Lucia, Saint Vincent and the Grenadines, and Suriname.

PetroCaribe was basically an energy subsidy scheme, its most important aspect being the fact it provided member states access to oil at extremely advantageous prices, on unprecedented terms via bilateral agreements with Venezuela. From its inception in 2005, PetroCaribe proved to be a very expensive geopolitical instrument. Combined, it benefited its members with (or saved them) billions of U.S. dollars. More specifically, while it lasted PetroCaribe managed to cover 32% of all of its members' oil demands while financing nearly half of their oil expenditure, equivalent to US$ 28 billion (Wigell et al., 2019). Although Middle Eastern countries had sold their oil at concessionary prices before, the duration and scope of the PetroCaribe deal was absolutely unrivalled.

Given that its membership of the Organization of Petroleum Exporting Countries (OPEC) forbids Venezuela from selling oil below market prices, the conditions that Chávez's administration devised to bypass this constraint were: (1) each country had a daily barrel-quota (bpd) under which it could purchase Venezuelan oil at market prices in exchange for a 30-40% down payment in the first 90 days, with (2) the remaining balance then being repaid over 17-25 years at a 1-2% interest rate after a two-year grace period and, if they wished to do so, (3) countries could also repay up to 50% of their debt with services or goods e.g., sugar, rice and beans, among other things – a modality of payment called "trade compensation" or the "commercial offset" mechanism. Last but not least, PetroCaribe was a so-called "no strings attached deal", as it came with minimal oversight or policy ties – the "savings derived from the oil bill are used at the beneficiaries' free will" (Onno, Tol, 2019), so that "governments had greater leeway to chart their own development course" (Cusack, 2019: 168).

By the time Haiti finally entered the agreement in 2008, PetroCaribe

> (…) had already become the largest source of concessionary finance for its member countries, and the deferred payments were being used to fund a wide range of social projects around the region, including health care programs, education initiatives, and low-income housing (Harrison, Popke, 2018: 11).

Given the uniqueness and attractiveness of PetroCaribe, the U.S., in the words of a Barbadian official of the American Embassy in Bridgetown (now available to us thanks to WikiLeaks): "cannot match Chávez's offer of concessionary oil financing" (Harrison, Popke, 2018: 14). Some Caribbean leaders and officials would also express in personal and private interviews carried out in 2011 and 2017 how irresistible PetroCaribe was: "We were getting concessionary finance (…). At one percent! At one percent – it's like a gift! (…). The financing was appealing. I mean, getting millions of dollars at one percent, two percent." (Harrison, Popke, 2018: 11). And, finally:

> Where are you going to get, on an ongoing basis, funding to facilitate economic growth and social development, $20 million [Eastern Caribbean] dollars per year [$7.4 million USD], 2 per cent, 25 years, for heaven's sake!? If you give me that money, no risk at all, I will take it, invest it in a bank at 4 per cent and live off the interest happily. You give me that every year? The 4 per cent is $400,000 on $10 million, $800,000 on $20 million. A fellow's not going to throw that away! (Cusack, 2019: 157-158).

Haiti and Venezuela: deeply rooted historical connections

The relationship between Haiti and Venezuela goes back to the much glorified (and admittedly outstanding) revolutionary past of both nations. One of Haiti's founding fathers, the nation's very first president Alexandre Pétion (1770-1818), provided sanctuary and crucial military aid to Caracas-born Simón Bolivar (1783-1830) in 1815 in "return for the emancipation of slaves in all the territories that Bolivar freed" (Manginn, 2020: 33), as revealed in the letters they exchanged. Bolivar went ahead and defeated the Spaniards, gaining the independence of today's territories of Venezuela, Colombia, Panama, Ecuador, Peru, and Bolivia from the then monstrously vast Spanish Empire. Six years prior to this, Haiti itself (then known as Saint-Domingue) – the crown jewel of the French Empire and arguably the most profitable colony in the world, thanks to the enslavement of hundreds of thousands of colored-people in the most atrocious plantation regime in the whole of the Americas (James, 2003) – finally declared its independence after 12 brutal years of fighting not only the French, but also the Spanish and British.

In this regard, only the Declaration of Independence of the United States of America in 1776 precedes that of Haiti, and while Bolivar (often simply referred as *El Libertador*) was immortalized as a monumental figure in the decolonization of the Americas, Haiti earned its place in history as the only state to have been born out of a successful slave revolt. Its freedom, however, would come with a heavy price. The former *Pearl of the Antilles* suffered from isolation and, among many other difficulties, a crippling debt indemnity to France in exchange for its recognition as a republic which it was then forced to pay under threat of invasion (ICG, 2021). This was finally paid off 122 years later, in 1947, to the National City Bank of New York (today's Citibank).[1]

René Préval (2006-2011)

Fast-forward roughly two centuries, and under René Préval's second presidency Haiti would join PetroCaribe in August 2006 with an initial quota of 14,000 bpd, eventually increased to 20,700 (Glickhouse, 2013). The delivery of the first PetroCaribe oil shipment came on March 5, 2008, and these shipments remained uninterrupted every two weeks for a period of ten years – a grand total of 43.9 million barrels. Before PetroCaribe, President René Préval was known to have close personal ties to Cuba, having sought treatment in Havana for testicular cancer immediately before being elected for the second time in 2006 (Ives, 2011). Numerous WikiLeaks cables have now revealed how Venezuela's early attempts to engage Caribbean governments in PetroCaribe right after its creation in 2005 (Haiti included) proved to be extremely difficult (Harrison, Popke, 2018). In this regard, it has been said that after much aggressive courting from President Chávez (Ives, 2011), Préval finally put Washington aside and gave in to PetroCaribe in 2006, but not without stirring up a great deal of discontent as, along with Chevron, Mobil, and Exxon Mobil, officials of the American embassy in Port-au-Prince (the fourth largest anywhere in the world) tried to unsuccessfully block the PetroCaribe deal (Democracy Now 2011). Even before PetroCaribe, Haiti already imported its petroleum products from Venezuela, via its refinery based in Curacao, from Trinidad and Tobago and sometimes from Panama on a market price basis (Glickhouse, 2013). By joining PetroCaribe, Préval's government aimed to tackle the number one factor in Haiti's energy crisis as it was then diagnosed:

> The burden to the economy of the importation of petroleum products for fuel (...) [as] it has no domestic production of crude oil and refining capacities. Therefore, all needed petroleum products are imported. The petroleum products subsector, which represents only 20-25% of

[1] French economist Thomas Piketty has brought back into the spotlight Haiti's controversial case for reparations, arguing that France should pay to Haiti at least US$ 28 billion as restitution for expropriating its wealth, given that the 150 million francs that the newly Haitian republic was forced to pay to France in 1825 to indemnify former enslavers meant that "Haiti was obliged to repay the equivalent of 15 percent of its national product every year, indefinitely, simply to pay the interest on the debt without even beginning to pay down the principal" (Pikkety in ICG, 2021: 3).

the national energy supply, uses more than 35-50% of external receipts of the country (Bureau of Mines and Energy, Electricity of Haiti, 2006: iv).

Given that, unlike Venezuela's Petróleos de Venezuela S.A. (PDVSA), Haiti lacks its own state oil company – a logistical problem that delayed the shipment of PetroCaribe oil for two years until 2008 – it was the state-owned power company and holder of the monopoly over the nation's electricity, Electricité d'Haïti (EDH), that took charge of PetroCaribe from 2008 to 2018. Thus, it was between EDH and PDV Caribe Mixed Enterprises (a subsidiary of PDVSA responsible for the operational capacity of PetroCaribe, ensuring a direct relation between supply and local enterprises) that the joint venture (JV) The Societe d'Investissements PetionBolivar, S.A. was created – named in honor of the previously mentioned, shared Venezuelan-Haitian revolutionary past. Under this mixed enterprise, and together with the Cuban state-utility UNE, a total of four electrical plants were built in Haiti and overseen by Venezuelan and Cuban technicians – given that one provision was that Venezuela would have its own technical teams to oversee operations. Besides, Port-au-Prince, the new power plant network included Gonaives (with a capacity of 13.1 MW), Cap-Haïtien (13.6 MW), and eventually included the city of Carrefour (34 MW), to the southwest of Port-au-Prince. This fourth Carrefour power plant was crucial in the period following the devastating earthquake of 2010, when it was used to generate electricity for the emergency (Cederlöf, Kingsbury, 2019).

One year after Préval signed his country into the PetroCaribe scheme Chávez finally visited Haiti, to receive something of a rock star welcome. Then, one year later, several major disruptive events put Préval's administration to the test and, by extension, the strength of the PetroCaribe accord: the 2008 global financial crisis (along with at least three devastating hurricanes that would ravage Haiti) and then, two years later, a devastating earthquake.

By 2008 PetroCaribe was already the largest source of concessionary finance for the region, its preferential terms of trade helping many import-dependent Caribbean states to stay afloat during the global financial crisis (Cederlöf, Kingsbury, 2019). Moreover, PetroCaribe shielded its member states from the oil price spike of 2008 – in the Haitian case, energy consumption would actually increase during the 2008 recession (Perry, 2020). Then, just two years later, just when its grace-period expired and Haiti was about to start repaying for the crude oil, the catastrophic 7.0 earthquake struck. As a sign of solidarity, some of Haiti's foreign debts were cancelled, such as the US$ 795 million owed to international financial institutions – waived with the aid of the U.S. Treasury. Chávez himself also cancelled Haiti's US$ 395 million debt to Venezuela in its entirety (Cederlöf, Kingsbury, 2019).

Thus, three years after officially joining PetroCaribe, the earthquake caused Haiti to suffer losses equivalent to 113% of its GDP (Onno, Tol 2019) and, given the massive disruption it caused, the government decided to introduce fuel subsidies that after four years would come to represent almost 3% of its GDP (Perry, 2020). Despite this catastrophic event, two aspects provided the Haitian government with much needed immediate revenues after 2010: (1) the aforementioned debt cancellation or significant debt-servicing reduction, and (2) the rise of oil prices in 2011, when the price-per-barrel skyrocketed to more than US$ 100 on the international markets. This was a windfall for Haiti which not only increased the revenues the Haitian government collected via re-selling the PetroCaribe oil but, crucially (given PetroCaribe repayment modalities), reduced Haiti's upfront payments to Venezuela to 30%, enabling 70% to become long term debt.

Michel Martelly (2011-2016)

The first anniversary of the earthquake also coincided, as mentioned, with the skyrocketing of oil prices on the one hand; on the other, there was the election of Haiti's new president Michel Martelly – or *Sweet Micky* as he was known in the music world before becoming a politician (Hauge, 2018). Martelly, considered to be a right-wing sympathizer and very well connected to the Haitian elites, was elected in an extremely low voter turnout, with his own political party – the Bald Head Party (PHTK), presumably named after Martelly's shaven head - winning with just 16.7% of the votes of the registered electorate (Sprague, 2012). During Martelly's time in office, oil prices remained high until their crash four years later in 2015, when they plunged overnight from US$ 100 per barrel to US$ 40 – an event that (along with Venezuela's own political crisis and severe decrease in oil production) marked the beginning of the end for oil-rich Venezuela, triggering the unofficial demise of PetroCaribe and, as a consequence, a regional domino effect.

With the exception of the very controversial move of seeking to revive Haiti's troublesome military after its 22-year absence (CRS 2020), Martelly's presidency ran somewhat uneventfully – especially compared to that of Préval and of his own successor (and political *protégé*) Jovenel Moïse. The period immediately following the earthquake (2011-2014) was one of relative stability for Haiti, as the nation miraculously bounced back overnight, bringing its GDP from (negative) -5.5% to 5.5% in 2011 (Arnesen 2019). Thanks to PetroCaribe, government revenues kept climbing, the local currency (the *gourdes*) remained stable, and budget financing increased. In the words of Haiti's leading economist, Kesner Pharrell: "During the whole PetroCaribe period, after the earthquake and the funds we obtained from international organizations, the inflation rate was inferior to 10%. So, in effect PetroCaribe stabilized the currency" (Arnesen, 2019). This prosperity, however, would be very short-lived as, following the 2015 oil price crash, the value of the currency dropped dramatically, inflation increased, and food prices soared.

During Martelly's term and following the quake (from 2011 onwards) a formidable phase of energy subsidies started to be implemented in Hati, and according to the International Monetary Fund (IMF):

> (...) subsidies for nonrenewable energy sources amounted to US$ 0.49 billion in 2013. Since 2014, with the decline of international energy prices, when the last fuel price increase of 7% was made, little reform had been made to fuel subsidies. Yet, the global energy slump had effectively brought costs closer to market prices (Perry, 2020: 9).

The progressive overreliance on energy subsidies, set in motion under Martelly in 2011, was a policy that proved to be catastrophic when the Venezuelan oil stopped flowing-in altogether roughly seven years later. The last oil shipment to Haiti would come in April 2018, roughly one year after the election of its new President, Jovenel

Moïse – a former agro-businessman turned politician and also a member of Martelly's PHTK party. It would not take long for the Haitian government to pursue energy subsidy reductions and for energy prices to be hiked up. Less than three months later, on July 6, 2018, the country was rocked by a first wave of protests after a 36% increase in gas prices, called for by the IMF.

The aftermath of PetroCaribe (2018-2022)

PetroCaribe's last shipment and the beginning of the end

After falling into a political deadlock due to delayed elections and, as a result, not having an incumbent president for one whole year until February 2017 (CRS, 2020), Haiti finally returned to constitutional order with the swearing-in of political newcomer Moïse, who won the November 2016 elections with almost 56% of the votes and, just as with election of Martelly, a low voter turnout of 21% (CRS, 2020). Exactly fourteen months after Moïse's arrival in office, Haiti received its last PetroCaribe oil tanker, soon followed by a hike in energy prices. Moreover, partly "compounded by the concern of defaulting on loans and not receiving further international fiscal support, backed by local elites, and the ensuing political/economic uncertainty, the government announced its intention to cut fuel subsidies on petroleum products" (Perry, 2020: 7).

Thus, less than three months after the last Venezuelan oil tanker docked in Port-au-Prince, Haiti began to be rocked by the first wave (there would be many more to come) of violent protests, during which two people died after a government announcement, initiated by an IMF demand, of a 38% increase in gasoline prices, and others of 47% for diesel and 51% for kerosene (CRS 2020). With all due fairness, the decision to cut fuel subsidies and the subsequent unrest was not entirely President Moïse's making, considering that, as early as 2015 and under Martelly, Haiti had already:

> (…) entered a three-year Extended Credit Facility (ECF) agreement, [whereby] Haiti would receive US$ 69.7 (…). In February 2018, in an effort to fast-track implementation and consolidate reforms, the Haitian government also agreed to an IMF staff-monitored program (SMP) that incorporated a number of fiscal and macro-economic measures, including the removal of the fuel subsidy (Perry 2020: 9).

This initial wave of protests (lasting from July 6 to 8, 2018) coincided with the football World Cup – the subsequent riots forced the Haitian government to reverse their original decision and led to the resignation of the Prime Minister's cabinet and many of Moïse's ministers (Perry, 2020).

Following the demise of PetroCaribe, the mass unrest over increased energy prices and fuel-shortages sparked the first of the (there would also more of these to come) "political lockdowns" or "country in lockdown", called *Peyi Lòk* in Haitian Krèyol. Continuous general strikes and protests were part of a wider social movement expressing civil discontent. This phenomenon has taken root in the country since 2018 and is described as: "(…) a new form of resistance in Haiti, where protesters blocked most of the streets, preventing people and vehicles from circulating, demanding changes at various levels of society (…) The first [*Peyi Lòk*] lockdown lasted 7 days in 2018" (Blanc et al., 2020: 570). On 17 October, not long after these first July 2018 protests, more than 10,000 Haitians marched in the streets in 31 locations across the country, with the biggest crowds in the metropolitan area of Port-au-Prince, mainly due to worries about impending fuel shortages, given that "after the PetroCaribe deal unraveled, Haiti started experiencing an unstable and precarious supply" (CRS, 2020).

For the first time in a decade, Haiti now resorted to purchasing oil at international prices and, after April 2018, it would be the U.S.-based Novum oil company that looked to fill PDVSA's PetroCaribe shoes. Novum became Haiti's principal oil supplier. However, in March 2019, less than one year into supplying Haiti, once the nation's debt to Novum reached US$ 39 million, one of the company's tankers, carrying much-needed oil,

> (…) sat offshore for a month waiting for payment to deliver the oil local companies had ordered. Novum added US$ 20,000/day holding charges while it awaited payment. An additional minimum of US$ 600,000. And the Government owed its local companies over US$ 54,000 which it could not even pay (Arnesen, 2019).

To meet its overdue payment obligations, Moïse's government decided, once more, to raise the cost of gas at the pump, which again "triggered widespread protests, causing hundreds of thousands of dollars in damages to businesses. Within two days, it cancelled [again] the price increase" (Arnesen, 2019). As a result, Novum's tanker left for neighboring Jamaica to sell its shipment but, unsurprisingly, the ensuing oil shortage caused a new round of violent protests.

Where did PetroCaribe's US$ 2 billion go?

The volume of the PetroCaribe transactions totaled 43.9 million barrels, equating to US$ 4.5 billion over a ten year period. Factoring in the repayment of the roughly US$ 2.1 billion from the oil debt to Venezuela and the fact that, following the 2010 earthquake, Chávez would immediately write off Haiti's US$ 396 million debt from deferred payments, it has been estimated that the Haitian government made a net profit of no less than US$ 2 billion, "money [that] was intended to lift Haitians out of poverty, modernize their infrastructure, and stabilize the economy" (Arnesen et al., 2019).

Even before receiving the last oil shipment in 2018, the Haitian Senate came forward with two reports on the management of PetroCaribe: one in August 2016 and the other in October 2017. A more in-depth investigation by the Haitian Supreme Court soon followed, when it launched a full investigation into the funds in 2018 – immediately after receiving the last shipment. In January 2019 the High Court of Auditors and Administrative Disputes of Haiti released a partial report, with the second more comprehensive 600 plus-page report covering at least 75% of all the funds finally being released on May 31,

2019. The latest of these audit reports, an extensive one of 1.064 pages, would come in August 12, 2020 (Arnesen, 2019).

These audits revealed an alarming mismanagement of funds that, instead of financing much-needed development initiatives throughout the poverty-stricken nation, either outright vanished or (at best) were wasted on, for instance, exorbitant carnival festivities (Arnesen et al., 2019). Following these findings, Haiti's Supreme Court would declare a lengthy list of crimes associated with the PetroCaribe funds, such as: money laundering, illicit enrichment, illegal contract awards, overbilling, illegal commissions, bribes, and nepotism. Once the results of these investigations became public knowledge, they understandably caused public anger, further fueling the unrest. Protests that were initially driven by an increase in energy prices shifted in August 2018, becoming transformed into a collective outpouring of social discontent over more structural issues like the precarious living conditions most Haitians have faced daily for years (if not decades) and, eventually, Haiti's endemic corruption as "the revolt took [a new] direction from the still-unanswered question posed on Twitter, *#KòtKòbPetwoKaribeA?* Where are the funds from Petro Caribe?" (Dougé-Prosper, Schuller, 2021).

Following PetroCaribe's first audit in 2018, the ways in which the funds were subject to two separate forms of management were unearthed: the first of these covered President Préval's administration from 2007 to 2011 (who signed Haiti into PetroCaribe), while the second came after Préval. During Préval's time, the money was not even included in the country's official budget but, instead, treated as part of a "special fund". The deliberate move of keeping the PetroCaribe debt out of national budgets has been explained as a way of trying to retain an appearance of financial stability; so, in essence, these *petrodollars* were kept off-budget in order to minimize debt-to-GDP ratios which, in turn, "removes even the usual check of parliamentary oversight (…) [and] breeds suspicion and distrust amongst Caribbean constituencies (…) Petrocaribe institutions could enforce forward planning, but these institutions are largely absent" (Cusack, 2019: 180). This means, among many other things, that during those crucial four first years it is extremely difficult to track exactly how the PetroCaribe funds aimed for development projects in Haiti were actually spent.

President Moïse at the heart of the PetroCaribe scandal

On June 2019, the OAS sent a high-level delegation to Haiti at the government's request to help start a national dialogue, given the political deadlock and the increasing instability affecting the nation. Moïse, reportedly, "agreed to the delegation's proposal to establish an OAS-sanctioned commission of international financial experts to help Haitian government auditors determine how much money people stole from the PetroCaribe fund and who should be prosecuted for doing so" (Arnesen, 2019). Yet just one month prior, in the May 2019 PetroCaribe report, Moïse himself was identified as being at the heart of the embezzlement of the funds, together with his chief of staff, two former Prime Ministers and at least fifteen high level officials (Arnesen, 2019). Agritrans and Betex, two companies that were, in fact, one single company with identical staffs, agreement numbers, patent numbers, and tax identification numbers (Ives 2019), were directly connected to Moïse – who was being investigated for corruption even before taking office (Associated Press 2017).

Thus, Haiti's late president himself became implicated in the misappropriation of the PetroCaribe funds scandal as it was revealed that both of his companies received about US$ 1.65 million in near-identical contracts to repair the same part of a dirt road between Borgne and Petit Bourg de Borgne in Northern Haiti; apparently, both did nothing or, at the most, very little repair work (Ives, 2019). Furthermore, the very same High Court of Auditors and Administrative Disputes also linked Moïse's fraud and corruption to Haiti's former President Martelly, a fellow PHTK party member and, as we have seen, Moïse's mentor. While president, Martelly allegedly contracted and paid a company led by then-businessman Moïse to carry out infrastructure projects that, just like those of Borgne and Petit Bourg de Borgne, he never completed (CRS, 2020).

Moïse's erosion of democracy and his assassination in the midst of COVID-19

The South-South *brotherhood* and the ALBA's *spirit of solidarity* so often invoked in the LAC region during the decade 2005-2015 came to a quick end once PetroCaribe's oil dried up. In 2019, for instance, Haiti voted decisively against Venezuela in the OAS, "as was the case following a similar OAS vote in 1962 that ejected Cuba from the bloc with Haiti's support, the U.S. blessing emboldened the Haitian state to consolidate power by any means necessary." (Dougé-Prosper, Schuller, 2021: 2). Moreover, Moïse decided to completely sever ties with Venezuela in exchange for the ongoing support of Donald Trump's administration, which was of the essence as the former became more and more authoritarian.

Haiti fell into a political deadlock after Moïse's government failed to hold elections in October 2019 and, as a consequence, most of the Haitian legislature expired on January 13, 2020, when the entire lower Chamber of Deputies and two-thirds of the Senate expired (as did the terms of all local government posts) without newly elected officials to take their places, thereby leaving Haiti without a functioning legislature (CRS, 2020). Without any officials elected to succeed them, Moïse started to rule by decree from January 12, 2020 onwards, despite his term in office expiring on February 7, 2020; not having a functioning legislature did not, however, stop Moïse from going ahead and swearing in Joseph Jouthe as the new Prime Minister, whom Moïse appointed by decree (CRS, 2020).

As the mass demonstrations in Haiti became more frequent and widespread, the suppression of them became increasingly more violent, and made Moïse even more deeply unpopular than he had been when he assumed the presidency. In a desperate attempt to stamp out the popular revolts and the months-long civil unrest that had paralyzed all sectors of the Haitian economy, Moïse strengthened his grip on authoritarian rule and, in the midst of "high rates of inflation, and resurgent gang violence" (CRS, 2020: 2) he resorted to questionable tactics such as re-labeling as "terrorism" the mass civic demonstrations against his presidency – a counter-terrorism tool with which he could also target his political adversaries (ICG, 2021). The expansion of the legal definition of terrorism was done through a decree he issued in November 2020, in addition to the creation (also by decree) of a new intelligence service whose agents would enjoy legal immunity, thus allowing Moïse to directly spy on citizens (ICG, 2021).

Furthermore, in February 2020 Moïse was accused of "seeking to restore a strong-man presidency" (ICG, 2021: 7) by proposing to conduct a referendum deemed unconstitutional by experts that would allow for any Haitian president (himself included) to hold the office for up to one decade i.e., two consecutive five-year terms, all of this in violation of Haiti's 1987 constitution and the many safeguards it put into place after the toppling of the Duvalier dynasty and their 29-year reign of terror (ICG, 2021). One month later, in March 2020, the official authorities confirmed the first case of COVID-19 in Haiti – declaring just three months later on June 15, 2020 that the pandemic had reached its peak. It is worth highlighting the fact that despite its population of over 11 million people, there are only 900 health institutions available in the country (of which nearly half are private) and that its national spending on public health care is a meager US$ 13 per year, compared, for instance, the neighboring Dominican Republic's (D.R.) US$ 180 and Cuba's US$ 781 – both of which have the same size population as Haiti (Louis-Jean et al., 2020).

Three months into the pandemic Haiti had more than 9,000 confirmed cases with over 70 deaths and, in contrast with the neighboring D.R. there would be, again, a big difference as the latter declared more than 20,000 confirmed cases and over 600 deaths (Blanc et al., 2020). Its limited tourist activities and commercial relationships, together with the lack of testing, are greatly responsible for Haiti's lower toll – calculated to be around 12-14 times lower than the world rates by February 2021 and between 10-16 times lower almost one year after in January 2022 (Ariste 2022). Haiti's isolation from the outside world also explains why, roughly two years afterwards it would stand, along with Sub-Saharan African nations of such as Burundi and the Democratic Republic of Congo, as one of the least vaccinated countries in the world against COVID-19 (Taylor, 2022).

More crucially, it has been argued that Haitians were resilient in the face of the many disastrous economic and psychological ramifications that COVID lockdowns would bring all around the world and somewhat "desensitized to effects of disaster and forced social distancing" (Blanc et al., 2020: 570) due to the fact that three months before the first COVID case was confirmed in March 2020 most Haitians had already spent over three months (from September to December 2019) in constant lockdown due to the aforementioned Peyi Lòk movement with "roadblocks and barricades in every corner of the country, with considerable repercussions for the education system, the transportation sector, and the economy" (Blanc et al., 2020: 580).

In the middle of the global pandemic, Moïse's increasingly authoritarian rule would come to an abrupt end and Haiti's situation take a turn for the worse: in the early hours of July 7, 2021 a small group of trained foreign assassins identifying themselves as part of the United States Drug Enforcement Administration (DEA) entered the President's private residence in Port-au-Prince's upscale neighborhood of Pétionville "killing him and injuring the first lady, who was flown to Florida to receive emergency care" (Dougé-Prosper, Schuller, 2021). Investigations are not conclusive and still ongoing.

Haiti today: "President-less" and on the verge of a humanitarian crisis (2021-2022)

After the many failed attempts to reduce energy subsidies following the end of PetroCaribe in 2018, as we saw each time forcing the government to reverse such policies, Haitian Prime Minister Ariel Henry formally announced in September 2022 that they would be eliminated altogether (NPR 2022), after scrapping two years prior an estimated US$ 300 million that went to consumption subsidies for electricity generation primarily directed at the state-owned utility EDH (Perry 2020). For the majority of Haitians already barely subsisting and living on the edge which, regrettably, happens to be the vast majority of the population, the removal of these subsidies has compounded "already pressing everyday issues of people who wish to satisfy their nutrition and income needs" (Arnesen 2019) and has, as a result, triggered a downward spiral of mass social unrest and political violence, inadvertently becoming a breeding ground for the return of gangs into Haiti.

Haiti has been conducted down a pathway whereby the whole nation is now effectively paralyzed, its "gangsterization" resulting in hundreds of killings, with countless more people being forcibly displaced as they flee their homes looking to escape gang warfare (Dougé-Prosper, Schuller, 2021). It has been reported that over a hundred police officers were killed in Haiti between June 2021 and June 2022 (Deibert, 2022). And yet this precipitous resurgence in armed groups (mostly based in the slums near Haiti's main cities) is, sadly, anything but a new situation. In fact, the UN Stabilization Mission in Haiti (MINUSTAH) authorized by the Security Council to, in principle, prevent a civil war following the coup against democratically elected President Jean-Bertrand Aristide, ended up being deployed from 2005 until its winding-down in 2017 precisely to deal with the gang problem in Haiti – raising along the way ethical and legal questions over the use of a peacekeeping force in militarized urban policing (Pingeot, 2018).

As if the return of terrifying armed groups was not bad enough, after its last appearance in 2019 the Haitian health authorities announced on October 2, 2022 the return of cholera – with, at least, 40 deaths and over 1,700 suspected cases, a figure which experts think is likely to become much higher (NPR 2022). After more than a century without any cases, the *Vibrio cholerae* was reintroduced in Haiti in the aftermath of the tragic 2010 earthquake by UN peacekeepers from Nepal via the country's biggest river, as a result killing nearly 10,000 Haitians and making as many as 750,000 (or about 7% of the whole population) sick (Pillinger et al., 2016). Just as with the COVID-19 pandemic, Haiti is utterly unequipped to battle a health crisis of this magnitude.

I argue that it is possible to trace Haiti's current rapidly deteriorating situation back to the domino effect undoubtedly caused by the demise of Venezuela's scheme for generous oil subsidies, given that "while some former PetroCaribe recipients have transitioned away from the program, the most vulnerable have not" (Goldwyn, Gill, 2016: 3). Venezuela itself, home to the world's largest known oil reserves, had been (just like Haiti) experiencing since 2015 a hell-like scenario, with its population of over thirty million finding itself in a situation termed "the greatest economic collapse in South America's history, condemning 96% of its people to poverty" (Jraissati, Jakee, 2022: 1).

In the aftermath of PetroCaribe's, without secured fuel, electricity, nor an acting President – whose assassination in mid-2021 created a terrible power vacuum – Haiti is now being held hostage by inner forces. It is currently experiencing, as we have seen, not only the return of a deadly cholera epidemic, but also the activities of powerful and violent gangs which have taken over and now effectively run most of the country (Dougé-Prosper, Schuller, 2021). Kidnappings have increased by 200%, murders by 20% and reported rapes by 12% since 2020 according to a UN report (de Alba 2021). Moreover, these gangs have caused major disruptions such as blockades and/or robberies of fuel and food. Over 2.000 tons of aid food valued at $US 5 million has been stolen from the UN local warehouses in the recent months and, as a result, over 4.7 million people in Haiti now risk starvation (Falk 2022). A situation that led the UN's Secretary General Antonio Guterres to call for the establishment of a humanitarian corridor in mid-October this year (Al Jazeera, 2022) has worsen; not long after Guterres' intervention Haiti declared, in late September, that over 11 million Haitians stood on the brink of a humanitarian catastrophe (Cursino, 2022).

Concluding remarks

On the basis of all indicators, Haiti was the poorest nation in the Americas when François Duvalier became President in 1957, and it was still the poorest thirty years later after his kleptocratic reign of terror ended. Now, 35 years later, Haiti is still considered to be the poorest country in the hemisphere. When his son Jean-Claude Duvalier fled to France in 1986, it was estimated that more than US$ 500 million had been stolen from Haiti's Public Treasury (Sprague, 2012); this number is now known to be closer to US$ 2 billion (Gros, 2012), the exact amount resulting from the decade-long PetroCaribe energy accord and that now seems to have evaporated from the hands of the Haitian government during its last three Presidents. The historic continuities here are very, heartbreakingly striking. Haiti seems to be not only coming violently apart at the seams now but also held hostage by inner forces; moreover, it also appears to be locked in a self-reinforcing cycle.

The volume of PetroCaribe transactions totaled US$ 4.5 billion. Factoring in the repayment of the roughly US$ 2.1 billion from the oil debt to Venezuela, the Haitian government made a net profit of about US$ 2 billion. A little over a decade after 2010, with roughly US$ 1.2 billion pre-earthquake debt erased, US$16 billion raised in the aftermath of the earthquake and US$ 2 billion obtained via PetroCaribe, today Haiti is said to be in even worse condition than it was back in 2008 when it first joined the agreement. Not only has it lost all financial credibility become heavily indebted – owing over US$ 2 billion to Petróleos de Venezuela alone (Arnesen et al., 2019); following COVID-19 and the assassination of its President, it is also on a dangerous downward spiral as over 11 million Haitians descend further and further into chaos, now facing an impending humanitarian catastrophe.

The future is surely full of uncertainties, yet the deeper, remaining question here is whether Haitians are condemned to be inevitable victims of their own history or manage to change course and experience a recovery, a true renaissance of sorts. To this question

I have no answers, but mine is an effort to highlight the unsurmountable and never-ending odds that the people of Haiti face today, many of which they have endured numerous times before. More concretely, this concerns how post-PetroCaribe Haiti has been struggling since 2017-2018 with growing instability from its already notorious abject state of precarity, inequality and violence. If anything, this is an attempt to prevent Haiti (and the suffering of millions of its people) from eventually sinking back into oblivion – as has happened numerous times before. The chapter sought to contribute to a better understanding of the progression and complexities of Haiti's current situation or, at the very least, inform us and put us better in touch with the worrisome situation unraveling in front of our very eyes and that, in my view, should speak directly to our common humanity.

References

Blanc J., Joseph J., Farrah Louis E., CastorCh., Jean-Louis G. (2020). What the World Could Learn From the Haitian Resilience While Managing COVID-19. *Psychological Trauma: Theory, Research, Practice, and Policy*, 12(6): 569-571.

Bureau of Mines and Energy, Electricity of Haiti (2006). *Haiti Energy Sector Development Plan 2007-2017.* Ministry for Public Works, Transportation and Communications of the Government of Haiti.

Cederlöf, G., Kingsbury, D. (2019). On PetroCaribe: Petropolitics, energopower, and post-neoliberal development in the Caribbean energy region. *Political Geography* 72: 124-133.

Congressional Research Service (CRS) (2020). *Haiti's Political and Economic Conditions*. Washington: The Library of Congress.

Cusack, A. (2019). *Venezuela, ALBA, and the Limits of Postneoliberal Regionalism in Latin America and the Caribbean.* New York: Palgrave Macmillan.

Dougé-Prosper, M., Schuller, M. (2021). End of Empire? A View from Haiti. *NACLA report on the Americas*, Spring.

Fatton, R. (2002). *Haiti's Predatory Republic: The Unending Transition to Democracy.* Boulder: Lynne Rienner Publishers.

Fatton, R. (2011). Haiti in the Aftermath of the Earthquake: The Politics of Catastrophe. *Journal of Black Studies*, 42(2), The Haiti Earthquake of 2010: The Politics of a Natural Disaster: 158-188.

Goldwyn, D., Gill, C. (2016). *The Waning of PetroCaribe? Central American and Caribbean Energy Transition.* Washington: Atlantic Council.

Gros, J.-G. (2012). *State Failure, Underdevelopment, and Foreign Intervention in Haiti.* New York: Routledge.

Harrison, C., Popke, J. (2018). Reassembling Caribbean Energy? Petrocaribe, (Post)Plantation Sovereignty, and Caribbean Energy Futures. *Journal of Latin American Geography.* Published electronically October 6, 2018.

Hauge, W. (2018). *Haiti: A political economy analysis.* Oslo: Norwegian Institute of International Affairs.

Interuniversity Institute for Research and Development (INURED) (2020). *Post-Earthquake Migration from Haiti to Brazil,* MIDEQ Working Paper. Port-au-Prince: MIDEQ.

Jácome, F. (2011). Petrocaribe: The Current Phase of Venezuela's Oil Diplomacy in the Caribbean. *Friedrich Eberto Stiftung Policy Paper 40*. Available at: https://library.fes.de/pdf-files/bueros/la-seguridad/08723.pdf (access: 31.10.2022).

James, C.L.R. (2003 [1938]). *Los jacobinos negros: Toussaint L'Ouverture y la Revolución de Haití*. Trad. R. García. México D.F.: Fondo de Cultura Económica.

Jraissati, J., Jakee, K. (2022). Venezuela's Collapse: Exogenous shock or institutional design? *Economic Affairs* (forthcoming, 2022).

Lundahl, M. (2011). *Poverty in Haiti: Essays on Underdevelopment and Post Disaster Prospects*. New York: Palgrave Macmillan.

Manginn, A. (2020). An exchange of letters: Alexandre Pétion and Simón Bolivar. In: L. Dubois, K.L. Glover, M. Polyné, Ch.F. Verna, N. Ménard (eds.). *The Haiti Reader: History, Culture, Politics* (pp. 33-35). Durham: Duke University Press.

Onno, A., Tol, R. (2019). Causal Effects of Petrocaribe on Sustainable Development: A Synthetic Control Analysis. *The Manchester School*, June: 1-55.

Perry, K. (2020). For Politics, People, or the Planet? The Political Economy of Fossil Fuel Reform, Energy Dependence and Climate Policy in Haiti. *Energy Research & Social Science*, 63: 1-13.

Pillinger, M., Hurd, I., Barnett, M. (2016). How to Get Away with Cholera: The UN, Haiti and International Law. *American Political Science Association*, 14(1): 70-86.

Pingeot, L. (2018). United Nations Peace Operations as International Practices: Revisiting the UN Mission's Armed Raids against Gangs in Haiti. *European Journal of International Security*, 3(3): 364-381.

Ramachandran, V., Walz, J. (2015). Haiti: Where Has All the Money Gone? *Journal of Haitian Studies*, 21(1), Spring: 26-65.

Salmi, J. (2000). Equity and Quality in Private Education: The Haitian Paradox. *Compare: A Journal of Comparative and International Education*, 30(2): 163-178.

Schuller, M. (2017). Haiti's Republic of NGOs. *Current History*, 116(787): 68-73.

Sprague, J. (2012). *Paramilitarism and the Assault on Democracy in Haiti*. New York: Monthly Review Press.

Wigell, M., Scholvin, S., Aaltola, M. (eds.) (2019). *Geo-Economics and Power Politics in the 21st Century: The Revival of Economic Statecraft*. New York: Routledge.

Wucker, M. (2004). Remittances: The perpetual migration machine. *World Policy Journal*, 21: 37-46.

Electronic sources

Al Jazeera (2022). UN chief calls for 'armed action' in Haiti amid growing crisis. *Al Jazeera*. Available at: https://www.aljazeera.com/news/2022/10/17/un-chief-calls-for-armed-action-in-haiti-as-crisis-persists (access: 31.10.2022).

Ariste, R. (2022). Omicron in Haiti: Has the country dodged the Covid-19 bullet? *The Haitian Times*, January 19. Available at: https://haitiantimes.com/2022/01/19/omicron-in-haiti-has-the-country-dodged-the-covid-19-bullet-opinion/ (access: 31.10.2022).

Arnesen, I. (2019). PetroCaribe Country Report: Haiti. *Caribbean Investigative Journalism Network*, December 1. Available at: https://www.cijn.org/petrocaribe-country-report-haiti/ (access: 31.10.2022).

Arnesen, I., Clancy, J., Kimone F. (2019). Venezuela, PetroCaribe, and the "Orgy of Corruption". *Caribbean Investigative Journalism Network*, December 5. Available at: https://www.cijn.org/venezuela-petrocaribe-and-the-orgy-of-corruption/ (access: 31.10.2022).

Associated Press (2017). Incoming Haiti Leader Questioned About Corruption Suspicions. *Associated Press*, January 25. Available at: https://www.voanews.com/a/incoming-haiti-leader-questioned-about-corruption-suspicions/3692802.html (access: 31.10.2022).

Cursino, M. (2022). Haiti in a humanitarian catastrophe – UN envoy. *BBC News*, September 27. Available at: https://www.bbc.com/news/world-latin-america-63042307 (access: 31.10.2022).

De Alba, M. (2021), Handling the Aftermath of Haiti's Presidential Assassination. *International Crisis Group*, July 23. Available at: https://www.crisisgroup.org/latin-america-caribbean/haiti/handling-aftermath-haitis-presidential-assassination (access: 31.10.2022).

Deibert, M. (2022). Haiti is War. *OZY*, August 14. Available at: https://www.ozy.com/pg/newsletter/sunday-magazine-email/450256/ (access: 31.10.2022).

Democracy Now (2011). WikiLeaks Cables Reveal "Secret History" of U.S. Bullying in Haiti at Oil Companies' Behest. *Democracy Now*, June 3. Available at: https://www.democracynow.org/2011/6/3/wikileaks_cables_reveal_secret_history_of (access: 31.10.2022).

Dougé-Prosper, M., Schuller, M. (2021). After Moïse Assassination, Popular Sectors Must Lead the Way. *NACLA*, July 8. Available at: https://nacla.org/haiti-jovenel-moise-assassination-social-movements (access: 31.10.2022).

Falk, P. (2022). Haiti's crisis continues as world powers at the U.N. negotiate sanctions and the deployment of a multinational force. *CBS*, October 7. Available at: https://www.cbsnews.com/news/haiti-gang-crisis-un-multinational-force-proposal/ (access: 31.10.2022).

Glickhouse, R. (2013). Explainer: What Is Petrocaribe? *Americas Society Council of the Americas*, May 10. Available at: https://www.as-coa.org/articles/explainer-what-petrocaribe (access: 31.10.2022).

International Crisis Group (ICG) (2021). Haiti: A Path to Stability for a Nation in Shock. *Crisis Group Latin America and Caribbean Briefing N°44*. Available at: https://www.crisisgroup.org/latin-america-caribbean/haiti/b44-haiti-path-stability-nation-shock (access: 31.10.2022).

Ives, K. (2011). How Washington and Big Oil Fought PetroCaribe in Haiti. *Haiti Liberte*, June 1. Available at: https://haitiliberte.com/new-wikileaked-cables-reveal-how-washington-and-big-oil-fought-petrocaribe-in-haiti/ (access: 31.10.2022).

Ives, K. (2019). President Moïse's Companies "Embezzled" Millions of PetroCaribe Funds, Court Finds. *Haiti Liberte*, June 5. Available at: https://haitiliberte.com/president-moises-companies-embezzled-millions-of-petrocaribe-funds-court-finds/ (access: 31.10.2022).

Louis-Jean, J., Cenat, K., Sanon, D., Stvil, R. (2020). Coronavirus (COVID-19) in Haiti: A Call for Action. *Journal of Community Health*, 45(3): 437-439. Available at: https://pubmed.ncbi.nlm.nih.gov/32303920/ (access: 31.10.2022).

Merlyn, T. (2022). *Haiti asks world for military help to curb chaos.* BBC, October 8. Available at: https://www.bbc.com/news/world-latin-america-63181481 (access: 19.07.2024).

NPR (2022). The U.S. and Canada sent armored vehicles and supplies to Haiti to help fight a gang. *Associated Press*, October 16. Available at: https://www.npr.org/2022/10/16/1129341182/usa-and-canada-armored-vehicles-supplies-haiti-help-fight-gang (access: 31.10.2022).

Taylor, Ch. (2022). These Countries Have the Lowest Covid Vaccination Rates in the World. *CBNC*, February 2. Available at: https://www.cnbc.com/2022/02/02/these-countries-have-the-lowest-covid-vaccination-rates-in-the-world.html (access: 31.10.2022).

Thomas, M. (2022). Haiti asks world for military help to curb chaos. *BBC News*, October 8. Available at: https://www.bbc.com/news/world-latin-america-63181481 (access: 31.10.2022).

http:/orcid.org/0000-0003-1383-7339

Rajko Petrović

rajko.petrovic@ies.rs

CORONAVIRUS EN BRASIL: UNA CUESTIÓN POLÍTICA, UNA CUESTIÓN DE VIDA

Coronavirus in Brazil: a political and vital matter

Abstract

This article attempts to answer the question whether and to what extent the coronavirus pandemic in Brazil is a matter of health and preservation of human lives and how far it is a means of daily political settling of scores. The main findings of the research indicate that the decline in Jair Bolsonaro's popularity in Brazil was significantly due to poor health policy during the coronavirus pandemic. The finding is that the pandemic will eventually take a back seat in the Brazilian political discourse due to the consequences of the war in Ukraine. In our research we have used the case study method and comparative analysis.

Keywords: Brazil, coronavirus, Bolsonaro, crisis, elections

Resumen

Este artículo intentará responder a la pregunta de hasta qué punto la pandemia de coronavirus en Brasil es una cuestión de salud y preservación de vidas humanas y hasta dónde un medio de ajuste de cuentas político cotidiano. Los principales resultados de la investigación indican que la disminución de la popularidad de Jair Bolsonaro en Brasil se debió de manera significativa a la mala política sanitaria durante la pandemia del coronavirus. La conclusión es que la pandemia eventualmente pasará a un segundo plano en el discurso político brasileño debido a las consecuencias de la guerra en Ucrania. En la investigación que llevamos a cabo hemos utilizado el método de estudio de casos y el análisis comparativo.

Palabras claves: Brasil, coronavirus, Bolsonaro, Lula, crisis, elecciones

Introducción

La pandemia de coronavirus estalló, presumiblemente, en diciembre de 2019 en la ciudad china de Wuhan, pasó de murciélagos a humanos y pronto se extendió a casi todos los países del mundo. Por tratarse de una infección respiratoria, se propagó con facilidad y sin trabas a través del contacto cercano entre personas, lo que requirió importantes suspensiones del funcionamiento de la economía, el sistema educativo y de salud, así como todas las formas de manifestaciones públicas. Para mayo de 2022, 524 millones de personas en todo el mundo habían contraído el coronavirus y, como resultado, 6.3 millones habían perdido la vida.

La mayoría de los países del mundo han decidido seguir las recomendaciones de la Organización Mundial de la Salud y recurrir a una variedad de medidas en la lucha contra el coronavirus, desde la cuarentena parcial o total, pasando por el uso obligatorio de mascarillas y guantes protectores, así como de medicamentos preventivos, hasta la aplicación de vacunas contra el COVID-19. El tema del uso de vacunas pronto se convirtió en un tema político, dado que aparecieron en el mercado varias procedentes de diferentes países: EE.UU., China, Rusia, India y otros. En consecuencia, el uso de ciertas vacunas en ciertos países ha seguido muchas veces una lógica más política que sanitaria. Además, las teorías de la conspiración sobre el origen del coronavirus, la cuestión de su existencia en general, así como la naturaleza y el propósito de las vacunas, que se volvieron obligatorias en muchos países, pronto comenzaron a extenderse por todo el mundo, principalmente a través de Internet.

Desafortunadamente, la pandemia de coronavirus ha dejado atrás el malestar social, ha cuestionado la solidaridad entre países y ha alimentado algunas de las animosidades y sentimientos presentes previamente como la xenofobia. Esto fue especialmente evidente en el caso de la sinofobia, pues el virus, especialmente en los medios occidentales, a menudo se percibía como "chino" (Ivić, Petrović, 2020: 421). La crisis de valores fundamentales provocada por la pandemia del coronavirus fue más evidente en la Unión Europea, donde se enfrentó un reexamen de la idea de identidad continental y la importancia de principios como la solidaridad europea, el pluralismo, la tolerancia y la no discriminación (Ivić, Petrović, 2021: 39-40).

¿Es la pandemia de coronavirus en Brasil una cuestión de salud y preservación de vidas humanas?

Desde la aparición del coronavirus en América Latina en 2020, Brasil se ha mantenido como su punto crítico, con más de 30 millones de pacientes y más de 665,000 muertes a partir de mayo de 2022. En la primera semana de mayo de 2022, el número de infectados diarios era de 319,000, mientras que el número de hospitalizados era de 2700. El número de muertes por coronavirus durante la semana observada fue de 110 por día, lo que convirtió este virus en la décima causa de muerte en Brasil. Se supone que, para el 2 de mayo de 2022, el 84% de los brasileños se había infectado con el coronavirus al menos una vez. Se estimó que, en ese momento, la variante alfa circulaba en cuatro estados brasileños y las delta, gamma y ómicron en 27, mientras que la beta no se registró en ningún Estado federal brasileño. Para el 2 de mayo de 2022, en diez estados se había administrado al menos una dosis de la vacuna al 70% o más de la población, mientras que en siete estados el 70% o más había recibido la vacuna completa. En general, el 81% de los brasileños recibió al menos una dosis de la vacuna contra el coronavirus, mientras que el 76% estaba completamente vacunado (IHME, 2022: 1). El estado de Sao Paulo fue el más afectado, con 5.2 millones de pacientes y 166,.000 muertos. El hecho de que más de 1300 niños, una cifra alarmante en comparación con la mayoría de los demás países, hayan muerto a causa de la infección por coronavirus en el país más grande de América Latina habla a favor de que la pandemia de COVID-19 es más que un problema de salud importante en Brasil hoy: es, en realidad, una cuestión existencial (Passarinho, Barrucho, 2021).

¿Qué factores llevaron a Brasil a esta crisis sin precedentes? Varias vías no excluyentes entre ellas pueden contribuir a explicar el escenario epidemiológico actual. En primer lugar, la flexibilización de los protocolos de control del COVID-19 y la aglomeración masiva durante las elecciones locales de finales de 2020, seguido de los feriados de Navidad y Año Nuevo y luego el feriado de carnaval en febrero de 2021. En segundo lugar, la disponibilidad de la vacuna, aunque tímida, en enero de 2021 pudo haber creado una falsa sensación de seguridad en la población e interferido negativamente en el cumplimiento de las medidas de prevención y de control del COVID-19 por parte de la población. Estas condiciones favorables para la transmisión del SARS-CoV-2 llevaron a mayores tasas de infección, especialmente en la población joven más expuesta. En tercer lugar, las acciones del gobierno federal han sido ampliamente conocidas por su negación científica, el desprecio por los protocolos de distanciamiento social y la difusión de noticias falsas contra las vacunas, en particular contra la vacuna Coronavac de origen chino. Las noticias falsas sobre la vacuna Coronavac incluían que la vacuna no tenía pruebas científicas y planteaba preguntas equívocas sobre su origen, a pesar de la publicación de los resultados de los ensayos clínicos de la vacuna que demostraban su seguridad, tolerabilidad e inmunogenicidad. Además, el presidente Bolsonaro se ha negado a comprar la vacuna de Pfizer a la mitad del precio que pagan otros países. Incluso dijo que la vacuna de Pfizer podría causar daños desconocidos y que él no sería responsable si las personas vacunadas se conviertían en caimanes después de la inoculación. La vacunación temprana podría haber evitado la muerte de millones de brasileños y habría ahorrado miles de millones en pérdidas causadas por el cierre económico y la hospitalización de personas enfermas. Estas son, en definitiva, las conclusiones de una extensa investigación de Severino Ribeiro da Silva y Lindomar Pena (Silva, Pena, 2021: 1-5). Podemos decir, sin ninguna duda, que el sistema de salud pública de Brasil colapsó debido al estallido de la crisis de la corona.

El hecho de que las autoridades federales no hubieran desarrollado un sistema de coordinación adecuado para combatir el coronavirus ha obligado a los gobiernos locales a combatir la pandemia de forma prácticamente independiente. Además, el gobierno federal brasileño no consideró que los países en peligro socioeconómico tuvieran un mayor riesgo de que, debido a la pandemia, su sistema de salud se viera sobrecargado. Desafortunadamente, el resultado de tal actitud del gobierno central demostró que los sistemas de salud de los países subdesarrollados resultaron ser los más pobres y disfuncionales durante la pandemia. La comunicación entre los gobiernos federales y las autoridades municipales también fue un problema importante. Las transferencias federales del gobierno central a las unidades federales, aunque muchas veces insuficientes, fueron igualitarias en el sentido de que se entregaron proporcionalmente a todas, pero sus gastos no fueron los mismos, ya que aumentó mucho más el gasto en protección de la población contra el coronavirus en aquellas unidades que resultaron más vulnerables durante la pandemia (Bigoni et al., 2022: 1-4).

¿Es la pandemia de coronavirus en Brasil un medio de ajuste de cuentas político cotidiano?

Desde el comienzo de la pandemia hasta el día de hoy, el presidente brasileño Jair Bolsonaro la ha tratado de manera extremadamente diferente en comparación con la mayoría de los líderes mundiales, llamó el coronavirus un "resfriado común", acusó a la prensa de difundir noticias falsas sobre el virus para causar pánico entre la población, renunció a su responsabilidad por el estado de salud del país diciendo que "no es un hacedor de milagros", etc. Al mismo tiempo, les dijo a los ciudadanos de Brasil "dejen de lloriquear", rechazó la introducción de medidas de cuarentena más estrictas para, como él dijo, salvar la economía del país y se opuso a la compra de vacunas (pese a que Brasil ocupaba el tercer lugar en la lista de países con mayor número de infectados), aunque finalmente accedió tras varios meses de presión pública (France 24, 2021).

El coronavirus pronto se convirtió en un tema político en Brasil, ya que la oposición utilizó la conducta irresponsable por parte de Brasilia ante esta crisis para desestabilizar al gobierno, ya inestable debido a escándalos de corrupción, renuncias de algunos de los principales líderes civiles y militares y tensiones regionales con otros países latinoamericanos. Un juez del Supremo Tribunal Federal de Brasil ordenó abrir otra investigación contra el presidente Jair Bolsonaro por difundir información falsa en un video en el que relaciona la vacuna contra el coronavirus con el sida. Un juez de la máxima instancia del poder judicial brasileño respondió a la solicitud de la comisión del Senado que en octubre acusó a Bolsonaro de cometer graves violaciones durante la epidemia del coronavirus. El tema de la nueva investigación es un video en el que Bolsonaro cita informes supuestamente oficiales de las autoridades británicas que "sugieren" que las personas completamente vacunadas contra el coronavirus pueden contraer el sida "más rápido". Brasil, en marzo de 2021, enfrentó la mayor crisis política y de salud en la historia reciente, ya que los comandantes en jefe de las fuerzas armadas, navales y aéreas renunciaron en el momento cuando el país registraba el mayor número de muertes diarias por el coronavirus. Las renuncias de los principales cargos del ejército no tienen precedentes y se perciben como una protesta por el intento del presidente Jair Bolsonaro de establecer el control sobre esta institución. La popularidad del presidente se desplomó debido a su respuesta al COVID-19. En mayo y junio de 2021, decenas de miles de ciudadanos protestaron en las calles de las ciudades brasileñas contra la catastrófica política del gobierno ante el coronavirus, acusándolo directamente de matar a medio millón de personas.

De esa manera, el mandatario se convirtió en una de las personas más odiadas del país para millones de brasileños, y ese ambiente no cambió ni siquiera en el año electoral de 2022, que será mucho más difícil para Bolsonaro de lo que esperaba (Al Jazeera, 2021).

Según el informe de Human Rights Watch de 2021, el presidente de Brasil siguió violando las recomendaciones de la Organización Mundial de la Salud en cuanto a la lucha contra el COVID-19 durante todo el año, al tiempo que promovía el uso de medicamentos ineficaces contra el mismo. En el período observado, el Supremo Tribunal Federal rechazó dos peticiones presentadas por Bolsonaro para la anulación del decreto de los gobernadores de los Estados federales destinado a introducir medidas de distanciamiento social. El informe también cita un ejemplo extraño en el que, en una reunión pública en junio de 2021, Bolsonaro le pidió a uno de los niños presentes que se quitara la máscara protectora contra COVID-19, ¡mientras le quitaba la máscara a otro niño! Una investigación del Congreso brasileño sobre la lucha del gobierno contra la pandemia resultó en un informe en el que se evidenció que el gobierno federal y los funcionarios locales no suministraron oxígeno a los hospitales en el estado federal de Amazonas, lo que provocó la muerte de decenas de pacientes en enero de 2021. Se han probado varios casos de corrupción en relación con la compra de vacunas, así como otras omisiones del gobierno federal en cuanto a las respuestas a los efectos de esta crisis. El informe de Human Rights Watch para 2021 también mostró que el gobierno de Bolsonaro no abordó los efectos extremadamente negativos de la pandemia en el funcionamiento del sistema educativo en Brasil. La UNESCO informó que las escuelas brasileñas estuvieron cerradas durante un total de 69 semanas entre marzo de 2020 y agosto de 2021. Millones de niños, especialmente de familias indígenas y negras, y familias de bajos ingresos, debido a la falta de dispositivos adecuados y una buena conexión a Internet, permanecieron privados de la educación en línea (Roth, 2022).

¿Qué lugar tuvo la pandemia de COVID-19 durante la campaña presidencial de 2022?

Las investigaciones antes de las elecciones presidenciales de Brasil en 2022 estaban mostrando que el expresidente Luiz Inácio Lula da Silva tiene la mejor oportunidad de ganar y que el apoyo al en ese tiempo presidente Bolsonaro se ha reducido drásticamente. Según los resultados de la encuesta Inteligencia en Investigación y Consultoría (Inteligencia em Pesquisa e Consultoria) del 25 de junio de 2021, Lula da Silva podría lograr una victoria contundente en la primera vuelta de las elecciones. Es decir, la encuesta predice que Lula ganará el 49% y Bolsonaro solo el 23% de los votos, lo que es una ventaja convincente y ya casi inalcanzable. Un candidato presidencial puede ganar en la primera vuelta de las elecciones si tiene el 50% de los votos válidos, así que, como la encuesta predice que habrá alrededor del 10% de votos en blanco, Lula tendría más del 50% de los votos válidos (teleSURtv.net, 2021). Una encuesta de la agencia de investigación MDA de mayo de 2022 mostró que, sin duda, la única pelea preelectoral real, antes de las elecciones presidenciales en Brasil en octubre de 2021, sería entre Inácio Lula da Silva y Jair Bolsonaro. La encuesta mostró que Lula da Silva actualmente tiene una ventaja del

14% sobre su oponente y habría pasado a la segunda vuelta (50.8% frente a 36.8%), pero también que el apoyo a Bolsonaro estaba aumentado Se cree que la razón del aumento de la popularidad de Bolsonaro en comparación con la investigación de 2021 fue que, mientras tanto, su gobierno aumentó la asignación de fondos para programas sociales, pero también porque comenzó la campaña electoral visitando todas las regiones de Brasil. Los resultados de la encuesta mostraban que, en la primera vuelta electoral, Lula da Silva obtendría el 40.6% de los votos, mientras que Bolsonaro obtendría el 32%. En febrero de 2022, el mismo investigador estimó que Lula da Silva ganaría el 42.2% de los votos en la primera vuelta y Bolsonaro el 28% (Reuters, 2022).

Jair Bolsonaro ha expresado dudas sobre la celebración de las elecciones presidenciales de 2022, en las que buscará la reelección, diciendo que no se realizarán si no se permite el voto por boleta. Agregó que apoya el uso de folletos impresos, porque cree que los folletos electrónicos son susceptibles de fraude. Su intención era introducir boletas de papel para las elecciones de 2022 y su iniciativa se basó en acusaciones no comprobadas de fraude a través del sistema de votación electrónica de Brasil. Bolsonaro agregó que tenía tres alternativas ante él: ganar las elecciones, ir a prisión o ser asesinado. A pesar de que Brasil sigue siendo el segundo país en cuanto a mortalidad por coronavirus, y de que la caída de la popularidad de Bolsonaro se debe en gran medida a su actitud frente al COVID-19, él no solo rechaza todas las acusaciones en su contra, sino que también restó importancia a la variante ómicron del COVID-19 en medio de su aumento en Brasil y descartó nuevas medidas de contención mientras defendía la búsqueda de la inmunidad colectiva a través de una infección generalizada.

Lula da Silva se presenta a sí mismo como un protector de los intereses de la clase trabajadora pobre, especialmente de aquellos que se han empobrecido aún más debido a la pandemia y no pueden pagar una atención médica y social adecuada. No hay duda de que Lula, como principal oponente de Bolsonaro, utilizó la situación caótica en el sector de la salud y el país en general debido a la mala gestión de la pandemia como uno de los argumentos clave para desacreditar al régimen de Bolsonaro por irresponsable. Lula da Silva afirmó que el motivo principal para postularse a la presidencia de Brasil es que quería evitar que la extrema derecha volviera a gobernar y fijó como objetivo principal la reconstrucción del país. Según él, este objetivo será mucho más difícil de lograr que el motivo, dadas las catastróficas consecuencias de la política general de Bolsonaro, especialmente durante la pandemia. Lula, quien fue presidente del país de 2003 a 2010, describió el gobierno de Bolsonaro como fascista y dijo que quería devolverlo al basurero de la historia, donde pertenece (AFP, 2022). Inmediatamente después de regresar con gran estilo a la arena política de Brasil en marzo de 2021, calificó de imbécil la política del presidente Bolsonaro y de su ministro de salud en cuanto a la lucha contra el coronavirus y sus consecuencias económicas. Calificó la situación en Brasil de impotencia y advirtió que a dicho gobierno no le importa la economía, la creación de empleo, el estado de salud de los ciudadanos, la protección del medio ambiente, la educación y la posición general de los jóvenes en la sociedad (Deutsche Welle, 2021).

Mientras tanto, el número de acusaciones contra la mala gestión de Brasil por parte de Bolsonaro va en aumento. Human Rights Watch acusó a Bolsonaro de amenazar el sistema democrático de gobierno del país al presionar al Senado, insultar a los jueces y socavar las decisiones judiciales, desacreditar el sistema electoral del país y más. Bolsonaro tiró por completo la libertad de expresión bajo sus pies, por lo que su administración condenó a por lo menos 17 críticos de su gobierno. Bolsonaro insultó y acosó a 87 reporteros, solo en la primera mitad de 2021, y, mientras tanto, formó un grupo de trabajo, sin el apoyo del Congreso, la sociedad civil ni el poder judicial, con el objetivo de reformar el Programa Nacional de Derechos Humanos. Bolsonaro y miembros de su gabinete también eran conocidos por glorificar la dictadura militar brasileña de 1964-1985, un régimen basado en la tortura y el asesinato generalizados. En el período enero--octubre de 2021, la Defensoría Nacional de los Derechos Humanos de Brasil recibió cerca de 1100 denuncias relacionadas con violencia y discriminación contra homosexuales, bisexuales, lesbianas y personas transgénero. Bolsonaro, junto con sus partidarios en el Congreso brasileño, promovió un proyecto de ley que impide que los pueblos indígenas adquieran la propiedad de sus territorios tradicionales aunque no estuvieran presentes en el momento en que se adoptó la Constitución Brasileña el 5 de octubre de 1988. Mientras tanto, la minería ilegal en territorios indígenas ha aumentado significativamente (Roth, 2022). Estas acusaciones contra Bolsonaro, junto con su desastrosa política de lucha contra el COVID-19, eran un importante generador de descontento entre los votantes y un gran potencial en manos de Lula da Silva.

¿Los posibles cambios postelectorales conducirán a un cambio en la política de salud en Brasil en el contexto de la lucha contra el COVID-19?

En la primera vuelta de las elecciones presidenciales de Brasil, Luis Inácio Lula da Silva logró el mejor resultado con el 48.43% de los votos ganados (57 millones), pero no lo suficiente frente al segundo clasificado Jair Bolsonaro con el 43.20% de los votos ganados (51 millones) para ganar en primera ronda. La pelea, sin embargo, fue aún más incierta en la segunda vuelta, con Lula da Silva superando por poco a Bolsonaro con el 50.90% de los votos frente al 49.10%. Después de eso, sin embargo, hay una crisis política sin precedentes en el país. Primero, simpatizantes descontentos de Bolsonaro bloquearon las entradas a ciertas ciudades brasileñas con camiones, y luego asaltaron el Congreso y el Palacio Presidencial en Brasilia. Mientras tanto, Bolsonaro salió del país y en Estados Unidos pidió permiso para quedarse varios meses. Partes de las autoridades civiles y militares se mantuvieron leales a Bolsonaro y la gran pregunta es cómo terminará esta crisis en el futuro.

No cabe duda de que la victoria de Lula da Silva en las elecciones presidenciales de Brasil en 2022 llevará a un cambio en la política de salud del Estado y en la actitud del mismo frente al tema del COVID-19. Por otro lado, es notorio que la pandemia está llegando a su fin y ha pasado a un segundo plano en el discurso público en todo el mundo, incluso en Brasil, especialmente después del estallido de la guerra en Ucrania que, obviamente, va a producir consecuencias políticas, geopolíticas, de seguridad y económicas. Es interesante, sin embargo, que el tema de la guerra en Ucrania no ocupó un lugar significativo durante la campaña presidencial. Durante el gobierno de Jair Bolsonaro, Brasil se convirtió en un país tan dividido en valores e ideológicamente, con una multitud de problemas internos, que un tema tan importante a nivel mundial como la guerra en Ucrania fue suprimido. Por supuesto, durante el último año de gobierno de Bolsonaro, al igual que en los primeros meses del gobierno de Lula, Brasil siguió una política específica hacia la guerra. Bolsonaro fue uno de los últimos estadistas mundiales que realizó una visita oficial al presidente ruso, Vladimir Putin, antes del inicio de la guerra, y más tarde Brasil, bajo su liderazgo, condenó declarativamente la agresión rusa contra Ucrania, pero se negó a imponer sanciones a Rusia y ofrecer cualquier tipo de asistencia militar a Ucrania (Stargardter, 2022). Tras llegar al poder, Lula da Silva mantuvo una posición similar sobre el tema de la guerra, ofreciéndose como mediador de las negociaciones entre Vladimir Putin y Vladimir Zelensky con el objetivo de encontrar un compromiso permanente entre Rusia y Ucrania y establecer la paz (Jones, 2023).

Según los datos de la Organización Panamericana de la Salud de finales de abril de 2022, dos tercios de los habitantes de América Latina ya han sido vacunados con dos dosis contra el COVID-19. Gracias al gran esfuerzo de trabajadores de la salud y científicos, pero también de políticos responsables en 14 países del continente, se alcanzó la meta de la Organización Mundial de la Salud: que el 70% de la población estuviera vacunada antes de julio de 2022. La cantidad de personas infectadas con COVID-19 en América Latina está disminuyendo constantemente, alrededor del 2% por semana, y la mortalidad se ha reducido en un 15%, principalmente debido a la funcionalidad de las vacunas (OPS, 2022). Estos son datos muy importantes porque hablan a favor de que América Latina, incluido Brasil, espera días mejores en lo que respecta a las pandemias, lo que sin duda afectará el hecho de que el tema se volverá menos significativo políticamente.

Sin embargo, eso no cambiará el hecho de que el comportamiento extremadamente irresponsable de la dirección del Estado brasileño, sobre todo de Jair Bolsonaro, quedará profundamente grabado en la memoria de los ciudadanos de Brasil, pero también será un arma poderosa en manos de los nuevos líderes políticos. La pandemia del coronavirus mostró la disfuncionalidad, en casi todos sus sectores, del Estado que asumió Bolsonaro el 1 de enero de 2019. El sistema de salud ha demostrado no solo ser insuficientemente funcional, sino también exclusivo de los privilegiados y los ricos. El sistema de protección social, especialmente de las categorías más amenazadas de la población, fue desmantelado sistemáticamente, incluso antes del estallido de la pandemia, dado que Bolsonaro se encontraba en fuertes posiciones económicas neoliberales. El sistema educativo también ha mostrado todas sus debilidades, incluidas las carencias en términos de capacidad tecnológica y, nuevamente, la exclusividad dirigida a la población más acomodada. La polarización política del país, expresada en la existencia de partidarios de los dos polos principales: la extrema derecha encarnada en Bolsonaro y la izquierda progresista encarnada en Lula da Silva, se ha profundizado aún más con la pandemia de COVID-19. La situación de seguridad también se ha desestabilizado aún más, y las fuerzas de seguridad del país se encuentran en una fase de sobrecarga, dadas las crecientes protestas en las calles por el descontento con la política general del país. El sistema judicial ha sido destruido aún más, tanto por la abierta injerencia de Bolsonaro en su trabajo, como por el abierto descrédito del trabajo de este poder del gobierno en ciertas situaciones. En conclusión, cuando Donald Trump fue derrotado por el candidato demócrata Joe Biden en las elecciones presidenciales de EE.UU. a fines de 2020, Bolsonaro perdió no solo a un importante aliado en política exterior, sino también a una persona afín en muchos temas, incluida la actitud demasiado indulgente hacia la pandemia. Además, el propio Bolsonaro en Brasil tiene el apodo de "Trump Tropical" (Petrović, 2020: 19-22).

Conclusión

Poco después del estallido de la pandemia de COVID-19, Brasil se convirtió en uno de sus puntos críticos y durante mucho tiempo estuvo en la parte superior de la lista de la cantidad de contagiados y de muertes, incluidas las devastadoras cifras de niños que fallecieron. La administración de Jair Bolsonaro ha recorrido un largo camino, desde ignorar, a través del ridículo, a una serie de intentos fallidos de reprimir la pandemia, insistiendo todo el tiempo en mantener como prioridad el funcionamiento normal del sistema económico. Además de las acusaciones existentes hasta ahora contra el presidente ultraderechista Bolsonaro por racismo, xenofobia, homofobia y persecución de disidentes políticos, los problemas de salud en el país provocados por el coronavirus se han convertido en un argumento adicional muy poderoso en manos de sus opositores. En ese sentido, se debe entender no solo la caída de la popularidad de Bolsonaro, sino también la victoria de Lula da Silva en las elecciones presidenciales de 2022 como candidato que insistió en reformas del sistema social y del sector sanitario para ayudar a las categorías sociales más vulnerables. Por otro lado, dado el hecho de que la pandemia está remitiendo lentamente, pero también el hecho de que la crisis ucraniana desde finales de febrero de 2022 se ha convertido en un tema geopolítico, político, económico, energético y de seguridad clave a nivel mundial, incluyendo países latinoamericanos, es bastante seguro que la pandemia de coronavirus dejará de ser uno de los principales temas políticos en Brasil.

Bibliografía

AFP (2022). *Lula lanza su candidatura a la Presidencia y asegura "reconstruir" Brasil.* France 24. Disponible en: https://www.france24.com/es/minuto-a-minuto/20220507-lula-lanza-su-candidatura-a-la-presidencia-para-reconstruir-brasil (acceso: 21.05.2022).

Al Jazeera (2021). 'Out Bolsonaro!': More protests in Brazil over COVID crisis. *Al Jazeera.* Disponible en: https://www.aljazeera.com/news/2021/7/24/out-bolsonaro-more-brazil-protests-over-covid-crisis (acesso: 21.05.2022).

Bigoni, A., Malik, A.M., Tasca, R., Carrera, M.B.M., Schiesari, L.M.C., Gambardella, D.D., Massuda, A. (2022). Brazil's Health System Functionality Amidst of the COVID-19 Pandemic: an Analysis of Resilience. *The Lancet Regional Health – Americas*, 10: 1-14.

Deutsche Welle (2021). Brazil's Lula slams Bolsonaro's 'imbecile' COVID-19 policies. *Deutsche Welle.* Disponible en: https://www.dw.com/en/brazils-lula-slams-bolsonaros-imbecile-covid-19-policies/a-56830620 (acceso: 21.05.2022).

France 24 (2021). *Bolsonaro's most controversial coronavirus quotes*. France 24. Disponible en: https://www.france24.com/en/live-news/20210619-bolsonaro-s-most-controversial-coronavirus-quotes (acceso: 21.05.2022).

IHME (2022). Covid-19 Results Briefing. Institute for Health Metrics and Evaluation. Disponible en: https://www.healthdata.org/sites/default/files/files/Projects/COVID/2022/135_briefing_Brazil_4.pdf (acceso: 20.05.2022).

Ivić, S., Petrović, R. (2020). The Rhetoric of Othering in a Time of Pandemic: Labelling COVID-19 as a "Foreign Virus" in Public Discourse. *Culture of Polis*, 17(43): 421-433.

Ivić, S., Petrović, R. (2021). Budućnost Evropske unije nakon pandemije Kovid 19: kreiranje novog evropskog narativa. En: N. Stanković, D. Dabić, G. Bandov (eds.). *Razvojni pravci Evropske unije nakon pandemije Kovid 19* (p. 39-58). Beograd: Institut za međunarodnu politiku i privredu.

Jones, J. (2023). Brazil's Lula pitches 'peace coalition' for Ukraine, but he treads a thin line. *CNN World*, 24 de abril. Disponible en: https://edition.cnn.com/2023/04/24/americas/brazil-lula-ukraine-peace-coalition-intl-latam/index.html (acceso: 19.07.2024).

OPS (2022). *Dos tercios de la población de América Latina y el Caribe ya está vacunada contra la COVID-19*. Organización Panamericana de la Salud. Disponible en: https://www.paho.org/es/noticias/20-4-2022-dos-tercios-poblacion-america-latina-caribe-ya-esta-vacunada-contra-covid-19 (acceso: 21.05.2022).

Passarinho, N., Barrucho, L. (2021). *Why are So Many Babies Dying of COVID-19 in Brazil?* BBC News Brazil. Disponible en: https://www.bbc.com/news/world-latin-america-56696907 (acceso: 20.05.2022).

Petrović, R. (2020). Političke promene u Latinskoj Americi u 2019. godini. *Međunarodna politika*, LXXI(1178): 18-33.

Reuters (2022). Lula's Lead Narrows in Brazil Election Race -MDA Poll. U.S. News. Disponible en: https://www.usnews.com/news/world/articles/2022-05-10/lula-still-leads-bolsonaro-in-tightening-brazil-election-race-poll (acceso: 21.05.2022).

Roth, K. (2022). *Brazil. Events of 2021*. Human Rights Watch. Disponible en: https://www.hrw.org/world-report/2022/country-chapters/brazil (acceso: 21.05.2022).

Silva, S.J.R. da, Pena, L. (2021). Collapse of the Public Health System and the Emergence of New Variants during the Second Wave of the COVID-19 pandemic in Brazil. *One Health*, 13: 1-5.

Stargardter, G. (2022). Bolsonaro won't condemn Putin, says Brazil will remain neutral over invasion. *Reuters*, 28 de febrero. Disponible en: https://www.reuters.com/world/bolsonaro-wont-condemn-putin-says-brazil-will-remain-neutral-over-invasion-2022-02-27/ (acceso: 19.07.2024).

teleSURtv.net (2021). Pdte. Bolsonaro pierde un tercio de sus votantes, según sondeo. teleSURtv.net. Disponible en: https://www.telesurtv.net/news/presidente-bolsonaro-pierde-tercio-votantes-sondeo-20210628-0029.html (acceso: 21.05.2022).

http:/orcid.org/0000-0003-2280-1434

Camila Amorim Jardim

camila_ajardim@hotmail.com

http:/orcid.org/0000-0001-9862-5313

Devika Misra

dmisra@jgu.edu.in

CASH TRANSFERS, THE PANDEMIC AND BOLSONARO: ANALYSING POLARIZING PARADOXES IN BRAZILIAN GOVERNANCE

Transferencias monetarias, la pandemia y Bolsonaro: analizando las paradojas polarizantes en la gobernanza Brasileña

Abstract

In the post-pandemic scenario, with hunger and poverty increasing in Brazil, populist leaders situated along the spectrum, Jair Messias Bolsonaro and Luiz Inácio Lula da Silva have articulated welfare policies including conditional cash transfer policies, in their presidential campaigns. However, representing different sides of the spectrum, analysts have argued that they hold strong similarities due to their populist discourses and dispute very similar electoral audiences. During the run up to the 2022 presidential elections, various surveys of voting intentions of the Brazilian public underlined Lula's popularity, whose legacy of social spending were refurbished by new promises to address the ravages of the pandemic in Brazilian society due to the pandemic, in opposition to the austere front majorly supported by the Bolsonaro government regarding government social spending. These surveys led Bolsonaro's supporters in the Congress to approve measures allowing the Bolsonaro government to create and expand cash transfers, thereby identifying this aid as a means to gain voter support in Brazil. However, Bolsonaro's new program *Auxílio Brasil*, created to replace the former *Bolsa Família* launched by Lula, lacked clear guidelines that would allow it to generate fair results and was questioned on its ability to reach those most in need. This obfuscation of policy undercut the transformative potential of cash transfer policies in such a critical moment, while highlighting an interesting relationship between populist dichotomic discourses of elite versus people, pandemic management and garnering popular support in Brazil. This chapter evaluates this paradox to underscore the transitions in social welfare policies in Brazil in the current scenario of increased polarization and political passions mobilizations.

Keywords: cash-transfers, populism, Bolsonaro, Lula, COVID-19

Resumen

En el escenario posterior a la pandemia, con el aumento del hambre y la pobreza en Brasil, los líderes populistas situados a lo largo del espectro, Jair Messias Bolsonaro y Luiz Inácio Lula da Silva, han articulado políticas de bienestar, incluidas políticas de transferencias monetarias condicionadas, en sus campañas presidenciales. Aunque representen diferentes lados del espectro, los analistas han argumentado que tienen fuertes similitudes debido a sus discursos populistas, de modo que disputan audiencias electorales muy similares. Durante el período previo a las elecciones presidenciales de 2022, diversas encuestas de intención de voto del público brasileño subrayaron la popularidad de Lula, cuyo legado de gasto social fue renovado por nuevas promesas para enfrentar los estragos de la pandemia en la sociedad brasileña, en oposición al frente austero apoyado mayoritariamente por el gobierno de Bolsonaro en materia de gasto social del gobierno. Estas encuestas llevaron a los partidarios de Bolsonaro en el Congreso a aprobar medidas que permiten al gobierno de Bolsonaro crear y ampliar las transferencias de efectivo, identificando así esta ayuda como un medio para obtener el apoyo de los votantes en Brasil. Sin embargo, el nuevo programa *Auxílio Brasil* de Bolsonaro, creado para reemplazar el ex *Bolsa Família* lanzado por Lula, carecía de lineamientos claros que le permitieran generar resultados justos y fue cuestionado sobre su capacidad para llegar a los más necesitados. Esta ofuscación de la política socava el potencial transformador de las políticas de transferencia de efectivo en un momento tan crítico, mientras que destacaba una relación interesante entre los discursos dicotómicos populistas de élite versus pueblo, la gestión de la pandemia y la obtención de apoyo popular en Brasil. Este capítulo evalúa esta paradoja para subrayar las transiciones en las políticas de bienestar social en Brasil en el escenario actual de creciente polarización y movilización de pasiones políticas.

Palabras claves: transferencias en efectivo, populismo, Bolsonaro, Lula, COVID-19

Introduction

The pandemic emerged as an inflection point for the world. Such "focusing events" have the potential to "focus the attention of different actors and connect existing solutions to new public problems" (Brasil, Capella, Ferreira, 2021: 645). However, given the rise of authoritarian, nationalist leaders, the pandemic also provided opportunities for the entrenchment of their ideologies, as an arena for demonstrations of skill, personal brand building as well as its erosion. In the case of Bolsonaro, it might appear that the excesses of his pandemic mismanagement could have dissolved his power, but as Santos and Feldmann (2021) argues, Bolsonaro's rule is a rule through crisis, with the pandemic promising an inexhaustible supply of the same.

In 2011, the most popularly read magazine in Brazil (Veja) published an opinion article titled "The incredible case of the country without right". The article evaluated the self-declaration by Brazilian party leaders of their political ideologies and their avoidance of declaring themselves as right-wing. It also complained about the lack of conservative positioning in Brazil, bemoaning the absence of defending moral values, free initiative, and individual responsibility in the Brazilian political spectrum. The author emphasized that while it was common to find the words 'social', 'labour', and 'socialist' in the titles of Brazilian political parties, none made use of the term 'conservative' (Castro, 2011).

Indeed, since democratization, Brazilian politics has experienced a long period of what analysts have called an 'ashamed right', where, it has been unacceptable for a politician or party to declare themselves right-wing to sidestep the stigma of the military dictatorship in Brazil. In this regard, studies undertaken in the Brazilian Congress from the moment of democratization (1987) until the late 2000s have consistently shown the same results: most politicians declared a left or center-left orientation; a minimal number would declare themselves to be of center-right orientation and, while far left-wing declarations were always present (in small numbers), no politician has outrightly declared a right-wing orientation (Quadros, Madeira, 2018).

It was not only the right that was ashamed. All sorts of extremisms or polarized debates of left-versus-right were perceived as somewhat old-fashioned in the 1990s and 2000s, as Anthony Giddens (1994) posits. After the trauma of the Cold War and the 1990s neoliberal wave, a big centrist consensus over post-politics was built, in which only one macroeconomic policy seemed possible and the political ideal of achievement of consensus through rational dialogue and conciliatory politics was the aspiration of political debates (Mouffe, 2018).

In this context, there was little to no major difference in the structure of the national political project of the Worker's Party (PT), which had softened its leftist discourse to win elections – which, according to some analysts, coopted and depoliticized social movements and the political arena (Fernandes, 2019) – and the previous leadership of the Brazilian Social Democratic Party (PSDB), considered to be of the center-right wing.

A lot has changed in the current political context, and what seemed almost impossible 12 years back has happened very quickly: Brazil has gone through a conservative wave that resulted in the impeachment of PT's president Dilma Rousseff in 2016 followed by the imprisonment of Lula da Silva in 2018, under corruption charges, at the height of his political popularity, culminating in the rise to power of far right president, Jair Bolsonaro in 2018. Bolsonaro seemed to both represent and dilute contradiction: despite being a career politician as a congressman for over thirty years, he came to power on the basis of his use of anti-establishment and outsider rhetoric, supported by the Brazilian neoliberal elite. Bolsonaro was openly, unashamedly and violently proud of his conservative and right-wing orientation and commanded solid support in Congress.

Though Lula and Bolsonaro are representatives of very different positions on the political spectrum, it has been found that they talk to similar audiences and, to some extent, compete for support of similar sections of the electorate (Solano, 2018). It has caught our attention that both leaders are considered populists and that the debates in the 2022 elections, ignoring discourses on morality, included the public voicing of their dispute over who has provided the greatest cash transfer program and how the other has been lying about the maintenance of its current amount of R$ 600 (approximately US$ 115) (Mendes, 2022).

Far from claiming neutrality on the analysis of this dispute, we first want to reflect that, though Lula and Bolsonaro can both be called populist leaders, they are not the same. This claim becomes interesting if we consider that both have governed under the neoliberal tripod of macroeconomic stability (floating exchange rates, inflation targets, and fiscal targets) with an insistence on cash transfer initiatives as important instruments in their mandates. Recalling Laclau and Mouffe's (2001) approach to populism, we understand that populism is neither inherently bad nor uniform. The ability to mobilize the emotions and affections of audiences and to engage the masses in political debates in a more horizontal dialogue is a powerful tool for mobilizing forces and gaining support needed to make real changes, for better or worse, depending on your point of view (Mouffe, 2018).

Hoping to provide initial contributions to the analytical comparison of *Bolsa Família* and *Auxílio Brasil* in Brazilian politics, as well as to the broader need to understand the role of cash transfer policies in a global context of rising populism, far-right ascension, and democratic recession (Levitsky, Ziblatt, 2018), this chapter makes an attempt to systematically analyse the same. As we understand it as a powerful political and effective tool, cash transfers and populist leaders can either favour or jeopardize democracy, development and citizenry.

What kind of populist is Bolsonaro?

In *Por que votamos em Hitler'* or 'Why do we vote for Hitler', an opinion article published during the 2018 elections, Stuenkel (2018) explains why Hitler's party was elected in Germany, drawing many tacit parallels with the coming to power of Bolsonaro. Among the elements described are the fact that Hitler was a bizarre low-level ex-military personnel that most did not take seriously, famous for his declarations against minorities, the left, feminists, gays, immigrants, etc. However, people voted for his party because Germans had lost faith in democracy and were angry at the traditional elites after the worst economic crisis in the country's history. They were searching for a new leader, a new face, an anti-politician that could make real changes. Even though some were bothered by his radicalism, the existing parties offered no better options. The economic elite supported Hitler after he promised and implemented a clientelist and kleptocratic regime, benefitting special interest groups (Stuenkel, 2018).

In this regard, Casarões and Barros Leal Farias (2021) provide a very accurate description of Bolsonaro's profile:

> Former army captain and long-time congressman Jair Bolsonaro ran on both an anti-Workers' Party and an anti-establishment platform, vowing to fight communism and corruption and to hand back the country to the 'good citizens of Brazil', basically white, middle-class, Christian Brazilians. Much along the lines of U.S. President Donald Trump, Bolsonaro's electoral strategy was based on conservative (mostly religious) values, disinformation spread across social media, a bold rejection of political correctness, and a populist style (Casarões, Barros Leal Farias, 2021: 7 references omitted).

Another point was that Hitler knew how to instrumentalize the media, using a simple discursive lexicon instead of the bureaucratic one of the other politicians, spreading fake news, using catchy slogans, and presenting simplistic solutions to complex problems as real options. To Stuenkel, Hitler was politically incorrect on purpose, which made him appear more authentic to his electors. Furthermore, Germany was experiencing a general mood of moral crisis, which Hitler promised to confront. Many voted for Hitler without taking his threats towards Jews and gays seriously and expected that he would need to be ruled by more experienced counsellors (Stuenkel, 2018).

Describing the risks for democracy and the ability to exploit German society's insecurities, Stuenkel affirms these points:

> Indeed, a more objective analysis shows that just when it was most necessary to defend democracy, Germans fell into the easy temptation of a pathetic demagogue that provided a false sense of security and very few concrete proposals on how to deal with Germany's 1932 problems. Unlike what you hear today, Hitler was not a genius. He was an opportunistic charlatan who identified and exploited the deep insecurity in German society (Stuenkel, 2018, own translation).

Certainly, Bolsonaro's speeches very frequently portray and reinforce the distinction between the people and their interests which Bolsonaro clearly claims to represent, and the legacy of inaction and incomprehension of the previous corrupt rulers of the PT and Lula in particular. This clear division is compatible with the traditional understanding of what political analysts define as populist discourses. Plagemann and Destradi (2019), for example, argue that populist discourses create a separation of society into two antagonistic groups: 'the pure people' and 'the corrupt elite', where the former legitimize this division by claiming to be the only real representatives of 'the people'.

The same can be frequently observed in Lula's discourses, particularly evident in his response to criticism of his cash transfer programs by the opposition. Defending Bolsa Familia against opposition claims that these income distribution programs were populist measures to buy the votes of the poorest, Lula responded thusly:

> Bolsa Família, the main instrument of Fome Zero (Zero Hunger) – welcomed by poor communities and criticized by some privileged sectors – had a double effect. On the one hand, it took millions of men and women out of misery. On the other hand, it contributed to boosting the economy more equitably. For this reason, it gained international recognition, and already inspires similar programs in several countries. Our government has never been, nor is it "populist". This government was, is, and will be popular (Brasil, 2007, own translation).

Nestore and Robinson (2022) have recently raised two important questions: what is the meaning of labelling a particular form of leadership as populist, and can populism ever adopt a progressive route? These questions are particularly relevant in a discussion of cash transfers, where views on the effectiveness of the same remain as polarizing as populism itself.

Considering the pandemic as a "focusing event" (Brasil, Capella, Ferreira, 2021), the return of the state, especially in matters of public health and its role as guarantor of public welfare, has gained ground. Moreover, this new iteration of a supportive, didactic state has grown in an environment that had already raised questions about the future envisioned by neoliberal development as well as the efficacy of progressive alternatives that claimed to be post-neoliberal. With the rise of authoritarianism across the globe, an increasingly inward-looking pandemic state has added legitimacy to the cause of autocratic and ideologically divisive forms of leaderships in which the paramountcy of liberal democracy and the effectiveness of multilateral intervention themselves are in flux. Populist governments have managed to rise through the ranks as they "imply change (whether reactionary or progressive) in various fields of society, from culture, economy, politics and education" (Azevedo, Robertson, 2022: 153).

Focusing more on identifiable characteristics than definitions, one of the primary characteristics of populism as a "thin ideology" is the construction of an Other and the promotion and maintenance through discourse and policy of this binary opposition. The other dominating characteristic appears to be the heroic veneration of a charismatic and individualistic leader who stands tall over and above even his parent political party. Both are particularly relevant in comparative studies of Lula and Bolsonaro, especially as these variables emphasize the difference in the ideological character of their individual trajectories to gaining power as well as the point of relevance for this paper, the importance of the pandemic as an arena for spectacle (Santos, Feldmann, 2021). However, not only the more acute variations between the political histories of these leaders but the specifics that distinguish their populisms from others in the world seem to be undermined if populism is only understood as a thin ideology. For,

> (…) populism is not just a thin ideology instrumentalised by skilful authoritarian leaders, but rather it often draws upon, and builds on ideological resistance to a globalising neoliberal society, triggered by the socio-economic and cultural marginality of those left behind by these processes of neoliberal globalisation (Nestore, Roberston, 2022: 82).

Bolsonaro's employment of the cash transfers has been called by scholars like Fabio Santos (Santos, Feldmann, 2021) a form of "inverted Lulism". Bolsonaro's rise to power was, in part, a result of the failure of Lula and PT and his own presentation as an "outsider" in the realm of Brazilian politics. Daly (2019) has termed the coming to power of Bolsonaro as a "constitutional coup" in which his ascent to power is demonstrative of a change in the political character of Brazil, one not in favour of democracy. With his military background, evangelical base and deep abiding distrust of elite groups in Brazil, Bolsonaro came to power as someone who saw through the politics of the liberal media and presented himself as someone valiantly upholding a system against enemies from both within and without (Casarões, Barros Leal Farias, 2021). His direct appeal to the people, as a rebel, as someone not easily understood, was demonstrative of his personal brand and what Santos and Feldmann (2021) calls "Bolsonaro's governance through crisis". His 'unreasonableness', argues Santos, actually turned PT into the defenders and preservers of the system, a system which is mired in painful histories of excess, corruption and collusion with those that are corrupt, rather than underscoring their ability as opposition to critique and transform. It is in this context of ruling through crisis that the contradiction of Bolsonaro's cash transfer programs must be read. The *Auxílio Emergencial* of R$ 600, extended to the poor, was contrary to everything Bolsonaro had argued would be his fiscal policy. Even though this won him support, the municipal elections that followed in November 2020 did not necessarily spell big wins for Bolsonaro. This aid would dwindle in a variety of ensuing rounds and was eventually discontinued. Bolsonaro's proposal of the revamped and thus renamed *Bolsa Família* as *Auxílio Brasil* showed that he was cognizant of the fact that payments and cash transfers are a definite requirement for electoral success. *Auxilio Brasil* became a pivot of Bolsonaro's branding exercises for the Brazilian elections.

As Lula won his conviction in 2021 from the proceedings begun against him for corruption and bribery under the stewardship of then judge Sergio Moro, his arrival back on the political scene was heralded by the rejection of not only all criminal charges against him by the Supreme Federal Court for illegalities in the conduct of the process, but also presented him as a robust political opponent to Bolsonaro in the 2022 elections, who in turn was struggling to govern a country ravaged by the pandemic. With Lula being free to contest the 2022 elections, this ideological blurring between party lines and the actual policies practiced by Bolsonaro seems to have revealed Bolsonaro's hand, especially to the conservative sectors that bought into his arguments about fiscal prudence and reduced social sector spending. His military profile, pride in Brazilian capacity for excellence and an almost introverted sense of nationalism complicated easy dismissals of Bolsonaro as an outlier, or an extreme right fluke who could be easily overlooked. Interestingly, the argument made by Segatto et al. (2022) about the unclear delegation of responsibility inherent in the provision of public goods between the center and the states added another dimension to Bolsonaro's policies, which became especially visible in the vaccination drives in Brazil.

According to Chantal Mouffe (2018), the inability of democratic parties to present identity discourses that could be considered as alternatives to the population has opened the way for right-wing populism, as those parties are the only ones currently actively mobilizing passions and creating collective forms of identification. She suggests that the emphasis on consensus and aversion towards the confrontation of the post-political period – in which there was no clear difference between left and right, but a strong reliance on bureaucrats and specialists' neoliberal recommendations for economic stability – in the 1990s and 2000s led to apathy and disaffection of the 'regular citizen' towards political participation. In this context, she believes that right-wing populists have been highly successful around the world because they are the only ones playing with affections and emotions of their political constituents in order to create collective identities. According to her, right-wing populists are the only ones that currently perceive that successful party politics are not reducible to individual motivations and technical inputs, but necessarily involve the creation of collective identities, the construction of an 'us' versus 'them' dichotomy that mobilize passions and project a powerful appeal to 'the people'.

Thus, when politics became only a matter of technical rational choice, depoliticizing democracy while depriving it of its essential conflictual dimension, people were told that there was no alternative to neoliberal globalization, which led them to feel disaffected and disempowered to choose. In this context, right-wing populism offers people some sort of hope and a perception that things could be different, a seductive and appealing alternative to centrist neoliberal post-political narratives. On the other hand, democratic parties seem to be far from ready to confront the actual desires and fantasies of people, instead calling for reason, moderation, and consensus; Mouffe (2018) contends that they should engage in actually promoting identifications, necessarily choosing an adversary (possibly the neoliberal hegemonic order and its defenders) and thereby making it possible to create an 'us'.

Most analysts of the rise of the far-right around the world are reducing this current movement to capitalism's need to overcome the barriers of social democracy so as to allow for the expansion of its gains. That is indeed true, but it hides the important component of emotions and affections from the analysis, which leaves us without means to fight against it.

In his inaugural speech in 2019, Bolsonaro affirmed the existence of a previous order, when Brazil was a great nation, which we understand to refer not only to the period before PT's control of the presidency but – relying on intertextuality and other discourses of Bolsonaro – probably as referring to the period of the civilian-military dictatorship in Brazil (1964-1988). Hence, he affirms: "We have a great nation to rebuild" (Agência Brasil, 2019, own translation). He claims to know and represent the interests of Brazilians without any bias, even though we cannot be sure of who those Brazilians he is talking about are. Further on, he continues: "We are going to take out the ideological bias of our international relations", and "this country has been governed serving partisan interests that were not the interests of Brazilians. We are going to reestablish order in this country" (Agência Brasil, 2019, own translation).

In Bolsonaro's terms:

> I take the opportunity of this solemn moment and call on each one of the parliamentarians to help me in the mission of restoring and rebuilding our homeland, definitively freeing it from the yoke of corruption, criminality, economic irresponsibility and ideological submission. We have before us a unique opportunity to rebuild our country and rescue the hope of our fellow countrymen. I am sure that we will face enormous challenges, but if we have the wisdom to listen to the voice of the people, we will achieve our goals and, by example and work, we will lead future generations to follow us in this glorious task. Let's unite people, value the family, respect religions and our Judeo-Christian tradition, fight gender ideology, preserving our values. Brazil will once again be a country free of ideological ties (Agência Brasil, 2019).

Identity will always represent an incomplete representation, a simplification of reality, as it cannot be freely and tangibly accessed, as it is impossible to be in a political realm that is free from ideology (purely technical) or free from a partial perspective of the world that has chosen something to anchor its beliefs and emotional attachments in (Kinnvall, 2017). This is also why we consider Bolsonaro's claim to represent the "real" Brazilian people and their interests not only inherently problematic but also, a very powerful discursive tool that mobilizes affections and generates popular engagement – which probably contributed significantly to his election as Brazil's president in 2018 and for his very convincing performance both in the election as well as the popular support he has continued to command even after losing the election in 2022.

Cash transfer policies and the management of the COVID-19 pandemic

Bolsonaro's positionings regarding COVID-19 were mostly marked by denial, distraction and dismissal of the claims of scientists, the clamouring of the population for government support and finally from the culpability of being responsible for the second-highest death rate during the pandemic globally. Scholars like Feldmann (2022) have argued that this negationist discourse was "employed in Brazil as a political tool", where the strategy of negationism was "elevated to state policy" (Feldmann, 2022: 176). Bolsonaro's refusal to recognize the dangers of the pandemic and then to organize massive state action against it appear both counterintuitive and counterproductive. Bolsonaro denied the potency of the virus, categorically promoted untested medicines as supposedly valid treatments and prevention against infections and spread misinformation about the vaccination to say the very least. Coupled with these visible, individual gestures of the president led to resignations of health ministers, consolidation of parallel and uncoordinated frameworks of pandemic control in regional levels and hesitancy in procurement of vaccinations as well as intense competitive rivalries between federal centers like São Paulo and the president.

It seems implausible to all understandings of state responsibility to consider how these narratives of diminishment and diffusion were allowed to permeate the social psyche, especially given the incidence of deaths in Brazil. The logic seemed to be that an open market and a functioning economy were imperative for the actual welfare of the people, a right denied by the fears of local governments and their respective uncoordinated pandemic lockdown measures with no clear social security for workers that could not afford to stay at home. Continuing with this outsider, rebel and anti-elite stance, Bolsonaro's narrative was supported by reproducing the oppositional binary between elites and non-elites that had also brought him to power; lockdowns and the disruption of economic activity were necessarily anti-poor and anti-working class. The resounding dissonance in society which had brought Bolsonaro to power, coupled with his pro-right, pro-military outlook, found easy replication in his politics of systemic erosion through increasing polarization. As Feldmann (2022: 177) puts it "Bolsonarism feeds on very objective social tendencies that render opaque the distinctions between what is formal and informal, between democratic-legal rights and their objective denial in everyday life, between the role of the state and the private sector, and finally, between what is legal and illegal".

Initial comparisons between Lula and Bolsonaro show their populist character as one of their greatest similarities. Their populist appeal mobilized historical numbers of voters in the 2022 presidential elections, showing their affective power. However, while they represent different positions on the political spectrum, surveys have shown that they talk to very similar audiences and fought to win over many of the same electors in 2018 (Solano, 2018). In 2022, most of their dispute revolved around the issue of cash transfer policies (Mendes, 2022) and, therefore, it will be useful to have a closer look at *Bolsa Família* and *Auxílio Brasil* for an initial attempt at an analytical comparison.

Cash transfers as electoral measures?

In July 2022, three months before the elections, Bolsonaro's base in Congress approved a Constitutional Amendment allowing the federal government to surpass its spending ceiling by up to 41 billion reais, approximately 8 billion USD. The expansion allowed the enlargement of existing social programs, such as *Auxílio Brasil* (AB), and the creation of two new ones, which would last only until the end of the year. The new aid programs targeted independent truck drivers as well as taxi drivers, two crucial sectors amongst Bolsonaro's supporters whose ability to make a living has been deeply jeopardized by the high oil and gas prices in Brazil (Prazeres, 2022).

The approval required the recognition of a national emergency state by the Congress, as Brazilian electoral law forbids the government to create new social benefits during an electoral year, which could unfairly benefit the running government. It should be mentioned that the measure passed when Bolsonaro's most significant opponent, former president Lula da Silva – now elected for a new 4-year mandate starting from January 1st, 2023 – was the leading candidate in voting intentions. Nevertheless, the government supporters argued that it was an important measure to deal with the high inflation and growing food insecurity that a large portion of the Brazilian people were facing, in part due to the consequences of the pandemic as well as the war in Ukraine (Prazeres, 2022).

Though it could benefit Bolsonaro's government, the opposition also voted in favour of the measure. A plausible explanation for this support could be that a contrary position may have jeopardized the popularity of center and left-wing parties and the pledge they took, in a broad coalition, which was to support Lula da Silva's candidacy. Interestingly enough, Jair Bolsonaro's government was elected under a neoliberal agenda, implementing and pressuring for austerity measures throughout the government to maintain the spending ceiling, such as the social security reform approved in 2019 (Betim, 2019).

By 2022, however, it had become difficult for some to differentiate between Lula's and Bolsonaro's proposals on cash transfer policies. While right-wing political groups have long criticized Lula's *Bolsa Família* (BF), during the 2022 campaign the discourse changed profoundly, as now Bolsonaro and his supporters would criticize PT's original policy for its lower amount if compared to Bolsonaro's *Auxílio Emergencial*, implemented during the pandemic, and *Auxílio Brasil* (AB), which substituted the former *Bolsa Família* (Mendes, 2022).

According to Bolsonaro, his government would have spent the equivalent of 15 years of BF only during the *Auxilio Emergencial*, arguing that this cash transfer program pays three times the amount of the previous one. However, the comparison of nominal values does not take into account inflation and the possibility *Bolsa Familia* offered of increasing the amount received depending on the level of necessity of each family. The minimum amount offered in 2004 was R$ 72.81 and, considering inflation, it would be the equivalent of R$ 206,47 in 2022, approximately 40 dollars. BF had no maximum amount to be paid to the beneficiaries and, depending on the family's composition, it could be increased until the per capita income of the family would reach approximately 89 reais, leaving the condition of extreme poverty (Andrade, 2022).

Comparing the benefits to the minimum wage and the cost of the basic basket of necessities is also a useful analytical tool. In 2003 the minimum wage was R$ 240 and the initial amount of the *Bolsa Família* represented 30% of this sum. *Auxilio Brasil*, on the other hand, paid R$ 220 by December 2021. Having an emergent character, it also included the 'extraordinary benefit' to make sure that each family would receive at least R$ 400 reais. In August 2022, the constitutional amendment mentioned earlier increased the amount to R$ 600, but only until December, and, by 2023, it should be R$ 405 according to the budget law approved for the year. However, both Bolsonaro and Lula affirmed in their campaigns that they would keep the cash transfer program at the amount of R$ 600, even though 2023's Budgetary Law sanctioned by Bolsonaro only allowed for R$ 405. Conversely from BF, it is nearly impossible for a family to receive more than the amount fixed for AB, regardless of the number of family members (Andrade, 2022).

Therefore, even though nominally the amount offered by Bolsonaro is considerably bigger, the minimum wage in 2022 is R$ 1.212 and the average price of the basic food basket is R$ 760.45, when in 2004 it was R$ 171.63. Furthermore, while the amount of R$ 600 has been stipulated only for the period around the election, the *Bolsa Família* was a well-structured and financially sustainable program, which endured for 18 years. Beyond that, BF had clear guidelines (which are absent in *Auxilio Brasil*) to make sure the children of the beneficiary families would regularly go to school and keep their vaccination cards updated, while expectant mothers should follow the prenatal assistance offered by the public health system throughout their pregnancy. This allowed for improvements in child literacy levels and health in poorer areas. *Auxílio Brasil*, on the other hand, follows a more meritocratic approach, offering small bonuses to children and teenagers who excel in sports or academic competitions. However, this kind of incentive might not reach the families most in need (Andrade, 2022).

Nonetheless, the amounts paid by BF had indeed become outdated, as its adjustments had no commitment to surpassing inflation and raising it could be done at the discretion of the Executive. While at the beginning of the program it allowed the purchase of an entire basic basket, even by the end of Lula's mandate it was already insufficient. By 2014, during Dilma Rousseff's presidency, the nominal amount had been adjusted to R$ 150.27 or R$ 250.90 if adjusted to 2022 numbers. At the beginning of 2020, the medium nominal value of the *Bolsa Família* was R$ 191.86, while it was something around R$ 228.67 in 2022, giving recipients much smaller purchasing power (Andrade, 2022).

The following table systematizes the comparison of *Bolsa Família* and *Auxílio Brasil*:

Program and year of reference	Initial amount (corrected to 2022)	Limit amount per family	Percentage of the Basic Food Basket value (nominal values)	Percentage of the Minimum wage (nominal values)
Bolsa Família (2004)	R$ 206.47	No.	42%	28%
Bolsa Família (2014)	R$ 250.90	No.	43%	20%
Auxílio Brasil (2021)	R$ 400.00	R$ 400,00	61%	33%
Auxílio Brasil (August 2022)	R$ 600.00	R$ 600,00	79%	49%

Source: Author's elaboration based on Andrade (2022).

Therefore, it can be argued that, though cash transfer policies have been of core importance for the improvement of the most vulnerable populations in Brazil and Bolsonaro's *Auxílio Brasil* presents an expansion of the amount paid by the government, the program does not seem demonstrative of strategic planning, long term framing and the appropriate directions expected from well-structured policies seeking to reach the families that are most in need. Beyond that, the rush to improve the amount right before the elections – with no clear evidence of the possible maintenance of the amount of R$ 600 for 2023 – and to provide short-term aid to the sectors that mainly support Bolsonaro's rule discredits his intentions and points to paternalistic goals. Finally, there is still a considerable lack of access to data that would allow a detailed comparison between *Bolsa Família* and *Auxílio Brasil* and this seems to be a relevant research agenda to be explored and further expanded.

Final remarks

As a "focusing event", the COVID-19 pandemic had the potential "to focus the attention of different actors and connect existing solutions to new public problems" (Brasil, Capella, Ferreira, 2021: 645). A literal and surface analysis of this statement would imply that is nothing antithetical in the usage of cash transfers by political opponents and populist leaders Jair Messias Bolsonaro and Luiz Inácio Lula da Silva.

However, as this chapter has established, Bolsonaro's political agenda remained strongly inclined towards refusing acceptance of the pandemic as a "focusing event" in that he denied it due importance or credence in public health policies. Instead, the pandemic served as means to continue his polarizing discourses of us-versus-them, misinformation and a miasma of neglect towards the "new problems" that emerged in Brazil. Given the lack of intent in his cash transfer policies, it seems evident to us that Bolsonaro did not use cash transfers or mobilize existing systems of information on their delivery in the country in the hope of finding solutions. For Bolsonaro, establishing a categorical difference in his cash transfer program and disputing the collective memory of Lula's *Bolsa Família* was paramount to a policy serving what seemed to be his primary purpose: maintaining his tenuous hold on power and continuing with the narrative of the different character of his politics – as opposed to those of an untamed rebel and a 'false' revolutionary hiding his allegiance to corrupt systems, namely Lula and PT. For this, the context of the international crisis of COVID-19 legitimized his supporters' declaration in Congress of an Emergency State in Brazil, which allowed Bolsonaro to frame cash transfer measures with electoral intentions.

It may be asked that why this research is relevant or important when it continues to adhere to several existing criticisms of the use of cash transfers by politicians to consolidate their power. As established earlier, the relationship between populisms and popular appeal and thereby the promotion of the 'public good' variously defined by different actors makes the methods of governing actors and their proposed ways of achieving this public good important to analyse. The urgency of the need to provide social assistance and the moral, political and policy relevance accorded to the state to be said provider by the brutal, equalizing ravages of the pandemic muted the inherent opposition to the use of cash transfers as a policy tool. This shows in greater relief the self-serving and power-seeking behaviour of the Bolsonaro government, underlining the method to his madness.

Finally, even as the need for redistribution in the post-pandemic Brazilian order has been socially accepted, the current Lula government inherits a very different scenario than that in which the first version of *Bolsa Familia* was iterated, with structural budgetary limitations and the prospect of an international economic crisis. This chapter hopes to delineate some of the distinctions that must be made between politicians and their policies, especially when polarizing ideologies make their practice of politics increasingly more difficult to predict.

References

Agência Brasil (2019). *No discurso de posse, Bolsonaro pede apoio para reconstruir o país.* Agência Brasil, January 1. Available at: https://agenciabrasil.ebc.com.br/politica/noticia/2019-01/no-discurso-de-posse-bolsonaro-pede-apoio-para-reconstruir-o-pais (access: 17.06.2024).

Andrade, J. (2022). O Auxílio Brasil para mais que o Bolsa Família? Como organizar as contas. *Estadão: E-Investidor*. October 21. Available at: https://einvestidor.estadao.com.br/educacao-financeira/inflacao-bolsa-familia-auxilio-brasil/ (access: 17.06.2024).

Azevedo, M.L.N.D., Robertson, S.L. (2022). Authoritarian populism in Brazil: Bolsonaro's Caesarism,'counter-trasformism'and reactionary education politics. *Globalisation, Societies and Education*, 20(2): 151-162.

Betim, F. (2019). Os impactos da reforma da Previdência na desigualdade, segundo economistas de esquerda, *El País*, October 2. Available at: https://brasil.elpais.com/brasil/2019/08/11/politica/1565523667_357865.html (access: 17.06.2024).

Brasil, F.G., Capella, A.C.N., Ferreira, L.T. (2021). Focusing Events and the COVID-19 Pandemic: The Emergency Basic Income on the Brazilian Agenda. *Revista de Administração Pública*, 55: 644-661.

Brasil. Presidente (2003-2010: Luiz Inácio Lula da Silva) (2007). Pronunciamento à nação do Presidente da República, Luiz Inácio Lula da Silva, na cerimônia de posse. Brasília, January 1. Available at: http://www.biblioteca.presidencia.gov.br/presidencia/ex-presidentes/luiz-inacio-lula-da-silva/discursos/discursos-de-posse/discurso-de-posse-2o-mandato/@@download/file/posse%20lula%202007.pdf (access: 17.06.2024).

Casarões, G.S.P.E., Barros Leal Farias, D. (2021). Brazilian foreign policy under Jair Bolsonaro: far-right populism and the rejection of the liberal international order. *Cambridge Review of International Affairs*, 35(5): 741-761.

Castro, G. (2011). O incrível caso do país sem direita. *Veja*, April 3. Available at: https://veja.abril.com.br/brasil/o-incrivel-caso-do-pais-sem-direita/ (access: 17.06.2024).

Daly, T. (2019). Populism, Public Law, and Democratic Decay in Brazil: Understanding the Rise of Jair Bolsonaro. 14th International Human Rights Researchers' Workshop: 'Democratic Backsliding and Human Rights'. *Law and Ethics of Human Rights (LEHR) Journal*, March 11 [Open PDF]. Available at: https://papers.ssrn.com/sol3/papers.cfm?abstract_id=3350098 (access: 18.06.2024).

Feldmann, D. et al. (2022). The Pandemic as an Opportunity. In: F.L. Barbosa dos Santos, C. Lero, T. Gerőcs (eds.). *The Radical Right: Politics of Hate on the Margins of Global Capital* (pp. 173-199). Leiden: Brill.

Fernandes, F. (2019). *Reflexões sobre a construção de um instrumento político: contribuição ao I Congresso do Partido dos Trabalhadores*. São Paulo: Expressão Popular.

Giddens, A. (1994). *Beyond Left and Right: The Future of Radical Politics*. Stanford: Stanford University Press.

Kinnvall, C. (2017). Feeling ontologically (in)secure: States, traumas and the governing of gendered space. *Cooperation and Conflict*, 52(1): 90-108.

Laclau, E., Mouffe, C. (2001). *Hegemony and Socialist Strategy: Towards a Radical Democratic Politics*. 2nd ed. London: Verso.

Levitsky, S., Ziblatt, D. (2018). *Como as democracias morrem*. São Paulo: Editora Schwarcz-Companhia das Letras.

Mendes, F. (2022). O Auxílio Brasil paga mais que o Bolsa Família? *Veja*, October 17. Available at: https://veja.abril.com.br/economia/o-auxilio-brasil-paga-mais-que-o-bolsa-familia/ (access: 17.06.2024).

Mouffe, C. (2018). *For a Left Populism*. London – New York: Verso.

Nestore, M., Robertson, S. (2022). Introduction to Special Issue: Education and Populisms. *Globalisation, Societies and Education*, 20(2): 81-85.

Plagemann, J., Destradi, S. (2019). Populism and Foreign Policy: The Case of India. *Foreign Policy Analysis*, 15(2): 283-301.

Prazeres, L. (2022). *Congresso promulga PEC que amplia gasto social em ano eleitoral: entenda os argumentos pró e contra*. BBC, July 12. Available at: https://www.bbc.com/portuguese/brasil-62088494 (access: 17.06.2024).

Quadros, M.P., Madeira, R.M. (2018). Fim da direita envergonhada? Atuação da bancada evangélica e da bancada da bala e os caminhos da representação do conservadorismo no Brasil. *Opinião Pública*, 24: 486-522.

Santos, F.L.B., Feldmann, D. (2021). Latin American Progressivism between the Structural Crisis and the Pandemic. In: P.A. Baisotti (ed.). *Problems and Alternatives in the Modern Americas* (pp. 149-167). London: Routledge.

Segatto, C., Santos, F., Bichir, R., Morandi, E. (2022). Inequalities and the Covid-19 Pandemic in Brazil: Analyzing Un-Coordinated Responses in Social Assistance and Education. *Policy and Society*, 41(2): 306-320.

Solano, E. (ed.) (2018). *O ódio como política: a reinvenção das direitas no Brasil. Boitempo Editorial*. News Brasil. Available at: https://www.bbc.com/portuguese/brasil-62088494 (access: 18.06.2024).

Stuenkel, O. (2018). Por que votamos em Hitler. *El País Brasil*, October 8. Available at: https://brasil.elpais.com/brasil/2018/10/06/opinion/1538852257_174248.html# (access: 19.07.2024).

http:/orcid.org/0000-0002-7856-1196

Amurabi Oliveira

amurabi.oliveira@ufsc.br

PUBLIC UNIVERSITIES IN BRAZIL IN THE TIME OF THE PANDEMIC (AND BOLSONARO)

Universidades públicas en Brasil en tiempos de pandemia (y Bolsonaro)

Abstract

The public universities in Brazil have been targeted by intense attacks from the public sphere, especially during the Jair Bolsonaro administration (2019-2022), involving the actions of extreme right-wing movements that deny science and refuse the role of research in our society. This was most evident during the COVID-19 pandemic crisis. This paper offers some reflections on the attacks on public universities in Brazil in the post-truth context during the Bolsonaro administration, and more specifically highlights the case of the Universidade Federal de Santa Catarina (UFSC), located in one of the states that has most openly supported the former president, as shown by the presidential elections of 2018 and 2022. More empirically, the actions of Grupo ND in Santa Catarina, which has repeatedly attacked the UFSC through a media conglomerate, are highlighted.

Keywords: public universities, post truth, social media, Brazil

Resumen

Las universidades públicas en Brasil han sido blanco de intensos ataques desde la esfera pública, especialmente durante la administración de Jair Bolsonaro (2019-2022), mercado por las acciones de movimientos de extrema derecha que niegan la ciencia y niegan el rol de la investigación científica en nuestra sociedad, lo que fue aún más evidente durante la crisis de la pandemia del COVID-19. Este artículo trae algunas reflexiones sobre los ataques a las universidades públicas en Brasil en el contexto de la posverdad durante la administración de Jair Bolsonaro y, más específicamente, destaca el caso de la Universidade Federal de Santa Catarina (UFSC), ubicada en uno de los estados que ha apoyado más abiertamente al expresidente, como lo demuestran las elecciones presidenciales de 2018 y 2022. Más empíricamente, se destacan las acciones del Grupo ND en Santa Catarina, que ha atacado repetidamente a la UFSC a través de un conglomerado mediático.

Palabras claves: universidades públicas; posverdad; redes sociales; Brasil

Introduction

Compared to some South American countries, Brazil's first higher education institutions were founded late. The initial colleges were founded only after the arrival of the Portuguese royal family in 1808, while the first universities appeared only in the 20th century. However, Brazil now has one of the best-structured systems in the region, with universities standing out in the international rankings. There are currently 69 federal universities making up the federal higher education system, along with the federal institutes,[1] which are present in all Brazilian states and maintained by the federal government.[2] In recent times, these institutions have undergone an intense democratization process through affirmative action, which has managed to include more students from public schools and black and indigenous people, changing a scenario in which white, middle-class students had predominated.

Despite their academic and social relevance, universities have been targeted by intense attacks from the public sphere, especially during the Jair Bolsonaro administration (2019-2022). Social media has expanded the scope of action of extreme right-wing movements that deny science and refute the agents who mediate knowledge (Miskolci, 2021), which in the case of research institutions takes on other outlines in view of the crisis of expert systems in the post-truth context.

In this study, I aim to offer some reflections on the Brazilian case, considering the attacks on public universities in the post-truth context during the period of the Bolsonaro administration and, more specifically, highlight the case of the Universidade Federal de Santa Catarina (UFSC), which is located in one of the states that has most openly supported the former president, as shown by the results of the 2022 presidential elections, once he was defeated in Brazil, but he obtained 69.27% of the valid votes in Santa Catarina. More empirically, the actions of the *Grupo ND* in Santa Catarina, which has repeatedly attacked the UFSC through a media conglomerate, are highlighted.

The rise of conservative movements in Brazil

Bolsonaro's election in 2018 drew worldwide attention. In the international media, the nickname "tropical Trump" drew a direct parallel between his style of doing politics and that of Donald Trump, who had been elected president of the United States in 2016. This discussion of the parallels between the two politicians also referred to how the two elections took place, with extensive use of fake news.

---

1 The Federal Institutes were created in 2008, and they are institutions of higher education that integrate the Federal Network of Vocational, Scientific and Technological Education, that offer a wide range of curricula, including both general education and specialized vocational and professional training in science, technology, and pedagogy. Some Federal Institutes used to be Federal Centers for Technological Education, created in the beginning of the last century.

2 In addition, most states maintain state universities, many of them with great academic prominence, such as the University of São Paulo.

The term post-truth became more popular after Brexit, but it was with Donald Trump's election that it really took hold. For Bolsonaro's election in 2018, there was an issue shift from the northern hemisphere to the southern hemisphere, driven by the increasing popularization of social media in Brazil. Since 2010, the weight of social networks in the public sphere has been more significantly felt, culminating with the demonstrations in June 2013 with protests in several cities around the country. Even though some analysts had at first made a relatively "optimistic" reading of these demonstrations, envisioning the possibility of a popular and progressive political turn (Braga, 2013; Scherer-Warren, 2014), the result was different:

> The protests that drew crowds to the streets generated diverse and alternating reactions: from the enthusiasm of some who still associated the people in the streets with demands for democracy and equality to the fear of others who rejected them for the same reasons. The protests were born one way. However, they were transformed when far-right groups saw, in the anti-institutional impulse bringing them together, a window of opportunity to take control over them and redirect them towards their goals (Miskolci, 2021: 31-32).[3]

In an even more objective way, we could say that the extreme right-wing movements have managed to better capitalize on this moment, especially through social media. This phenomenon boosted different political agents that began to unite around a conservative moral agenda that won the streets, especially when, in 2015, the demonstrations in favor of President Dilma Rousseff's impeachment gained strength.[4]

Bolsonaro's election in 2018 can therefore be understood as the pinnacle of processes already underway in Brazil, and of the greater visibility of the sociopolitical impacts of social media and the power of fake news. Sismondo (2017), when analyzing the US case, points out that Trump's recursive use of fake news in his 2016 campaign indicates that he had abandoned the democratic game. The same could be said about Bolsonaro in his 2018 campaign. Bolsonaro's path from congressman with little political relevance to becoming president of the republic is, in fact, unique and can only be fully understood in the political and social transformations experienced in contemporary Brazil.

Post-truth, education, and scientific knowledge

As already indicated, the post-truth concept has gained visibility in the recent period and is recurrently summarized as a context in which subjective and personal convictions override facts (McIntyre, 2018). In the field of scientific knowledge, it unfolds in a wide-

---

3 Translation from the original: "Os protestos que atraíram multidões às ruas geraram reações diversas e alternadas: do entusiasmo de alguns que ainda associavam o povo nas ruas com demandas de democracia e igualdade ao temor de outros que os recusavam pelas mesmas razões. Mas os protestos nasceram de uma forma e foram se transformando quando grupos da extrema-direita enxergaram no impulso anti-institucional que os aglutinava a janela de oportunidade para tomar o controle sobre eles, redirecionando-os para seus objetivos."

4 The impeachment of President Dilma Rousseff, which was characterised by many analysts as an institutional coup, took place in 2016 (Souza, 2016).

spread disbelief of research and disillusion with educational institutions. According to Peters (2017: 4):

> Education has now undergone the digital turn and to a large extent been captured by big data systems in administration as well as teaching and research. Criticality has been avoided or limited within education and substituted by narrow conceptions of standards, and state-mandated instrumental and utilitarian pedagogies. There have been attacks on the professional autonomy of teachers as arbiters of truth. If education is equated almost solely with job training rather than a broader critical citizenship agenda for participatory democracy, we can expect the further decline of social democracy and the rise of populist demagogue politicians and alt-right racist parties. In the era of post-truth it is not enough to revisit notions or theories of truth, accounts of 'evidence,' and forms of epistemic justification as a guide to truth, but we need to understand the broader epistemological and Orwellian implications of post-truth politics, science and education. More importantly, we need an operational strategy to combat 'government by lying' and a global society prepared to accept cognitive dissonance and the subordination of truth to Twittered emotional appeals and irrational personal beliefs. Rather than speaking truth to power, Trump demonstrates the enduring power of the lie.

This scenario tapers off in the context of the rise of populist leaders, as in Bolsonaro's case. However, it should be noted that this is a global phenomenon with a global agenda, but at the same time articulated with local scenarios and demands.

In Brazil, public universities have historically been perceived as a space of political and ideological resistance to conservative and authoritarian movements, which was made visible by the systematic persecution of professors and students during the military dictatorship (1964-1985). However, the Brazilian case is unique if we compare it with other South American countries, considering that during the period of military dictatorship there was a process of expansion and consolidation of higher education and especially of graduate studies, including the Social Sciences, which began to count on funding sources to train researchers (Martins, 2018; Rodrigues, 2020). To some extent, Bolsonaro has revived the older ideological persecution of public universities, classifying them as a space for "ideological indoctrination". Furthermore, other political agents who gained visibility during his presidential campaign and in his administration introduced new codes in this re-updating process. According to Cesarino (2019: 539):

> Among the many novelties introduced by Jair Bolsonaro's 2018 campaign, there were terms previously uncommon, or even unknown, in the national political debate: empty signifiers (Laclau, 2005) such as "Gramscism", "cultural Marxism", and "globalism" even figured in the then-candidate's government plan (which consisted of 81 slides). However, this kind of language had been taking root for some time in social media, where the new right-wing emerged and consolidated itself. Around the election period, it started to spread to a wider audience, mainly through memes, texts, audio files, and short videos circulating on WhatsApp.[5]

---

[5] Translation from the original: "Dentre as muitas novidades introduzidas pela campanha de Jair Bolsonaro em 2018 estavam termos até então infrequentes, ou mesmo desconhecidos, no debate político nacional: significantes vazios (Laclau, 2005) como 'gramscismo', 'marxismo cultural' e 'globalismo' chegaram a figurar no plano de governo do então candidato (que consistia em 81 slides). Esse tipo de linguagem já vinha, no entanto, se sedimentando há algum tempo em mídias sociais onde emergiu e se consolidou a nova direita. Nas proximidades do período eleitoral, ela

In this context, universities were considered key players in the "cultural war against Marxism" (Doval, 2021). One of the most recurrent actions of the Bolsonaro administration was to question the validity of scientific knowledge and the autonomy of the teacher's work. It is also important to mention that the Escola sem Partido (School without Party) movement was founded in Brazil in 2004, during the second year of the Workers' Party (PT) administration in the first term of Luís Inácio Lula da Silva. This movement aimed to fight against so-called "ideological indoctrination in schools". The movement gained greater visibility in the following years, incorporating new issues into its agenda, such as the fight against "gender ideology"[6] (Miguel, 2016). This set of articulated actions empirically demonstrates what Wight (2018) hypothesizes, that the supposed link between democracy, education, and knowledge seems to be broken.

I would like to briefly demonstrate in this section that universities are among the institutions most affected in the post-truth context, as their very existence and place in society are questioned. In the Brazilian case, this takes on an institutional dimension to the extent that the federal government itself begins to attack such institutions in public.

Universities under attack from the Jair Bolsonaro administration

The higher education system in Brazil is quite complex and segmented, having experienced a rapid expansion mainly since the 1990s, driven mostly by non-university private institutions (Neves et al., 2007). However, even though most higher education students are in private institutions, research and graduate programs are concentrated in public universities. Therefore, Brazilian public universities are key agents in the furtherance of the country's Science and Technology policies. It is also important to mention that although the universities are directly linked to the Ministry of Education, the Coordination for the Improvement of Higher Education Personnel (CAPES) evaluates their graduate programs, and part of the research funding is done through the National Council for Scientific and Technological Development (CNPq), an entity linked to the Ministry of Science, Technology, and Innovation, and also through State foundations, like the São Paulo Research Foundation.

During the PT administration (2003-2016) there was an increase in investment in the federal public universities, especially in the context of the Support Program for Res-

---

passou a ser difundida para um público mais amplo principalmente através de memes, textos, áudios e vídeos curtos circulados no WhatsApp."

6 "The term gender ideology was coined originally within the Catholic Church in the 1990s as a "response" to the advance of sexual and reproductive rights. This concept has been widely used by conservative religious and secular groups in the public sphere in Brazil and several other countries. Although the category gender is well established in the field of human and social sciences, referring in its genesis to medicine, it has been employed to induce moral panic by conservative movements. While they use the term in a plastic way, without a clear definition of its meaning, the effort is based exclusively on the idea that this gender ideology represents a threat. It is also noteworthy that such movements repeatedly contrast the term gender ideology with a conception based on a perspective that reduces social roles (related to gender and sexuality) to biological sex" (Oliveira, 2023: 2).

tructuring and Expansion Plans of Federal Universities (REUNI), created in 2007, even though it should be considered that these investments had already been declining during Dilma Rousseff's second term, which began in 2015. In the Michel Temer administration (2016-2018), the neoliberal agenda was deepening, with cuts in the education and science and technology budgets, which directly affected federal universities.

In part, the Bolsonaro administration's neglect of education can be seen in the high turnover of its education ministers. The first to take over the Ministry of Education was Ricardo Vélez Rodríguez (January 1, 2019, to April 8, 2019), followed by Abraham Weintraub (April 8, 2019, to June 20, 2020), then Milton Ribeiro (July 16, 2020, to March 28, 2022), and finally Victor Godoy Veiga (March 29, 2022 – December 31, 2022). All of these ministers committed themselves in different pronouncements to fighting "gender ideology" and "cultural Marxism", something that was also articulated in the actions of Damares Alves, who was Minister of Woman, Family, and Human Rights (January 1, 2019, to March 30, 2022) and in 2022 was elected senator.

Minister Abraham Weintraub was prominent in his attacks on public universities, indicating that he would impose budget cuts on those that were carrying out shameless activities (he did not specify what kind of activities) and that there were marijuana crops on these institutions' campuses. To the extent that the Minister of Education started attacking public universities, it can be said that attacks have been institutionalized in the public sphere, with the federal government making an effort to create a negative image of these educational institutions. Interestingly enough, and reinforcing once again the hypothesis that the post-truth context framed the political action of the Bolsonaro administration, these attacks were not backed up by facts or evidence, focusing instead on the personal opinions of these agents.

Another relevant sign in the clashes between the Bolsonaro administration and the public universities was the president's direct interference in the elections of rectors. Public universities conduct consultations with the academic community, preparing a tripartite list with the names of the three candidates most voted for, which is sent to the president of the republic (in the federal universities' case) for appointment, and historically the most voted candidate is appointed. However, Bolsonaro regularly appointed candidates with smaller numbers of votes who were more ideologically aligned with his administration.

Nevertheless, it is important to mention that there was also an ongoing process that we could call the "Bolsonization" of public universities, which is characterized by an adherence, even if partial at times, to Bolsonaro's political project, whether of professors or students.[7] It is significant that in 2019, the first year of the administration, movements such as *Professores Livres pelo Brasil* (Free Profesors for Brazil – PROLIVRES) and *Docentes pela Liberdade* (Professors for Freedom – DPL) emerged. They had significant affinities with this administration, in some cases even publicly speaking out in favor of Bolsonaro's actions, even though such actions were condemned by the scientific community.

---

7 It is relevant to mention that the Bolsonarism is still alive in the Brazilian politics, even after Bolsonaro's defeat in the 2022 presidential election, and after he became ineligible until 2030 by the Superior Electoral Court. Several of his supporters and former ministers were elected to the National Congress, and his party became the largest party by number of federal deputies in Brazil.

The pandemic and *fake news*

The COVID-19 pandemic had adverse effects worldwide, but these were even more profound in developing countries. It can be stated that in the Brazilian case, class, race, and gender characteristics stand out as markers of social exclusion that deepen the pandemic's effects, which is evident in the definition of domestic work as an essential activity in this period, the labor force for which mostly comprises black women from the lower social classes (Oliveira, 2020a).

Brazil was part of the group of countries that, during the pandemic, was under the leadership of a denialist administration, which minimized its effects and encouraged the use of resources with no scientific basis, especially the dissemination of the claim that hydroxychloroquine could be used as a form of prophylaxis. Therefore, we must point out that the deepening of the pandemic's effects in Brazil also resulted from the scientific denialism that characterized the management of this health crisis. Seeking to understand this phenomenon in Brazil, Caponi (2020: 2010-2011) makes the following observations:

> First, we must analyze epistemological issues directly linked to a growing social acceptance of scientific denialism and the disregard for rational arguments in many fields, from flat earthism to the condemnation of the misnamed gender ideology, through creationism and the rejection of the human and social sciences. This denialism adopted by the current administration as early as the electoral campaign, with its contempt for universities, scientific research, the rights of vulnerable populations, indigenous communities, LGBT, homeless populations, women in violent situations, etc., intensifies in epidemic times when there is a greater need for a present State guaranteeing the exercise of rights. Particularly regarding the pandemic, this denialism translates into the acceptance of interventions without scientific validation, such as the dissemination and glorification of a treatment of unproven effectiveness and with extremely serious side effects such as chloroquine, or the defense of an intervention strategy contradicting the World Health Organization (WHO) position, referred to by Bolsonaro as "vertical isolation".[8]

Therefore, denialism subverts the position of science in our society since it seeks another orientation in the planning of public policies based on the subjective beliefs of State agents. In addition to social isolation measures, Bolsonaro also made controversial

---

[8] Translation of the original: "Em primeiro lugar é preciso analisar questões epistemológicas que estão diretamente vinculadas a uma crescente aceitação social do negacionismo científico e à desconsideração de argumentos racionais em diversos âmbitos, desde o terraplanismo até a condenação a mal chamada ideologia de gênero, passando pelo criacionismo e pela rejeição às ciências humanas e sociais. Esse negacionismo que foi adotado pelo atual governo já na campanha eleitoral, com seu desprezo pelas universidades, pela pesquisa científica, pelos direitos das populações vulneráveis, pelas comunidades indígenas, LGBT, populações de rua, mulheres em situação de violência, etc., agrava-se em tempos de epidemia, quando existe maior necessidade de um Estado presente que garanta o exercício dos direitos. Particularmente, no que se refere à pandemia, esse negacionismo se traduz na aceitação de intervenções sem validação científica, como a divulgação e exaltação de uma terapêutica de eficácia não comprovada e com efeitos colaterais extremamente sérios como a cloroquina, ou a defesa de uma estratégia de intervenção que contraria a posição da Organização Mundial de Saúde (OMS), denominada por Bolsonaro como 'isolamento vertical'."

statements regarding vaccines by spreading misinformation, such as in one of his live streams in which he associated the COVID-19 vaccine with HIV.

According to Avritzer (2020), the Bolsonaro administration entered a deep crisis with the COVID-19 pandemic, especially since it maintained a more pronounced anti-science position than other extreme right-wing governments and faced an unprecedented coalition of the press, scientists, governors, and international organizations. However, Bolsonaro radicalized his denialism even more at this point, promoting frequent agglomerations in Brasilia and other parts of the country.

In this radicalization of scientific denialism, scientific institutions became targets of attacks by Bolsonaro and his supporters, besides being perceived as spaces of "ideological indoctrination". Universities came to be classified as places for privileged people who could "not work" but keep on receiving a salary. There is an articulation between the rhetoric linked to neoliberalism and the minimal state with that associated with the idea of communism and Marxism as being prevalent in public universities. In other words, it would be necessary to challenge the existence and financing of public higher education, considering its ideological aspects that would translate into its political practices, since the adoption of measures to contain the pandemic was perceived as a set of political-ideological actions and not as a practice with a scientific basis. Such an articulation is only possible because of the mantra repeated to exhaustion by several Bolsonarist politicians and their supporters: "Conservative in values and liberal in economics".

Attacks on the Universidade Federal de Santa Catarina in the public sphere: a view from Brazil's most Bolsonarist state

In the 2018 presidential elections Bolsonaro performed surprisingly in Santa Catarina, getting 66% of the valid votes in the first round and 75.95% in the second, in 2022 it was 62.21% and 69.27% reflectivity. These numbers placed the state as one of the main strongholds of the president's supporters. Moreover, in the more 2022 elections, despite Luís Inácio Lula da Silva appearing in first place nationally Bolsonaro remains in first place among Santa Catarina voters. This result also impacted state politics since Carlos Moisés, who at the time was from the same party as Bolsonaro, was elected governor with 71% of the valid votes. In some municipalities in Santa Catarina, he got more than 80% of the votes, as in Rio Fortuna, where he got 89.63% of the valid votes in the second round. In 2022, Bolsonaro supported Jorginho Mello, and he won the election for State governor with 70.79% of the valid votes.

This strong support for Bolsonaro's campaign in Santa Catarina also unfolded into the visibility in the public sphere of agents who openly support his actions, such as businessman Luciano Hang (known as Véio da Havan), owner of a chain of stores (Havan) that have a strong presence in the state. Furthermore, local media outlets began commenting and taking positions that converged with those expressed by Bolsonaro. This confluence of factors deepened during the COVID-19 pandemic context.

In the local media sphere, the action of the Grupo ND stands out. It owns NDTV, a subsidiary of Record TV, a television station owned by Bishop Edir Macedo, founder and leader of the Igreja Universal do Reino de Deus (Universal Church of the Kingdom of God – IURD). This TV station is the second largest in Brazil and has a significant presence, with religious shows and biblical soap operas in its broadcasting schedule. Although Bolsonaro is not officially an evangelical, he has strong ties with Pentecostal leaders (Almeida, 2019; Burity, 2020), even appointing them to ministries. He recurrently granted exclusive interviews to Record TV, with this TV station openly supporting his administration.

One of the most used resources in the NDTV news programs and the Grupo ND's print media to position themselves in favor of President Jair Bolsonaro is through the "opinion" panels, in which certain journalists comment on social, political, and cultural events, with three names standing out: Cacau Menezes, Paulo Alceu, and Moacir Palmeira. All three are middle-aged white men with different credentials within journalism. Usually, these opinions have great repercussions on social media because they are understood as forms of legitimization of certain political positions, generating an intense debate in the social media between those who agree with these opinions and those who reject them.

In 2020 the Universidade Federal de Santa Catarina started adopting the remote classrooms model, which was accompanied by an expansion of student assistance, mainly regarding equipment and internet access. Classes remained remote until the end of the second half of 2021, returning to onsite in April 2022. This period, in which the university continued with remote activities, was the object of criticism from different agents in the local sphere, who accused the university of being distant from society and of maintaining the "privileges" of the professors with their "non-working" salaries. This kind of statement, which classifies the university as apart from the rest of society, resonated with Bolsonaro's campaign in 2018 because, as Cesarino (2021: 80) puts it:

> It is common among his voters the idea that academics are an elite (the ivory tower) that "does not know how to separate the real world from the university", while the president would have direct access to the truth about what is real because he is someone from "the people". The figure-background inversion encapsulated in the red pill metaphor (a reference to the Matrix movie), ubiquitous in online circles linked to the alt-right (NAGLE, 2017) and others such as paranoid conspiracists (FALTAY, 2020), could be found in countless memes claiming that "Bolsonaro's problem is speaking the truth in a society that is used to living in lies".[9]

It is important to point out that during the COVID-19 vaccination period, the Universidade Federal de Santa Catarina became one of the main vaccination centers in the city of Florianópolis, also providing professionals who worked in this program. Moreover, remote classes continued without interruption among undergraduate and graduate students.

---

[9] Translation of the original: É comum entre seus eleitores a ideia de que acadêmicos seriam uma elite (a torre de marfim) que "não sabe separar o mundo real da universidade", enquanto o presidente, este sim, teria acesso direto à verdade sobre o real por ser alguém do "povo". A inversão figura-fundo encapsulada na metáfora da red pill (referência ao filme Matrix), onipresente nos círculos on-line ligados à alt-right (NAGLE, 2017) e a outros como conspiracionistas paranoides (FALTAY, 2020), podia ser encontrada em inúmeros memes alegando que 'o problema do Bolsonaro é falar a verdade numa sociedade que está acostumada a viver na mentira'."

Effectively, the schools came under great pressure to resume activities in the classroom, even before vaccination of children and teenagers. The Escolas Abertas (Open Schools) movement, which started in the city of São Paulo, has been gaining ground across several states. Even though it began with an almost exclusive action with private schools, it has expanded to public schools. It is important to recognize in this context the great asymmetries existing between public and private schools in Brazil, in terms of infrastructure and social class. So, it is important to recognize how the pandemic not only made school inequalities visible but also deepened them (Oliveira, 2020b).

It can be said that the questions asked about on-site classes at public universities in general also reflects a simplifying view of these institutions, reducing them to teaching alone and making research activities invisible. During this period, there were successive cuts in the university budget and in investments in science and technology, which received little coverage in the media in general, reaffirming the lack of significance this debate has in the public sphere. However, several scientific associations have publicly positioned themselves regarding these events, especially the Brazilian Academy of Sciences and the Brazilian Society for the Advancement of Science, on the basis that they are entities that represent several knowledge areas.

One of the arguments used by Moacir Pereira is that "ideological issues are overriding the public interest",[10] and that this is the reason UFSC has not resumed on-site classes. For Paulo Alceu, "there is a disharmony between the university's leadership and the Santa Catarina society when extending the quarantine period".[11] Even though these commentators argued that the university should have returned to on-site activities earlier, using security protocols, in other materials Paulo Alceu argued that "nobody can stand the masks anymore".[12] Even if there is no coherence between their different positions, the focus on questioning the academic and social legitimacy of the university remains a common point in their various public positionings.

Since these positions occur not only through the written media but also videos, this material has intense circulation on social media and WhatsApp groups. On the one hand, this reinforces the anti-scientific position disseminated by Bolsonaro, and on the other hand extends the attack on educational institutions and the autonomy of their activities. These materials join others that recurrently rely on fake news, not only on public universities, but on public employees in general, and those who are perceived as belonging to the left-wing political spectrum. Through these materials, the university is classified as "ideological" and "indoctrinating", even though these categories are not clearly defined at any point.

Final considerations

What can be noted in the specific case of Santa Catarina is that, considering the state's strong political adherence to Jair Bolsonaro – something confirmed not only by the 2018

[10] https://www.youtube.com/watch?v=jZp1-NyFYXo (access: 13.05.2023).
[11] https://www.youtube.com/watch?v=r9-N8a2iR4I (access: 13.05.2023).
[12] https://www.youtube.com/watch?v=IdE4_qH7G9Q (access: 13.05.2023).

election result but also in 2022 – this institution has been the target of continuous attacks that are considered legitimate in the media sphere.

The challenge to the legitimacy of scientific institutions and science itself ironically spread at a time when they proved to be fundamentally important. Without science there would be no vaccines, and without vaccines there would be no way out of the pandemic. Information on whether or not he has been vaccinated is kept under wraps by Bolsonaro. Through this ambiguous position, he, at the same time, nods to his more radical supporters, who oppose what they call the "vaccine dictatorship", but also leaves open the possibility that he has been vaccinated, dodging the most direct criticism on this issue.

It is also important to mention that the COVID-19 pandemic period also demarcates the departure of some political actors from Bolsonaro. Not only did a large number of ministers of health leave office following the onset of the pandemic – Marcelo Queiroga was the fourth minister of health in Brazil since the pandemic began – but also politicians elected as members of the same party as the president in 2018 (Social Liberal Party[13] – PSL), who departed from their political positions, culminating in Bolsonaro's departure from the party and subsequent affiliation with the Liberal Party (PL). For example, the former governor of Santa Catarina, Carlos Moisés, has distanced himself politically from Bolsonaro, even though the former vice-governor, Daniela Reinehr, remains close to him and has joined the Liberal Party.[14]

Understanding the place of universities in contemporary Brazil is only possible when we place them in a broader political framework, considering the turn that the post-truth era brings with it when it comes to education, science, and democracy. It reasonable to suggest that the public image of these institutions is hardly what it was, in the aftermath of the Bolsonaro administration, or at least that 'the process of their regaining their former status will take a long time.

References

Almeida, R.D. (2019). Bolsonaro presidente: conservadorismo, evangelismo e a crise brasileira. *Novos estudos CEBRAP*, 38: 185-213.

Avritzer, L. (2020). *Política e antipolítica: a crise do governo Bolsonaro*. São Paulo: Todavia.

Braga, R. (2013). As jornadas de junho no Brasil: Crônica de um mês inesquecível. *Observatorio Social de América Latina*, 8: 51-61.

Burity, J. (2020). Conservative Wave, Religion and the Secular State in Post-Impeachment Brazil. *International Journal of Latin American Religions*, 4(1): 83-107.

[13] It is worth mentioning that the PSL went from a single congressman elected in 2014 to 52 in 2018, becoming the second largest party in the House of Representatives, losing only to the Workers' Party. In 2022 the PSL merged with the Democrats (DEM), giving rise to Union Brazil (UNIÃO), which is currently the largest party in the Brazilian congress.

[14] Moisés was defeat in the 2022 elections and Reinehr was elected federal deputy.

Caponi, S. (2020). Covid-19 no Brasil: entre o negacionismo e a razão neoliberal. *Estudos avançados*, 34: 209-224.

Cesarino, L. (2019). Identidade e representação no bolsonarismo. *Revista de Antropologia*, 62(3): 530-557.

Cesarino, L. (2021). Pós-verdade e a crise do sistema de peritos: uma explicação cibernética. *Ilha Revista de Antropologia*, 23(1): 73-96.

Doval, G.P. (2021). Bolsonaro in Brazil: To the right of the right 1. In: G. Pereyra Doval, G. Souroujon (eds.). *Global Resurgence of the Right. Conceptual and Regional Perspectives* (pp. 214-234). London: Routledge.

Martins, C.B. (2018). As origens pós-graduação nacional (1960-1980). *Revista Brasileira de Sociologia*, 6(13): 9-26.

McIntyre, L. (2018). *Post-truth*. Cambridge: MIT Press.

Messenberg, D. (2017). A direita que saiu do armário: a cosmovisão dos formadores de opinião dos manifestantes de direita brasileiros. *Sociedade e Estado*, 32: 621-648.

Miguel, L.F. (2016). Da "doutrinação marxista" à "ideologia de gênero" – Escola Sem Partido e as leis da mordaça no parlamento brasileiro. *Revista Direito e Práxis*, 7(15): 590-621.

Miskolci, R. (2021). *Batalhas morais: política identitária na esfera pública técnico-midiatizadora*. Belo Horizonte: Autêntica Editora.

Neves, C.E.B., Raizer, L., Fachinetto, R.F. (2007). Acesso, expansão e eqüidade na educação superior: novos desafios para a política educacional brasileira. *Sociologias*, 17: 124-157.

Oliveira, A. (2020a). A Quarentena é branca: classe, raça, gênero e colonialidade. *Revista de Estudos AntiUtilitaristas e PosColoniais*, 10(1): 193-203.

Oliveira, A. (2020b). Educación, Negacionismo y Desigualdades en Brasil en Tiempos de Pandemia. *Revista Internacional de Educación para la Justicia Social*, 9(3): 1-12.

Oliveira, A. (2023). Conservative Movements and Identity Movements: An Analysis of Clashes in the Public Sphere in Contemporary Brazil. *Cadernos Pagu*, 67: 1-7.

Peters, M.A. (2017). Education in a Post-Truth World. *Educational Philosophy and Theory*, 49(6): 563-566.

Rodrigues, L.S. (2020). Brazilian Political Scientists and the Cold War: Soviet Hearts, North-American Minds (1966-1988). *Science in Context*, 33(2): 145-169.

Scherer-Warren, I. (2014). Manifestações de rua no Brasil 2013: encontros e desencontros na política. *Caderno CRH*, 27: 417-429.

Sismondo, S. (2017). Post-truth? *Social Studies of Science*, 47(1): 3-6.

Souza, J. (2016). *A radiografia do golpe: entenda como e por que você foi enganado*. São Paulo: Leya.

Wight, C. (2018). Post-truth, postmodernism and alternative facts. *New Perspectives*, 26(3): 17-29.

https://www.youtube.com/watch?v=jZp1-NyFYXo (access: 13.05.2023).

https://www.youtube.com/watch?v=r9-N8a2iR4I (access: 13.05.2023).

https://www.youtube.com/watch?v=IdE4_qH7G9Q (access: 13.05.2023).

PART III

HUMAN RIGHTS

http:/orcid.org/0000-0002-0216-1874

M. Isabel Garrido Gómez

misabel.garrido@uah.es

THE JUDICIAL APPLICATION OF LEGAL NORMS AND THE PERFORMANCE OF THE PUBLIC ADMINISTRATION WITH A HUMAN RIGHTS-BASED APPROACH: A GUARANTEE AGAINST THE SITUATION GENERATED BY COVID-19[1]

La aplicación judicial de las normas jurídicas y la actuación de la administración pública con un enfoque basado en los derechos humanos: una garantía frente a la situación generada por la COVID-19

Abstract

Without a doubt, COVID-19 has marked a before and after in the lives of everybody around the world and in every sphere. However, it has had a deeper and more serious impact on the most vulnerable and in those territories where poverty persists with great failings in achieving equality. This is the case for women, children, people with disabilities, ethnic and racial minorities, and immigrants, among other groups, and for the regions of Latin American and the Caribbean.

To overcome this situation, the best tool is that which recognises and guarantees human rights. In this sense, the content of the rights discourse must be assessed on a structural level, redirected to its component parts together with the way in which they relate to one another, to mediation models and to the principles organising existing relationships; and in another functional area, which investigates the ends to be achieved from the internal and external, objective and subjective points of view. With this type of reasoning, when rights are applied, it is required that we place ourselves in a sphere of complex structures within which those which are legal, political, economic, and sociological must be highlighted.

Keywords: judicial application of legal norms, administrative action, human rights-based approach, guarantee, COVID-19

---

[1] Research Project *Racismo y discriminación: los derechos humanos bajo amenaza* (PID2019-105018RB-100), Spanish Ministry of Science and Innovation.

Resumen

Sin duda, COVID-19 ha marcado un antes y un después en la vida de todas las personas del mundo y en todos los ámbitos. Sin embargo, ha tenido un impacto más profundo y grave en los más vulnerables y en aquellos territorios donde la pobreza persiste con grandes carencias para alcanzar la igualdad. Es el caso de las mujeres, los niños, las personas con discapacidad, las minorías étnicas y raciales y los inmigrantes, entre otros colectivos, y de las regiones de América Latina y el Caribe.

Para superar esta situación, la mejor herramienta es la que reconoce y garantiza los derechos humanos. En este sentido, el contenido del discurso de los derechos debe ser analizado en un plano estructural, reconducido a las partes que lo componen y a la forma en que se relacionan entre sí, con los modelos de mediación y con los principios que organizan las relaciones existentes; y en otro funcional, que indaga los fines que se pretenden alcanzar desde puntos de vista internos y externos, objetivos y subjetivos. Con este tipo de razonamiento, cuando se aplican los derechos, se requiere que nos situemos en un ámbito de estructuras complejas en el que deben destacarse las de carácter jurídico, político, económico y sociológico.

Palabras claves: aplicación judicial de las normas jurídicas, actuación de la Administración, enfoque basado en los derechos humanos, garantía, COVID-19

Introduction

The present work has its reason for being in an awareness of the obstacles that some people who belong to certain disadvantaged groups still suffer today, putting us on notice that real and effective equality has not been fully achieved. For these purposes, it shall be made clear that the judicial application of legal norms and the Public Administration's actions using a human rights-based approach allows for the improvement of the respect for, and protection and exercise of, human rights, as well as their promotion. Therefore, they serve as a guarantee against overly complex situations.

This research is carried out taking into account the framework of the current regulations, highlighting, first of all, the key principles and concepts they contain and are based on, which in the legal system is observed from the perspective of the relationship between norms and justice. These two planes – the normative and axiological – will be joined by a third, related to the point of view of the society at which the norm is directed, thus we shall appreciate the efficacy, effectiveness, and degree of the implementation of such norms. This will reinforce accountability, the articulation and presentation of claims and the formulation of public policies and programmes with a human rights approach. Following these premises, the distance existing between the legal formulation of rights and their concrete expression shall be revealed.

Our main aim is to substantiate the thesis that formal equality is insufficient and, consequently, that it is necessary to work towards a real and effective equality. For this, the equality rights must be adequately analysed, and a distinction between equality as equalization and equality as differentiation made; it is necessary to assess how the judicial application of legal norms with a human rights approach constitutes an unquestionable guarantee. Furthermore, we must note that we are in a field of legal-political configurations, leading to the development of public policies and programmes.

Likewise, we understand that the use of indicators must be developed – i.e., those which are appropriate to certain objectives and goals-which can be used to monitor, evaluate, improve, and identify obstacles to the implementation of activities aimed at securing human rights, always taking into account the different contexts in which they must be applied. In addition, there is the need to review certain actions of Public Administration bodies, identifying which are the most problematic and most complex areas according to existing needs.

We also must not overlook the point that, apart from the judges and the Administration, all legal operators, where they complement each other, have the need to apply measures helping to remove obstacles and establish appropriate conditions according to the parameters of an inclusive justice as a way of recognising, protecting, and making effective the rights involved. Nor should we ignore strengthening the social consensus regarding questionable decisions that must be adopted. We must also recognise the need to contemplate the specificity of the groups analysed through developing a theoretical-conceptual framework, emphasising the overcoming of problems related to multiple forms of discrimination.

Finally, it is necessary to promote the idea of transversality, from the beginning to the end of the activities and going through all the processes, and of the empowerment of the people affected, so to achieve social progress and a greater degree of sustainability from the perspective of a new inclusive model, where each person makes the decisions that affect them. In this case, a way to deal with the situation generated by COVID-19 and its impact on human rights is proposed. Thus, we must uncover in the human rights approach to the application of norms, understood as a conceptual and action framework oriented towards promoting and protecting them, in which developing plans, policies and processes is especially important, as well as the precise indicators to apply said norms, and support the formulation of policies and evaluate the repercussions they may have, along with the transparency of the process.

The transcendence of the judge's role

Currently, the person responsible for applying the law is aware of the role that they represent but they usually have some type of doubt about the application of the rule to a case. In this sense, textual obscurity may have occurred during the normative planning process when it was decided to resort to a norm to address an issue. Or it may have happened in the drafting phase because the editor failed to match it with the legislator's intentions, due to the nature of the language, a lack of linguistic proficiency, faulty delegation or needs arising from the political process. Or it may be due to difficulties arising from the later contextual changes, such as changing social values, or in the meaning of words, etc. (Zapatero, Garrido, Arcos, 2010: 166).

Diagnosing the problem is the first step in its solution. Sometimes, once detected the solution seems obvious. At other times work is required until a solution can be found;

and, often, once the obstacle is understood, it will be discovered that the solution is complex and difficult to apply. However, we set out how it should be applied, we should articulate the methods to establish its location and its nature.

Thus, we must appreciate that identifying where a conflict is and what it consists of could be undertaken by addressing questions such as: Is the underlying public policy clear? Are the measures provided for in the norm adequate to address the issue? Is the scope of the application of the norm coextensive with the problem to be solved, is it more restricted than the problem to be solved, or is it broader? Is the construction of the text clear? Have there been errors in any phase of its processing? Are the doubts caused by some kind of semantic or syntactic ambiguity? Do the doubts arise from the vagueness of certain terms? Is an antinomy present? Is the distribution of powers respected? Is there a lacuna? Does the doubt come from a discretionary sphere? Are the references to other norms correct? Are tacit derogations clear? Does the norm instate a transitional regime applicable to the case in dispute? Have there been social or value changes that make the rule obsolete or difficult to apply? (Zapatero, Garrido, Arcos, 2010: 166-167).

In short, we need judges who are in charge of judging and executing what is judged, and must, in turn, be technicians who have, in addition to a good theoretical training, a set of qualities allowing them to keep a balance between authority, understanding and restraint, worthy of being good instruments for upholding the peace. This follows from the fact that, whether based on the ideas of exchange or equality, legality, proportion, peace and order, the final decision must objectively harmonise the differing aspects of the dispute, resolving a conflict and re-establishing the disturbed legal order. Consequently, the judge is more than a public official in the sense of having only to be physically present and perform more or less routine functions in disinterested compliance with their duty. Quite to the contrary, they should be a figurehead vested with competence and suitability, permanence, social esteem and impartiality, who is aware of the primacy of their responsibility based on the social role they play (Garrido, 1991: 109-144).

This figure must act in accordance with the idea of independence and responsibility; a judicial power that administers justice implies that it does not encounter fetters or interference when exercising its task. Independence is constituted by reason of the assumption of responsibility for one's own acts, whether criminal, civil, disciplinary, or patrimonial, since this position can never ensure functional perfection, not even infallibility (Montero, 1988: 20 ff.). It can be induced from this that non-arbitrariness and providing reasons for judicial decisions are not separable: they guarantee rationality (Gascón, 2010: 200 ff.; Igartua, 2003: 33). The meaning of this rationality indicates that judges often have to make decisions on issues such as what constitutes dignity, responsibility or causality and what they imply, having to make a choice between principles defended with rational arguments that entail a certain integration between the law, morality, and politics. From this point of view, it is verified that focusing on the status and identity of so-called vulnerable groups, and on the fight against discrimination in which these groups may find themselves must be done, as it is clear that their situation of disadvantage worsened due to the pandemic (Lifante, 2013: 130-131; Posner, 2011).

The importance of judicial instruments

Judicial activity has the mission of being fulfilled within the framework of law in general and requires a series of instruments that make it possible to achieve the final objective, that is, the application or production of law depending on the position that every person involved may adopt. In turn, these instruments are intimately related to each other; they are the interpretation, integration, argumentation, and resolution of antinomies if there are gaps and contradictions in the case or process. The reason behind this is that the law is built according to a normative process composed of a diversity of planes whose central nucleus is their underlying rationality, based on the superior values of the legal system. All these instruments constitute moments of a process governed by the idea of rationality based on the superior values of the legal system, which manages to impel others to accept the ethical content that those in power wish to convey. For such purposes, we can use the theories of justice to justify and criticise the idea of law thus sustained.

However, there are times when the borders between one instrument and another are difficult to set, and the question of the nature of the normative language falls more within the field of interpretation. For example, vagueness means that there is a relative indeterminacy of the limits of a concept that does not allow us to see precisely whether an object falls within or outside its meaning. When we perceive that there is potential vagueness and that it cannot be removed from class names, then we say that there is an open texture to the language. Ambiguity consists in the fact that the same linguistic statement can express several meanings that diverge and are incompatible with each other. And this can be contextual or extra-contextual, considering alternatively and simultaneously a variety of meanings; these can consist of the emotional charge of an expression in the assessed or evaluative dimension associated with the descriptive meaning of the expression. This denotes that when something is described, it is also valued positively or negatively (Martínez Zorrilla, 2010: 205-206).

In line with the preceding notions, interpretive and applicative activities can be distinguished; this represents a difference parallel to that between provisions and norms when the former are interpreted, and the latter applied. So, when a normative provision is used, one of its possible meanings is used and the judge must interpret and argue his decisions in favour of the interpretation that has been made and the meaning that has been chosen (Guastini, 1993: 327 ff.).

Within this framework, judicial interpretation confirms the controversy for which the solution is sought, questioning the judge as to whether a case is or is not within the applicative dimension of a specific norm. Guastini says that applying the law requires the concurrence of the interpretation of sources and the qualification of the factual assumption, which presupposes verifying the facts in the case (Guastini, 2003: 20-21; Zapatero, Garrido, Arcos, 2010). Furthermore, it is shown that applying legal norms demands assessing the case that is being prosecuted in accordance with them, with a distinction having to be made between when an assessment is required and when the value judgment falls on a specific norm. Those cases that are not included in the consideration that we have just made are subsumed in the legal norm (Larenz, 1994: 203-204; Gascón, 2010: 125 ff.; Wróblewski, 2008: 286).

For its part, regarding the Administration, the requirement deriving from the prohibition of arbitrariness is that administrative decisions be rational and reasonable; we saw the same thing when analysing equality in the judicial application of law. The only difference between the two cases lies in the subject undertaking it; in the first case it is the judge and in the second it is the Administration. For this reason, a non-arbitrary decision would be one based on reasons allowing a maxim of universal value, such as the Kantian imperative, to be derived from it, or the legislation that the Administration would adopt if it were the legislator (Rubio, 1997: 51).

However, the remedy of judicial protection for an administrative breach of the right to equality when applying the law is only possible following a prior application to the contentious-administrative jurisdiction. And when equality does not also constitute discrimination, it is expressly excluded as a differential item; invoking unequal treatment requires the provision of a term of comparison (Rubio, 1997: 52). At this level, what must essentially be taken into account is the control of the determining facts, since all the Administration's discretionary action is based on a factual reality that acts as a de facto assumption of the rule to be applied (García de Enterría, 1995: 31-49; García de Enterría, 2000).

Administrative resolutions are different because they are subject to the principle of legality and because they are discretionary; consequently, the question becomes one of knowing how to find an intermediate space in which the two principles are respected. Where this goal is concerned, in order to be effective the margin of discretion must be used in accordance with the purposes pursued by the activity. This means that acts, within the powers recognised by law, are directed at a purpose other than the one originally determined – a concept known by the name of *diversion of power* – shall presuppose an unnecessary or disproportionate measure to achieve those ends; that is, there will be an *excess of power* (Barry, 1998; Latorre, 2006: 167-168).

The activity of the Administration as supplementing the role of the judiciary

In relation to the subject that interests us, there are several requirements that must be met in the directing of administrative activity. The first is that of justifying the decisions adopted to prevent them being the result of the whim or the pure subjectivity of the body dictating them, although said justification can be succinct as long as it is sufficiently indicative. Another requirement is the need to justify them objectively; that is, they must be supported by the objective data used to ground them, since in discretionary acts, where there is a certain freedom to uphold the decision, a logical process leads to it being taken. This means that the Administration has to provide all the evidentiary material proving that the decision is based on a factual reality guaranteeing legality and opportunity, including consistency with its justification and purpose. We should add that the presumption of the legality of administrative acts is directed towards guaranteeing their enforceability and, to prevent that in the event of an individual's opposition, they become paralysed, thus transferring to the affected party the burden of challenging them and encouraging the process (Fernández, 2008: 81-91).

With full administrative discretion, the Administration must be authorised by the legal system to carry out its activities. However, it may be the case that, in addition to granting it authorisation for these purposes, the legal system empowers it to decide on the solution it deems most convenient in the public interest. This constitutes one of the purposes of the State and is justified by the administrative organisation. Therefore, the Public Administration must consider those conditions that are not regulated and that are aimed at the integration of the factual assumption, at the contents falling within the limits of the applicable decision, or both. The decisive fact raised by a discretionary power of this kind is based on matters of a political nature, on which action must be taken in accordance with the criteria of convenience and opportunity (García de Enterría, Fernández, 1999: 478 ff.; Sainz Moreno, 1976: 347 ff.).

One element limiting this is the control exercised through the general principles of law, understood as a concentration of the higher values of the legal system. The aim of these principles lies in imposing a generic negative duty banning any act against the value they enshrine because they cannot create obligations or grant typical or active subjective rights. In this sense, the Public Administrations cannot exercise any action if, beforehand, current law has not delimited the factual grounds over which it can act as the public power, because considering a system for attributing powers in accordance with the principle of legality requires an a priori determination of the factual circumstances regarding which the Administration has competence. But we cannot stay at this level because there are other reasons of a practical nature; within this explanation, for example, there is the material impossibility of satisfying all those claims which the community considers to be legitimised by a state guarantee for the attainment of an end (Beladíez, 1997: 84-88).

Today, the validity of states with a constitutional Rule of Law has changed the traditional principle of legality, which governed the freedom of the citizen, and the action of the Administration. The task entrusted is not that of yesteryear, based on the usual perception of the Public Administration as a great maker of social policy. Although, for some time the emergence of increasingly numerous needs and the disproportion of resources have led to a certain rethink, the principles of solidarity and equality being shuffled and assessed in accordance with the degree of development of the freedom they enable, with the participation and connection of subjects and groups being promoted as subjects of primary services as active and transactional subjects in the social aspects affecting them.

In line with this, the Administration acts as an instrument of solidarity overseeing the general interest. The debate about its action is head towards its redefinition and the setting of limits so as to set minimum protections, which consists of providing essential services for integration into society and supporting the promotion of well-being. The issue in dispute lies in the fact that, in advanced societies, there is not a single path for the collaboration between the public and the private sectors, and the forms of collaboration respond to cultural and institutional guidelines going beyond the borders of the State (Barilari, 2000; García Figueroa, 1998: 394 ff.).

Thus, since the Administration possesses normative-regulatory power, we can speak of a right to equality in regulations. When we speak of equality before the law we are also speaking of equality before any regulations, because regulatory power must be linked to the law. But the cases that have been brought before the Constitutional Court allege breaches of equality in their administrative application. This rests on cooperation between the regulatory power as a requirement that is essential, though only very rarely has it positively prospered. We speak of provisional equality because, later on, the judges can review it (Pellisier, 1996: 40 ff.; Rubio, 1997: 53).

Within this framework, as follows from what has been described, the task of merely providing a guarantee falls short, and directly managing large public interests complicates the Administration's actions. This managerial work requires that organisational systems carry out tasks according to their logic, determined, as Zagrebelsky shows, by business rules of efficiency, objective demands of operation and employees' union interests, not to mention the informal rules provided by political parties. This is what is called organisational legislative capacity (Zagrebelsky, 2018: 35).

The human rights-based approach

In the introduction we referred to the fact that in the application of legal norms there must be a human rights-based approach, understood as a strong moral intention that must be met to make a dignified life possible and to identify a system of positive law. Usually, we refer to the catalogue of rights gathered in International Declarations, Pacts and Conventions that apply to everybody since they are universal and general. They are also inviolable, inalienable, and do not expire for lack of implementation and due guarantees (Martínez de Pisón, 1997: 15-16; Peces-Barba, 1999: 21-25 and 36-38). On the other hand, the term human rights are extremely vague; it represents an aspect of an historical function that seeks to establish itself as a criterion measuring the legitimacy of a political model and, therefore, justifying obedience to its tenets. Now, as Squella argues, what is intended when speaking of human rights from an ethical perspective is to reinforce their object from a political point of view (Prieto, 2000: 508; Squella, 1998: 89).

With greater nuance, human rights are held to be "(…) those that are fundamental to the person both as an individual and within the community. They correspond to the latter by reason of their nature and must be recognised and respected by any power or authority and all positive legal norms", since they are essential for the free development of the personality (Castán, 1992: 15). Thus, we appreciate that their justification is that they precede legal norms, and therefore the function of the latter is to recognise and guarantee them. This is because we can speak of rights in the moral field as far as the relevant recognition test is passed. The concept of *right* in the legal field is eminently interpretative in nature, without being able to evade a semantic penumbra that produces some problems with regard to establishing its possible bearers, as well as determining the possible situations in which it can be exercised (Fernández García, 1991: 104 ff.; Hart, 1980: 7 ff.).

That human rights are considered a form of moral right, determined to become incorporated within the legal system, derives from their moral nature and their particular relevance. Thus, we can appreciate the issue indicated from the legal and from the moral points of view. From the former, there are legal rights that are neither moral nor human; for example, the immoral – such as the right to usury and the amoral – the right to park on the yellow line, along with others that can reproduce the demands of morality but are not human rights, in the case of those that derive from contracts or promises. And, from the perspective of morality, it is also noted that there are moral rights that do not have sufficient relevance to be considered human rights, without the obligation to enforce them legally causing greater difficulty – for example the right to demand debts arising from gambling or to receive special help from friends and relatives (Laporta, 1987: 32-33; Páramo, 1986-1987: 199-207; Ruiz Miguel, 1989: 323).

The human rights-based approach primarily takes into account the most vulnerable population groups, who are subject to exclusion and discrimination. The factors that are usually considered when it comes to implementation are: the effectiveness of human rights as the ultimate goal, overcoming the mere formality and superficiality of recognition, eschewing mere rhetoric; the consideration of people as main agents in any circumstances, without it being understood that they can be objectified for any reason and used as means to an end; to uphold the strategies to create or increase, where appropriate, the empowerment of those people who belong to vulnerable groups and are subject to power without being able to make decisions on issues affecting them. It is especially important to conduct a situation analysis so as to make it possible to identify the immediate, underlying and fundamental causes of the most problematic aspects. This analysis must include all stakeholders: public authorities and other private groups in collaboration, allowing human rights standards to guide the determination of objectives, goals, and measurable indicators (Fernández Juan et al., 2010: 9-54).

This assessment, as we understand it, must be directed at enhancing awareness of why we wish to assess these factors or what our goal should be. Thus, we also consider why, how and who is to be included. The approach we use rests on the values and principles supporting human dignity and which refer to the life, freedom, equality, solidarity, and security as materialised in human rights. The human rights-based approach must take into account the social, political, economic, and cultural framework in which the existing relationship between the holders of rights, obligations and responsibilities is specified, providing an integrated response (Borja, 2011: 4 ff.).

The effectiveness of social rights as a key idea

If we understand that the effectiveness of social rights is a key idea, in order for them to be effective and real, it is necessary to establish beforehand their connections to social justice, which are used as inspiration for constitutional arrangements. In reality, what should be done here is to link them to the ideal of personal autonomy so that there is a commitment from the constitutional State to create and guarantee conditions together with removing any obstacles, to make freedom and equality for everyone real and effective, and not reduce them to merely rhetorical and superficial devices (Barnard, 2020: 351-363; Borja, 2011: 9-11; Lucas, 2009: 167-200; O'Cinneide, 2019: 324-352).

In order to make these rights effective, the mandate of progressiveness and allocating the maximum of the resources available to the implementation of social rights should not be forgotten. The standard of progressiveness moves around a mechanism to assess, through State reports, the level of compliance within the implementation process. Another aspect would relate to the fact that progressiveness acts as an assessment standard for judicial decisions being used as a reference, and to analyse state norms and practices that have a bearing on rights. All this indicates that the effective implementation of social rights should not be left to the free discretion of the State, and that when situations of economic or political crisis occur that hinder their implementation the existence of these difficulties cannot be used as an excuse for their non-implementation in practice (Gargarella, Maurino, 2011: 348-349).

To put all this into practice, there are international control mechanisms such as the United Nations Special Rapporteur on the different social rights, who can present annual, general, and sectoral reports in which the progress of compliance with the right in question is analysed, together with the various problems and obstacles. For these purposes, their mission does not end here but, in addition, they can make appeals when the need arises and any person or organisation can address them, and they can decide to act if they deem it necessary (Golay, Özden, 2007: 37-38).

Likewise, there is a Committee on Economic, Social and Cultural Rights created in 1985, made up of eighteen experts. From this point of view, it must be considered that the States that have ratified the International Covenant on Economic, Social and Cultural Rights will present periodic reports on the measures adopted to implement the rights recognised in it and to defend them. To this should be added the action of the United Nations Committees, such as the Committee on the Elimination of Racial Discrimination, Committee on the Elimination of Discrimination against Women, Committee against Torture, Committee on the Rights of the Child, Committee on Migrant Workers, Committee on the Rights of Persons with Disabilities, and Committee on Enforced Disappearances.

However, in the field of social rights it can be seen that complexity has increased, and therefore it should be adapted to the system of guarantees so that it can continue to protect those who need them most. As an example, apart from permeability, consisting of allowing the incorporation of normative principles and content from other orders representing interlocking mechanisms, we must cite connectedness, which consists of being in connection with other principles that are fundamental, such as equality, participation, etc. (Osuna, 2003: 95-100; Gomes Canotilho, 1998: 35-49; Morales Antoniazzi, 2015: 53). As for the more specific obligations of the States, we can mention those regarding respect, protection, implementation, facilitation and promotion. When we talk about respect, we mean that there must be an abstention from direct or indirect interference; regarding protection, we are talking about States preventing third parties from interfering; and that of implementation refers us to legislative, administrative and judicial actions (Barnard, 2020: 360-363; Celi, 2018: 20 ff.; Dean, 2014: 14-16).

Furthermore, the actions of the State must be accessible, acceptable, and adaptable, and the State must remove obstacles and establish the pertinent conditions so that social rights are real and effective (García Morales, 2008: 198 ff.). The problem impeding this undertaking is that, at present, the legal systems and the apparatus of the Public Administrations are those of the liberal State. Thus, it is clear that the system of constitutional guarantees is not appropriate. However, social rights must be carried out in such a way that the action of the State is supplemented by activity coming from the private sector, in terms of both individuals and organisations, and the Third Sector (Habermas, 1988: 113 ff.).

Now, if we go on to link democracy – specifically deliberative democracy – with rights and judicial activities, we will notice that the most important area to be dealt with is that corresponding to the judicial application of social rights. In this sense, judges often refer to arguments relating to democracy when taking decisions on social rights in cases before them. The ideas of democracy to which they appeal are those regarding pluralism and those that are more progressive, populist, or participatory.

For these purposes, Gargarella believes that those judges who follow the idea of pluralism start from the fact that one of their main obligations is to duly respect the will of the people, and that the seat of the will of the people lies in the Constitution, which means they are required not to put into practice certain social rights because "the people" did not decide to incorporate them into the Constitution. Thus, regarding constitutional interpretation, those judges subscribing to this pluralist view tend to share the same perspective on the way that should be followed when interpreting the Constitution, which requires them to adopt an originalist theory of interpretation; this proposes that the way in which the Constitution was originally framed and understood should be taken into account (Garagarella, 1997: 55-70; Gargarella, 2006: 10-14).

In short, judicial review can be an essential instrument used to enrich public deliberations regarding social rights, although judicial activism in the field of social rights may also be considered acceptable since there is an intimate relationship between social rights and political participation. However, those who defend democracy in terms of its majority components understand that judicial supremacy would breach the idea of equal respect because it would allow a minority of judges to impose their opinions on the rest of the population. Furthermore, supporters of deliberative democracy may also think that judicial supremacy contradicts the fact that basic public issues should be subject to open and constant debate, and they often refer to the aspect of judicial justification. Consequently, a distinction should be made between those who defend deliberative democracy – who have reason to doubt judicial review in general – and the fact that certain specific court decisions may more or less align with the goals of advocates of deliberative democracy (Gargarella, 2006: 27-30).

Some conclusions

As a main point, after what has been set out here it is clear that we must modify the agenda for action. The agenda with which we were working until now is no longer useful to us because new problems and situations have arisen that need to be resolved, and in this sense we have to look for appropriate solutions. Flexibility and adaptability must prevail, and what we call *soft law* must be developed, more in line with the global agenda. Thus, overcoming normative statehood and territoriality entails the adoption of common legal rules in different legal systems as a result of explicit acts of acceptance of the normative structure of organisations, or due to the implicit recognition of legal norms falling outside the field in which they were initially enacted (Häberle, 1996: 27 ff.; Pérez Luño, 2011: 76-77).

The idea of governance refers us, according to Laporta, to institutions and actors that are born from the government and beyond it; it identifies what is blurred in the limits and responsibilities within the clash between social and economic issues, and the dependency of power on institutional relationships that refer to collective actions. It refers us to networks of autonomously self-governed actors and recognises the ability to do things outside the power of the government to order them or to use its authority. What has been said changes the plurality of the actors involved, public and private actors being more formally defined. If they are public, we find a multilevel scale as is the case of the European Union. Regarding the relationships between multiple actors, hierarchies are broken, and interdependence is born. As far as government actions are concerned, the self-organisation of networks leading to their own behavioural patterns is stressed, and there is talk of managing the rules or negotiating their generation. As for the nature of the guidelines, they focus on flexibility and permissiveness (Laporta, 2014: 57-60).

Regarding human rights and their approach, in decision-making and the implementation of policies there are two identifiable benefits: the intrinsic one, upholding that the above-mentioned approach represents the correct thing in the moral and legal spheres; and the instrumental argument, which understands that the approach leads us to obtain better and more sustainable results. In this sense, there is an increase in the operational capacity of agents together with their responsibility, making the State accountable with stronger social cohesion. This social cohesion is manifested in terms of outcomes in laws, policies and programmes, in addition to strengthening democratic structures (Gómez Galán, Pavón, Sainz, 2014: 69-80; United Nations, 2006: 1-31).

Indicators consisting of data or a dataset that help us to objectively measure the evolution of a certain management strategy are truly relevant. The indicator has a normative component and proposes a specific system of indicators, all with a human rights approach and with the idea of integration and non-exclusion. In this sense, inclusion contains aspects that must be assessed from very different points of view, without forgetting that the effective exercise of these rights and the specification of conditions for equal treatment will affect the assessment of the integration process.

An indicator is an analytical technique that makes it possible to make visible concepts that cannot be observed simply and directly; the processes assessed can be of varying natures so long as they are useful for considering social processes, the effectiveness of legislation and the level of compliance with a recognised right. There is nothing preventing the assessment from being applied to a group of people sometimes characterised by a specific legal construction (García Cívico, 2011: 180 ff.).

From what has been said, it follows that we must reflect on the content of the indicator, echoing the interpretations of the current legislative framework, seeking what is most favourable to enhancement of the rights of people belonging to a disadvantaged group. It is about establishing a series of indicators and reflecting on them from an interdisciplinary perspective (Avellaneda, 2020: 561-594).

In short, we are in a moment of crisis in which complex causes never seen before have been connected. These have increased the already depleted situation of many collectives in regions such as Latin America and the Caribbean. But, if we articulate the issues raised throughout this paper around the hard core of making human rights truly effective, this will ensure decent living standards for all people, including those belonging to vulnerable groups. This is a necessary task, but one that is fraught with obstacles in practice (Bateman, 2006: 20 ff.).

References

Avellaneda, S. (2020). Indicadores y exigibilidad de los derechos económicos, sociales y culturales: requisitos, potencialidades y contextos en España. *Lex Social*, 10: 561-594.

Barilari, A. (2000). *L'État de droit. Réflexion sur les limites du juridisme*. Paris: Librairie Générale de Droit et de Jurisprudence.

Barnard, C. (2020). Are Social 'Rights' Rights? *European Labour Law Journal*, 11: 351-363.

Barry, N. (ed.) (1998). *Limited Government, Individual Liberty and the Rule of Law. Selected Works of Arthur Asher Shenfield*. Cheltenham: Edward Elgar Publishing.

Bateman, N. (2006). *Practising Welfare Rights*. London: Routledge.

Beladíez, M. (1997). *Los principios jurídicos*. Madrid: Tecnos.

Borja, C. (2011). *El enfoque basado en derechos humanos: Evaluaciones e indicadores*. Madrid: Red EnDerechos.

Castán, J. (1992). *Los derechos del hombre*. Madrid: Reus.

Celi, A. (2018). *La interpretación de los derechos sociales por el Defensor del Pueblo*. Valencia: Tirant lo Blanch.

Dean, H. (2014). *Welfare Rights and Social Policy*. London: Routledge.

Fernández, T.-R. (2008). *De la arbitrariedad de la Administración*. Madrid: Civitas.

Fernández García, E. (1991). *Teoría de la justicia y derechos humanos*. Madrid: Debate.

Fernández Juan, A., Borja, C., García Varela, P., Hidalgo, R. (2010). *Guía para la incorporación del enfoque basado en derechos humanos en las intervenciones de cooperación para el desarrollo*. Madrid: University Institute for Development and Cooperation, University Complutense of Madrid.

García Cívico, J. (2011). ¿Qué es un indicador de derechos humanos y cómo se utiliza? *Derechos y Libertades*, 24: 179-219.

García de Enterría, E. (1995). *La lucha contra las inmunidades del poder en el Derecho administrativo*. Madrid: Civitas.

García de Enterría, E. (2000). *Democracia, jueces y control de la Administración*. Madrid: Civitas.

García de Enterría, E., Fernández, T.R. (1999). *Curso de Derecho administrativo. I*. Madrid: Civitas.

García Figueroa, A. (1998). *Principios y positivismo jurídico*. Madrid: Centre for Political and Constitutional Studies.

García Morales, A. (2008), *El derecho humano al agua*. Madrid: Trotta.

Gargarella, R. (1997). La dificultad de defender el control judicial de las leyes. *Isonomía*, 6: 55-70.

Gargarella, R. (2006). ¿Democracia deliberativa y judicialización de los derechos sociales? *Perfiles Latinoamericanos*, 1(28): 9-32.

Gargarella, R., Maurino, G. (2011). Vivir en la calle. El derecho a la vivienda en la jurisprudencia del TSJC. *Lecciones y Ensayos*, 89: 329-350.

Garrido, M.I. (1991). Hacia una justicia racional y efectiva en el orden civil. *Revista de la Facultad de Derecho de la Universidad Complutense de Madrid*, 78: 109-144.

Gascón, M. (2010). *Los hechos en el Derecho. Bases argumentales de la prueba*. Madrid: Marcial Pons.

Golay, Ch., Özden, M. (2007). *El derecho a la vivienda. Un derecho humano fundamental estipulado por la ONU y reconocido por tratados regionales y por numerosas Constituciones nacionales*. Geneva: Europe Centre's Human Rights Programme – Third World (CETIM).

Gomes Canotilho, J.J. (1998). Metodología 'fuzzy' y 'camaleones normativos' en la problemática actual de los derechos económicos, sociales y culturales. *Derechos y Libertades*, 6: 35-49.

Gómez Galán, M., Pavón, D., Sainz H. (2014). *El enfoque basado en derechos humanos en los programas y proyectos del desarrollo*. Madrid: CIDEAL.

Guastini, R. (1993). *Le fonti del diritto e l'interpretazione*. Milan: Giuffrè.

Guastini, R. (2003). *Estudios sobre la interpretación jurídica*. Transl. M. Gascón, M. Carbonell. City of Mexico: National Autonomous University of Mexico-Porrúa.

Häberle, P. (1996). Derecho constitucional común europeo. Transl. E. Mikunda. In: A.E. Pérez Luño. *Derechos humanos y constitucionalismo ante el Tercer Milenio* (pp. 187-224). Madrid: Marcial Pons.

Habermas, J. (1988). La crisis del Estado de bienestar y el agotamiento de las energías utópicas. In: J. Habermas. *Ensayos políticos* (pp. 113-134). Transl. R. García Cotarelo. Barcelona: Península.

Hart, H.L.A. (1980). Entre el principio de utilidad y los derechos humanos. Transl. M.D. González Soler, F.J. Laporta, L. Hierro. *Revista de la Facultad de Derecho de la Universidad Complutense de Madrid*, 58: 7-28.

Igartua, J. (2003). *La motivación de las sentencias, imperativo constitucional*. Madrid: Centre for Political and Constitutional Studies.

Laporta, F.J. (1987). Sobre el concepto de derechos humanos. *Doxa*, 4: 23-46.

Laporta, F.J. (2014). Gobernanza y *soft law*: nuevos perfiles jurídicos de la sociedad internacional. In: A. Ruiz Miguel. *Entre Estado y cosmópolis: Derecho y justicia en el mundo global* (pp. 57-60). Madrid: Trotta.

Larenz, K. (1994). *Metodología de la Ciencia del Derecho*. Transl. M. Rodríguez Molinero. Barcelona: Ariel.

Latorre, A. (2006). *Introducción al Derecho*. Barcelona: Ariel.

Lifante, I. (2013). ¿Qué hacen los jueces? Dos concepciones de la actividad judicial. In: J. Fernández Ruiz (coord.). *Disertaciones de Filosofía del Derecho* (pp. 117-131). City of Mexico: National Autonomous University of Mexico.

Lucas, J. de (2009). Los derechos sociales en tiempos difíciles. (Para una discusión genuinamente radical de los derechos sociales). In: V. Zapatero, I. Garrido Gómez (eds.). *Los derechos sociales como una exigencia de la justicia* (pp. 167-200). Alcalá de Henares (Madrid): University of Alcalá-Spanish Ombudsman.

Martínez de Pisón, J. (1997). *Derechos humanos. Historia, fundamento y realidad.* Saragossa: Egido.

Martínez Zorrilla, D. (2010). *Metodología jurídica y argumentación.* Madrid: Marcial Pons.

Montero, J. (1988). *Responsabilidad e independencia del juez y del Estado por la actuación del poder judicial.* Madrid: Tecnos.

Morales Antoniazzi, M. (2015). *Protección supranacional de la democracia en Suramérica. Un estudio sobre el acervo del* ius constitutionale commune. City of Mexico: Institute of Legal Research, National Autonomous University of Mexico.

O'Cinneide, C. (2019). The Present Limits and Future Potential of European Social Constitutionalism. In: K.G. Young (ed.). *The Future of Economic and Social Rights* (pp. 324-352). Cambridge, UK: Cambridge University Press.

Osuna, O. (2003). El derecho fundamental a la vivienda digna, seña del Estado social de Derecho. *Revista de Derecho del Estado*, 14: 95-110.

Páramo, J.R. (1986-1987). El concepto de *derecho*: Una introducción bibliográfica. *Anuario de Derechos Humanos de la Universidad Complutense de Madrid*, 4: 199-207.

Peces-Barba, G. (1999). *Curso de derechos fundamentales. Teoría general.* Madrid: University Carlos III of Madrid-Official State Gazette.

Pellisier, G. (1996). *Le principe d'égalité en droit public.* Paris: LGDJ.

Pérez Luño, A.E. (2011). *El desbordamiento de las fuentes del Derecho.* Madrid: La Ley.

Posner, R.A. (2011). *¿Cómo deciden los jueces?* Transl. V. Roca. Madrid: Marcial Pons.

Prieto, L. (2000). Derechos fundamentales. In: E. Garzón Valdés, F.J. Laporta (eds.). *El Derecho y la justicia* (pp. 501-510). Madrid: Spanish National Research Council-Trotta.

Rubio, F. (1997). La igualdad en la aplicación de la ley. *Anuario de la Facultad de Derecho de la Universidad Autónoma de Madrid*, 1: 143-156.

Ruiz Miguel, A. (1989). Los derechos humanos como derechos morales, ¿entre el problema verbal y la denominación confusa? In: J. Muguerza Carpentier, G. Peces-Barba Martínez (eds.). *El fundamento de los derechos humanos* (pp. 321-326). Madrid: Debate.

Sainz Moreno, F. (1976). *Conceptos jurídicos, interpretación y discrecionalidad administrativa.* Madrid: Civitas.

Squella, A. (1998). *Positivismo jurídico, democracia y derechos humanos.* City of Mexico: Fontamara.

United Nations (2006). *Preguntas frecuentes sobre el enfoque de derechos humanos en la cooperación para el desarrollo.* New York – Geneva: Office of the United Nations High Commissioner for Human Rights.

Wróblewski, J. (2008). *Sentido y hecho en el derecho.* Transl. F.J. Ezquiaga Ganuzas, J. Igartua Salaverría. City of Mexico: Fontamara.

Zagrebelsky, G. (2018). *El Derecho dúctil. Ley, derechos, justicia*. Transl. M. Gascón. Madrid: Trotta.

Zapatero, V., Garrido, M.I., Arcos, F. (2010). *El Derecho como proceso normativo. Lecciones de Teoría del Derecho*. Alcalá de Henares: University of Alcalá.

http:/orcid.org/0000-5872-0216-0356
Laura Loeza Reyes
lrl.f50@gmail.com
http:/orcid.org/0000-0002-7846-7140
Karla Ivonne Martínez Hernández
karla.mart.hern@gmail.com

LAS ORGANIZACIONES DE LA SOCIEDAD CIVIL FRENTE A LOS PROCESOS DE AUTOCRATIZACIÓN Y CRISIS HUMANITARIA: MÉXICO 2018-2022

Civil society organisations in the face of autocratisation processes and humanitarian crisis: Mexico 2018-2022

Abstract

The aim of this chapter is to account for the relationship between the policies implemented by President López Obrador's and the context in which multiple human rights violations occur in Mexico. In the first section, we analyse the main characteristics of his administration that can be characterized by increasingly blurred boundaries of executive power, limited opportunities for contestation, and a lack of priority given to the guarantee of human rights. By doing this, we identify an ongoing process of autocratisation. In the second part, we account for the negative impact of this process on the work of civil society organisations and independent journalists, relevant actors in a democratic regime.

Keywords: civil organisations, autocratisation, human rights, humanitarian crisis, COVID-19

Resumen

El objetivo de este artículo es dar cuenta de la relación entre la forma de gobernar del presidente López Obrador y el contexto en el que ocurren múltiples violaciones a los derechos humanos en México. En el primer apartado, analizamos las características principales de dicho gobierno en el que los límites del poder ejecutivo son cada vez más difusos, las oportunidades para la contestación son limitadas y la garantía de los derechos humanos no es prioritaria. En ello identificamos un proceso de autocratización. En el segundo apartado, damos cuenta del impacto negativo de este proceso en la labor de las organizaciones de la sociedad civil y el periodismo independiente, actores relevantes en un régimen democrático.

Palabras claves: organizaciones civiles, autocratisación, derechos humanos, crisis humanitaria, COVID-19

Introducción

La pandemia de COVID-19 ha impactado de manera distinta a las sociedades con democracias más consolidadas que a aquellas con déficit democrático. La capacidad estatal (Rey, 2014; Bertranou, 2015) y la disposición de las autoridades para enfrentar la crisis sanitaria, poniendo en el centro los derechos de la población, han sido diferentes en ambos casos. En el caso mexicano, la pandemia se ha desarrollado en un contexto de crisis humanitaria, reconocida desde 2006, que se ha profundizado notablemente a partir de 2018 con el inicio de la gestión del actual presidente de la República, Andrés Manuel López Obrador.

El objetivo principal de este artículo es mostrar que las múltiples violaciones a los derechos humanos que implica la forma de gobernar, denominada por el presidente "Cuarta Transformación" (4T), son indicadores de un proceso de autocratización del régimen (Applebaum, 2021; Cassani, Tomini, 2018; Lührmann, Lindberg, 2019; Wenzell, Wilfahrt 2018) y que la deficiente respuesta estatal a la contingencia por COVID-19 es solo uno de los efectos de dicho proceso, en el que el presidente de la República ha adquirido un poder excesivo en detrimento de los derechos humanos al recurrir a intervenciones estratégicas formales e informales que le han permitido imponer su agenda a través de: (1) la subordinación de los poderes legislativo y judicial; (2) el debilitamiento de los organismos autónomos con función de contrapesos; (3) ataques públicos a la prensa independiente; (4) el desmantelamiento de instituciones que operaban políticas públicas de atención a poblaciones vulnerables; (5) el ataque a organizaciones de la sociedad civil (recurriendo incluso a reformas legales); y (6) el aumento creciente de las facultades y el presupuesto de las fuerzas armadas. Con un discurso centrado en lo nacional–popular, crea performativamente una realidad y construye "enemigos sociales" para legitimar políticas antiderechos que comparten simultáneamente características neoliberales y populistas.

Aunado a lo anterior, la 4T ha tenido como eje un recorte drástico en el gasto público que el presidente denomina "austeridad republicana" y que ha tratado de justificar como una medida para erradicar la corrupción en las instituciones públicas, pero la corrupción y la opacidad persisten y los recortes en el gasto público han comprometido seriamente los derechos humanos debido a que ha privilegiado la atención de problemas sociales a través de programas asistencialistas político-clientelares, que operan a través de transferencias económicas directas a las personas beneficiarias. Sin embargo, de acuerdo con Oxfam (2020), 60% de la población que vive en extrema pobreza está excluida de los tres principales programas sociales que van dirigidos a adultos mayores, jóvenes y personas con discapacidad.

En este contexto inició la pandemia de COVID-19. En noviembre de 2019, López Obrador eliminó el Seguro Popular, un seguro público de salud que, desde 2003, atendía a la población que no estaba cubierta por el Seguro Social (35.5%). Y, en enero de 2020, lo reemplazó por el Instituto de Salud y Bienestar, instancia que "no sigue reglas formales de operación ni procedimientos financieros transparentes para la puesta en acción de la atención médica" (Institute for Global Healt Sciences, s.f.: 42). Durante este mismo periodo, el gobierno federal reestructuró el sistema de compras y distribución de medicamentos, argumentando problemas de corrupción, lo que ha provocado un desabasto crítico de medicamentos y equipo médico. Un caso especial es el de los niños con cáncer que quedaron privados de sus tratamientos y cuyos familiares han estado movilizados desde que inició dicho desabastecimiento sin conseguir ningún logro, lo que condujo a que se constituyeran como organización civil, denominada Movimiento Nacional por la Salud, en 2020.

De acuerdo con el informe independiente del Institute for Global Healt Sciences, el gasto público en salud había aumentado constantemente durante la década de 2000, pasando de 2%, en 2000, a 3.1%, en 2013, pero que, en 2019, descendió a 2.8%. Además, en 2018, el nuevo gobierno federal había despedido al 30% del personal de dicho sector (Institute for Global Healt Sciences, s.f.: 45). En 2020, ante la crisis sanitaria, aumentó la contratación de enfermeras y médicos, pero en condiciones de precariedad: contratos temporales, salarios excesivamente bajos y sin que se les proporcionara el material de protección mínimo como cubrebocas y guantes. Esto motivó manifestaciones de protesta por parte del personal sanitario en espacios públicos en todo el país. En 2019, México contaba con 2.9 enfermeras, 2.4 médicos y 1.4 camas de hospital por cada mil habitantes. Durante la pandemia

> México cuenta con 726 neumólogos certificados, la mitad de ellos en el área metropolitana de la Ciudad de México; 24 de las 32 entidades federativas registran menos de 10 neumólogos certificados. Asimismo el 56% de los 1199 especialistas que trabajan en cuidados intensivos se concentran en el área de la Ciudad de México, mientras 15 estados reportan menos de 10 (Institute for Global Healt Sciences, s.f.: 44).

Como señala el informe, una buena gobernanza requiere de fortaleza institucional y liderazgo eficaz, así como una buena comunicación que genere confianza y difunda información sólida, clara, coherente y basada en evidencia científica (Institute for Global Healt Sciences, s.f.: 6). En México ha ocurrido lo contrario.

Para tratar de dar cuenta de estos procesos, estructuramos el artículo en dos secciones: en la primera, caracterizamos los procesos de autocratización en México que se expresan en las políticas de la 4T; y, en la segunda, abordamos la situación actual de la sociedad civil organizada enfatizando en las organizaciones de derechos humanos, los periodistas independientes y los defensores de la libertad de expresión, debido a que son actores centrales en las democracias y los que, hasta ahora, habían logrado impulsar cambios político-culturales democráticos en México.

El proceso de autocratización

Desde 2007, en la literatura sobre los procesos de democratización se ha desarrollado una línea de investigación que analiza los procesos de autocratización que han tenido o están teniendo lugar en diversos países tipificados como democracias. En México, que es una democracia joven no consolidada, es posible identificar los rasgos de este proceso.

> Definimos la autocratización como un proceso de cambio en el régimen hacia la autocracia que hace que la política sea cada vez más exclusiva y monopolizada, y el poder político cada vez más represivo y arbitrario. Las restricciones al poder Ejecutivo, las libertades civiles e individuales y los derechos políticos se debilitan, mientras que la selección del gobierno se vuelve menos competitiva y menos participativa. Mientras que los gobernantes ganan en discrecionalidad y autorreferencialidad en el ejercicio y mantenimiento del poder político, los ciudadanos pierden protección y control sobre él (Cassani, Tomini 2018: 277).

Sin embargo,

> (...) los cambios negativos en términos de restricciones al poder Ejecutivo, libertades civiles e individuales, derechos políticos, integridad electoral, competencia y participación pueden variar en magnitud y no necesariamente desencadenar el cambio del régimen. Para calificar como autocratización, estos deben ser suficientemente significativos para provocar una transformación total de las instituciones formales e informales que regulan cómo el poder político es asignado y ejercido (Cassani, Tomini, 2018: 278).

En la literatura sobre los procesos de autocratización se clasifica a las democracias que presentan esta tendencia como "regímenes híbridos", "democracia defectiva", "democracia electoral", "autoritarismo competitivo" (Levitsky, Way, 2002) o "autoritarismo electoral" (Schedler, 2006). En este artículo no nos detenemos en esta discusión. Únicamente identificamos las características en dichas definiciones que nos permitan entender los procesos actuales de cambio en México.

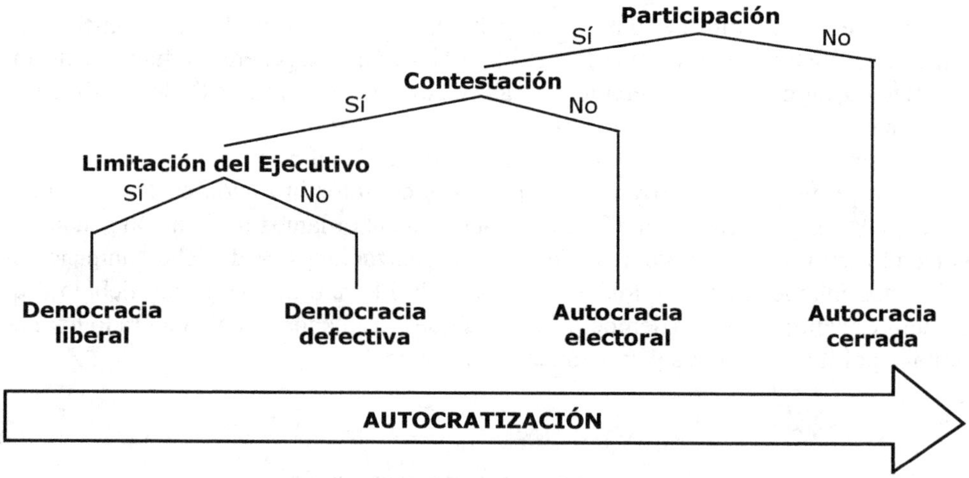

Figura 1. Autocratización a través del espectro de regímenes

Fuente: Cassani, Tomini, 2018: 279.

En específico, nos interesa resaltar el proceso de cambio de una democracia defectiva a una autocracia electoral. En la primera no hay límites efectivos que sirvan como contrapeso para el actuar del Ejecutivo, pero se permite la contestación y la crítica abierta. Sin embargo, cuando el actuar del Ejecutivo es desproporcionado y se suma un ambiente de censura y de criminalización hacia las posturas opuestas se caracteriza el régimen como autocracia electoral. En la Figura 1 se muestran estos procesos.

Para entender la situación actual en México, resulta útil considerar también dos precisiones analíticas que destaca Merkel (2010). Primero, durante la década de los ochenta, en la literatura sobre las transiciones a la democracia, se tipificó y se asumió como democracias a regímenes que cumplían solo con algunas características (como las elecciones libres y confiables y la pluralidad partidaria). Por tanto, en rigor, es incorrecto considerarlas actualmente como democracias en proceso de regresión. Segundo, en dicha literatura no se incluyeron en el análisis "las precondiciones socioeconómicas de la democracia [crecimiento económico con equidad que permita la inclusión de toda la sociedad a los beneficios del desarrollo] que fueron centrales en la teoría de la modernización de los años 1950 y 1960" (Merkel, 2010: 18).

La primera precisión nos permite entender la inexistencia de un sistema democrático de partidos en México que impida la imposición de la agenda del presidente de la República en el Congreso. Al no estar interesados los partidos políticos en la democracia, sino en el poder, hay un desdibujamiento de las identidades partidarias que permite el transfuguismo constante de candidatos de un partido a otro y que los legisladores de la oposición establezcan negociaciones con el partido gobernante para apoyar la agenda del presidente a cambio de beneficios personales. Ambas prácticas violentan el respeto al voto del electorado, provocan la desafección ciudadana por la democracia y el voto de protesta endémico (Sánchez Talanquer, 2020: 404).

La segunda precisión que apunta Merkel ayuda a comprender la polarización social que tiene profundas raíces históricas[1] y que el presidente ha exacerbado e instrumentalizado políticamente para imponer su agenda. Así, su retórica polarizante

> (...) invisibiliza la histórica y compleja causalidad de los conflictos socio político (exclusión, pobreza, desempleo, corrupción, impunidad, agotamiento o inviabilidad del modelo político). De esta manera genera nuevas exclusiones sociales y políticas al excluir a la población crítica de sus políticas, excluyendo así a los actores que pueden contribuir a la solución de la crisis (Lozada, 2022).

Entre estos actores se encuentran las Organizaciones de la Sociedad Civil (OSC), periodistas de investigación y académicos(as). Además, "[la retórica del presidente] construye representaciones del conflicto y sus actores sobredimensionadas con lo que obstaculiza su manejo constructivo por vías pacíficas y democráticas" (Lozada, 2022).

Otro factor que explica la capacidad del presidente para imponer su agenda son las diferentes intervenciones estratégicas a las que recurre para socavar la independencia del poder judicial, influyendo así en el comportamiento de los jueces, quienes se han acercado a la coalición gobernante para permanecer en el cargo o evitar ataques a la

---

[1] La desigualdad social es un problema que la Revolución exicana no resolvió y que, históricamente, ha marcado de manera profunda los procesos sociales y políticos en la sociedad mexicana.

institución judicial. Cortez Salinas y Saavedra Herrera (2021) identifican las siguientes intervenciones:

(1) El nombramiento de ministros de la Suprema Corte de Justicia de la Nación (SCJN) y de jueces del Consejo de la Judicatura Federal cercanos políticamente al presidente. Ambas instituciones son la cúspide del Poder Judicial de la Federación. Tal es el caso del ministro Juan Luis González Alcántara, quien se incorporó en 2018, las ministras Yasmín Esquivel Mossa y Margarita Ríos Farjart, quienes se incorporaron en 2019. En el Consejo de la Judicatura Federal designó a Bernardo Bátiz como consejero y en el Senado de la República, donde la coalición gobernante tenía la mayoría, nombró a Loretta Ortíz y a Alejandro Gertz Manero, propuesto por el presidente, como fiscal de la República.

(2) Presiones y amenazas desde el Congreso de la Unión (que son difíciles de demostrar, pero los autores toman como evidencia el comportamiento de actores políticos clave que han renunciado a sus puestos sin razones justificadas y han sido reemplazados por personas designadas por el presidente). Tal es el caso de Eduardo Medina Mora, quien renunció como Ministro de la SCJN en 2019. Otra forma como ejerce presión es "(...) mediante la presentación de iniciativas que proponen transformaciones importantes a la estructura y atribuciones de la judicatura, las cuales muchas veces van acompañadas de ataques retóricos por parte de legisladores" (Cortez, Saavedra, 2021: 47; citando Clark, 2011).

(3) La asignación del presupuesto al Poder Judicial de la Federación (PJF), que ha sufrido una disminución importante en los años 2019 y 2020.

A lo anterior se suma el papel que ha desempeñado el presidente de la SCJN, Arturo Zaldívar, quien es afín al presidente en algunos temas de su agenda, pero en otros ha actuado estratégicamente para alinearse con los intereses del presidente con el fin de conservar algunos privilegios del poder judicial.

Otro aspecto del proceso de autocratización, quizá el más peligroso, es la militarización de la vida pública que inició en 2006 y se ha incrementado en la actual administración. La presencia e influencia de los militares se ha extendido al adquirir las siguientes atribuciones:

(1) Participación directa del ejército en tareas de seguridad pública (como apoyo a policías o de forma autónoma).

(2) Subordinación de las fuerzas policiales a la autoridad militar (por ejemplo, en operativos o maniobras tácticas).

(3) Nombramiento de oficiales militares en puestos de seguridad pública.

(4) Incorporación de características militares a la estructura, organización y cultura de agencias de seguridad pública, lo que incluye el uso de armamento y tácticas militares.

(5) La transferencia a las fuerzas armadas de actividades, funciones, facultades y recursos asignados originalmente a instituciones civiles como la construcción y la administración de obras públicas, el desempeño de tareas en los sectores salud y agricultura y el control de la migración en las fronteras norte y sur del país (Velázquez et al., 2021; Sánchez Ortega, 2020; Observatorio de la Guardia Nacional y la Militarización en México y Causa en común, 2021).

A pesar del amplio rechazo social de la militarización de la seguridad pública que inició en 2006, el presidente ha promovido reformas constitucionales para legalizar la participación de las fuerzas armadas de forma pretendidamente "indirecta" a través de la creación de la Guardia Nacional. Ejemplo de ello es el "Decreto por el que se reforman, adicionan y derogan diversas disposiciones de la Constitución Política de los Estados Unidos Mexicanos, en materia de Guardia Nacional", cuyo transitorio quinto permite que el Ejecutivo disponga de las fuerzas castrenses en tareas de seguridad pública de forma "extraordinaria, regulada, fiscalizada, subordinada y complementaria" (Sánchez Ortega, 2020: 23). En la práctica, las funciones que les ha asignado a las fuerzas armadas rebasan los límites de lo que les corresponde.

En cuanto al debilitamiento de los organismos autónomos (creados en el proceso de transición democrática para funcionar como contrapesos y para la protección de los derechos humanos y la democracia), López Obrador ha mantenido una confrontación constante con el Instituto Nacional Electoral (INE) y el Instituto Nacional de Transparencia, Acceso a la Información y Protección de Datos Personales (INAI) y los ha castigado presupuestalmente debido a que han mantenido su independencia. Constantemente amenaza con desaparecerlos y busca deslegitimarlos argumentando que son onerosos e innecesarios, que defienden a grupos de interés y no a los ciudadanos[2]. En una iniciativa de reforma política que se discute en el momento en el que redactamos este artículo, el presidente incluye la desaparición del INE.

El principal motivo de confrontación con el INE han sido las irregularidades, contrarias a la ley, de las consultas populares que impuso López Obrador para tratar de legitimar sus principales obras públicas y su gobierno en general. Nos referimos a tres consultas que han resultado onerosas e inútiles y en las que ha habido una insignificante participación ciudadana que hizo que ninguna de ellas fuera vinculante por no haber participado por lo menos el 40% del electorado. Se trata de las consultas sobre la cancelación de la construcción del aeropuerto internacional que se había empezado a construir en Texcoco y la aprobación de la construcción del aeropuerto Felipe Ángeles, en la que participó solo el 1% del electorado; el juicio político a los últimos tres expresidentes de la República, en la que participó solo 7.1% del electorado[3]; y la revocación del mandato del actual presidente de la República, 17.7%[4].

El caso de la Comisión Nacional de los Derechos Humanos (CNDH) es diferente porque su actual titular fue nombrada directamente por el presidente de la República violando la normatividad establecida para ello[5]. Esto ha afectado negativamente su relación

---

2 Ver nota periodística disponible en: https://www.proceso.com.mx/nacional/politica/2021/4/29/amlo-va-ahora-por-desaparecer-el-inai-trasladar-las-funciones-del-ine-al-poder-judicial-262961.html (acceso: 29.04.2021). Como contrapropuesta, el Presidente ofrece entregar la información sin reservas, en un plazo máximo de 72 horas y con sanciones para la persona (funcionaria pública) que no entregue la información, https://www.forbes.com.mx/politica-amlo-transparencia-72-horas-eliminar-reservas-inai/ (acceso: 29.04.2021); https://iteso.mx/web/general/detalle?group_id=23574371 (acceso: 29.04.2021).

3 https://analisiselectoral2021.juridicas.unam.mx/sites/default/files/2021-08/INE_CG1422_2021.pdf (acceso: 30.10.2021).

4 https://computosrm2022.ine.mx/base-de-datos (acceso: 30.10.2021).

5 El artículo 10 de la CNDH establece que el presidente de la Comisión "(...) será elegido por el voto de las dos terceras partes de los miembros presentes de la Cámara de Senadores o, en sus recesos, por

con el universo de OSC, con quienes no tiene colaboración[6]. Hasta ahora, la CNDH no ha emitido ninguna recomendación al presidente de la República, a pesar de que viola sistemáticamente los derechos humanos.

La función principal de los órganos constitucionales autónomos es "frenar, controlar y equilibrar a los otros órganos con responsabilidades igualmente supremas" (Ruiz, 2017: 87). Cada uno de los órganos autónomos se crea con la finalidad de atender un eje o área de competencia y debe estar en estrecha comunicación y colaboración con los demás organismos de la administración pública. Su importancia reside también en que pueden ampliar la representación social y la confianza en los sistemas democráticos ya que atienden funciones coyunturales que afectan a la sociedad. Por el contrario, las alternativas que propone López Obrador para reemplazar los organismos autónomos no estarían institucionalizadas y aumentarían la concentración del poder en el Ejecutivo.

Para destruir una sociedad (romper el tejido social), es necesario destruir sus instituciones básicas con el fin de provocar la desafección ciudadana por dichas instituciones y autoridades (Kirkpatrick, 1986: 2). En México, López Obrador erosiona la democracia desde el interior de las instituciones democráticas a través de un discurso y políticas populistas, desvirtuando sus principios y mecanismos, sobre todo los relacionados con los procesos electorales [consultas populares], beneficiándose de su legitimidad (Chaguaceda, López, 2021: 207). El populismo estructura la política moderna movilizando a partir de las polaridades líder-masa y pueblo-enemigo, más que a través de las instituciones estables. Lo anterior sobre una construcción discursiva de un "nosotros" "popular" y/o "nacional" *versus* un "los otros" "antinacional" y "oligárquico" (Chaguaceda, López Zumaya, 2021: 206).

Durante las últimas cuatro décadas, las OSC mexicanas dedicaron sus actividades al fortalecimiento del tejido social y de la cultura democrática. Actualmente, el ataque por parte del presidente a las instituciones y a los valores democráticos ha provocado el efecto contrario.

---

la Comisión Permanente del Congreso de la Unión, con la misma votación calificada." Previamente la Comisión de Derechos Humanos del Senado deberá llevar a cabo una auscultación amplia "(...) entre las organizaciones sociales representativas de los distintos sectores de la sociedad, así como entre los organismos públicos y privados promotores o defensores de los derechos humanos." Con base en dicha auscultación, la Comisión o Comisiones correspondientes del Senado deberán proponer una terna al pleno del mismo, de entre la cual se deberá elegir al nuevo titular, o bien, ratificar al titular.

6 Un grupo de OSC de derechos humanos agrupadas en el colectivo #CNDHautónoma junto con otros actores políticos rechazaron el nombramiento de Rosario Piedra Ibarra como *ombuds person* cuestionando la idoneidad de su perfil profesional, de acuerdo con la convocatoria publicada y otras irregularidades en su nombramiento, como el hecho de haber sido candidata a una diputación por el partido gobernante o que la Junta de Coordinación Política del Senado no transparentara públicamente la idoneidad de los perfiles de quienes conformaron la terna. Además de la denuncia, por parte de algunos senadores, de irregularidades en el conteo de los votos, que puso en cuestión su obtención de la mayoría calificada. Ver comunicado del Colectivo disponible en https://aristeguinoticias.com/0811/mexico/colectivo-cndh-autonoma-pide-al-senado-explicacion-exhaustiva-sobre-designacion-de-rosario-piedra/ (acceso: 8.11.2019).

La sociedad civil organizada como actor fundamental de la democracia[7]

En las sociedades con régimen democrático, las OSC son fundamentales para el mantenimiento y los avances de la democracia y contribuyen a subsanar las "imperfecciones" del régimen, como los relacionados con la representación, la distribución de recursos y el reconocimiento de los sectores de la población que no interesan a los partidos políticos, porque no los consideran votantes potenciales o porque estiman que no son importantes o necesarios socialmente.

En este sentido, el desarrollo de un tejido asociativo es necesario para el buen desempeño de las democracias porque las organizaciones ponen controles al Estado, vigilan sus acciones y le exigen que rinda cuentas, sobre todo en el caso de las democracias jóvenes y no consolidadas como la mexicana, pero esto requiere de una apertura del Estado para mantener la interlocución con las organizaciones y cumplir con las obligaciones de fomentar sus actividades, como establecen el derecho internacional de los derechos humanos y la Ley Federal de Fomento a las Actividades Realizadas por Organizaciones de la Sociedad Civil[8].

Históricamente, las OSC en México han desempeñado un papel central en los procesos de democratización del régimen y han orientado sus actividades principales al diseño de políticas públicas dirigidas a la inclusión de los sectores de la sociedad más excluidos. Con sus diversas estrategias de incidencia, entre las que destaca la incidencia legislativa, han buscado poner límites a los excesos en el ejercicio del poder por parte de agentes estatales y vigilar las acciones de gobierno.

De esta manera, lograron avances importantes en la democratización del régimen en décadas pasadas, que han quedado plasmados en la creación de instituciones, leyes y políticas públicas vinculantes con perspectiva de derechos (Abramovich, 2006). Estos logros están relacionados con el reconocimiento y la ampliación de derechos humanos (procesos que nunca estuvieron exentos de tensiones con el Estado) cuya garantía y protección siguen siendo el objeto de sus luchas y demandas. Sin embargo, desde 2018, y aunado a la crisis humanitaria que se vive en el país, asistimos a retrocesos importantes en los logros obtenidos por las OSC y los movimientos sociales durante más de cuatro décadas.

López Obrador ha implementado una política sistemática de desmantelamiento de las instituciones mencionadas, recurriendo principalmente al retiro de financiamientos públicos al grado de dejar algunas de ellas inoperantes[9]. Se trata de instituciones encar-

---

[7] El universo de OSC es plural y diverso. En esta sección nos referiremos solo a las organizaciones que luchan por la democracia.

[8] En diciembre de 2020 un grupo de 34 organizaciones civiles y 29 personas defensoras de los derechos humanos, presentaron una queja ante la Comisión Interamericana de Derechos Humanos, denunciando estos problemas. Ver "El gobierno federal desatiende obligaciones de derechos humanos", http://cmdpdh.org/2020/12/cp-el-gobierno-federal-desatiende-obligaciones-de-derechos-humanos/ (acceso: 4.12.2020).

[9] Es el caso de la Comisión Especial para la Atención de Víctimas (CEAV) y del Mecanismo de Protección de Personas Defensoras de Derechos Humanos y Periodistas. Suprimió el fideicomiso público que los financiaba dejando al Mecanismo dependiente de los recursos que la Secretaría de

gadas de implementar leyes y políticas públicas en las que las OSC ocupaban espacios, como los Consejos Consultivos o Consejos Ciudadanos que les permitían vigilar las acciones del Estado, exigir la rendición de cuentas y la implementación correcta de las políticas públicas en el marco de las leyes.

Asimismo, el presidente aplica una política de desprestigio que vulnera al personal de las organizaciones que acompaña a diferentes grupos de población en los procesos de defensa de sus derechos y a dicha población, mientras favorece la impunidad de las redes de macrocriminalidad y su influencia en la implementación de políticas públicas (Vázquez Valencia, 2019)[10]. En este sentido, López Obrador ha interpelado a Joe Biden para que deje de financiar a las organizaciones civiles críticas de sus políticas, lo que ha generado la reacción contraria (Hiriart, 2021). Además de lo anterior, ha modificado las leyes nacionales para tratar de estrangularlas económicamente[11].

La confrontación del presidente con las OSC está estrechamente ligada a sus ataques cotidianos a los medios de comunicación y a periodistas independientes, porque fueron redes de organizaciones civiles defensoras de derechos humanos quienes diseñaron el Mecanismo de Protección a Personas Defensoras de Derechos Humanos y Periodistas, redactaron la Ley que lo sustenta y monitorean constantemente su operación. Además de documentar en informes periódicos y denunciar en los ámbitos nacional e internacional el hostigamiento y los asesinatos de personas de ambos gremios.

Esto ha permitido que organismos internacionales interpelen constantemente al presidente para que cese sus hostilidades y proteja a ambos gremios. El 10 de marzo de 2022 el Parlamento Europeo pidió a López Obrador que garantice la seguridad de estos, ya que el 95% de estos crímenes no se investiga y, por lo tanto, quedan impunes[12]. En ese momento se reportaban 47 periodistas y 68 personas defensoras de derechos humanos asesinados durante el periodo de gobierno de López Obrador. Lejos de tener un efecto persuasivo o de avergonzamiento, estas recomendaciones han valido la descalificación

---

Gobernación decida otorgarle cada año. De acuerdo con la organización Artículo 19 "mientras que el gobierno federal promovió la extinción de 109 fideicomisos para la ciencia, la cultura y la protección de víctimas, aumentó los recursos para Secretaría de la Defensa Nacional en un 1000% más que en 2020" (Artículo 19, 2020: 201).

[10] Es el caso de las personas defensoras de los derechos humanos y periodistas, quienes al desempeñar sus funciones confrontan a este tipo de redes. La red Espacio OSC monitorea el funcionamiento del Mecanismo de Protección y publica informes anuales sobre el hostigamiento y asesinato de periodistas. El Centro Mexicano de Derecho Ambiental publica constantemente en su página web informes y documentación de casos de violaciones graves a derechos humanos de activistas defensores de derechos humanos ambientales y de tierra y territorio.

[11] En 2022 logró que el Congreso de la Unión aprobara una reforma a la Ley de Impuesto Sobre la Renta que afecta drásticamente los donativos a organizaciones sin fines de lucro que las personas físicas pueden deducir en sus declaraciones de impuestos anuales. Al quedar agrupadas estas donaciones con las deducciones de gastos hospitalarios, médicos, funerarios y de ahorro para el retiro, desincentiva las donaciones en una sociedad en la que la cultura de la filantropía está poco generalizada debido a la desconfianza ciudadana hacia las autoridades y hacia sus conciudadanos, https://www.sat.gob.mx/articulo/82615/articulo-151 (acceso: 28.05.2021).

[12] Parlamento Europeo (2022). Unión Europea pide al gobierno de AMLO que asegure la protección de periodistas y activistas. *El Economista*, México, 10 de marzo. Disponible en: https://www.eleconomista.com.mx/internacionales/Union-Europea-pide-al-gobierno-de-AMLO-que-asegure-la-proteccion-de-periodistas-y-activistas-20220310-0055.html (acceso: 28.05.2021).

y la mofa por parte del presidente[13]. El hecho de que respondiera sin consultar a la Cancillería se asumió por la opinión pública como otro indicador de concentración de poder presidencial.

De esta manera han quedado comprometidos dos de los tres niveles de realidad necesarios para el desarrollo de la sociedad civil a los que se refiere Olvera (2004):

- el sistema jurídico, conjunto de derechos civiles, políticos y sociales institucionalizados en un conjunto de prácticas y agencias públicas, de hecho, actualmente comprendería a la totalidad de los derechos humanos; y
- una cultura de la crítica y la tolerancia;

y esto es un indicador de retrocesos en la democracia.

Conclusiones

Los desastres naturales suelen develar la capacidad estatal en el momento en que ocurren y este es el caso de la pandemia por COVID-19. En el caso de México, esta evidenció los desaciertos de las políticas de la "Cuarta Transformación", así como las falacias sobre las que esta se sustenta y sustenta sus promesas. En este artículo expusimos las principales características de dicha forma de gobierno y mostramos su correspondencia con un gobierno que tiende a la autocracia.

El ascenso al poder en 2018 del Movimiento de Regeneración Nacional, el partido gobernante, no fue sorpresivo, pues los últimos informes del Latinobarómetro y otros estudios mostraban una tendencia a la desafección ciudadana por la democracia. Esta se expresaba en la disposición a apoyar a un gobierno autoritario si garantizaba acabar con la inseguridad y la pobreza. López Obrador centró su campaña a la presidencia de la República en la promesa de erradicar estos problemas, así como la corrupción y la impunidad; sin embargo, los datos muestran que estos problemas se han agudizado durante su gobierno.

De acuerdo con el Índice de Capacidad para Combatir la Corrupción, publicado en 2021, México ocupa el 11° lugar entre los 15 países analizados, siendo uno de los países en los que las puntuaciones se han deteriorado más entre 2019 y 2021 (Council of the Americas, 2021: 3). En una escala del 1 al 10 obtuvo un puntaje general de 4.25; y en las categorías: capacidad legal, 3.82; democracia e instituciones políticas, 4.08; y sociedad civil y medios de comunicación, 6.35 (Council of the Americas, 2021: 27).

Cabe destacar los puntajes obtenidos en algunas de las variables con las que se miden dichas categorías. En la primera categoría destaca el puntaje en la variable "Acceso a la información pública y transparencia general del gobierno", 6.32. Esta función está a cargo del INAI, organismo autónomo. En la segunda categoría, la variable "Procesos legislativos y de gobierno", alcanza el puntaje 1. Mientras que, en la tercera categoría, destacan las variables "Movilización de la sociedad civil contra la corrupción", 7; y "Ca-

[13] Respuesta diplomática (2022). Gobierno de AMLO responde al Parlamento Europeo y los califica de borregos y golpistas. *El Economista*, México, 11 de marzo.

lidad de la prensa y del periodismo de investigación", 6.68 (Council of the Americas, 2021: 27). Estos datos refuerzan algunos de nuestros argumentos.

En cuanto a la promesa de campaña presidencial de acabar con la inseguridad pública y la militarización que llevaron a México a la actual crisis humanitaria, en mayo de 2022, el Registro Nacional de Personas Desaparecidas y no Localizadas informó que hay más de 100 mil personas en esta situación, sin contar la cifra negra. Al inicio del gobierno de López Obrador se reportaban más de 60 mil. Es decir, la cifra casi se ha duplicado en tres años[14].

López Obrador tuvo la oportunidad de continuar los avances que se habían logrado en la democratización del país y optó por el desmantelamiento institucional que los sustentaba. También pudo haber corregido algunas políticas fallidas implementadas por los dos presidentes que le antecedieron, pero las está llevando más lejos. Ejemplo de ellos son la militarización de la vida pública y la falta de independencia del poder judicial.

Los escenarios que se avizoran son sumamente inciertos para la democracia en el país. Sin embargo, aunque estamos más lejos de la consolidación de la democracia que en 2018, aún existe una sociedad civil activa y un periodismo independiente que resisten a los embates cotidianos del presidente. Es indispensable visibilizar y fomentar su trabajo y el de otros actores cuya labor se enfoca en la promoción de los derechos humanos. Solo de esta forma podemos ampliar las ventanas de oportunidad para luchar por un país democrático donde los derechos humanos sean garantizados.

References

Abramovich, V. (2006). Una aproximación al enfoque de derechos en las estrategias y políticas de desarrollo. *Revista de la CEPAL*, 88: 35-50.

Applebaum A. (2021). *El ocaso de la democracia. La seducción del autoritarismo*. México: Penguin Random House.

Artículo 19 (2020). *Distorsión: el discurso contra la realidad. Informe Anual 2020*. Disponible en: https://distorsion.articulo19.org/download_report.php (acceso: 10.05.2022).

Bertranou, J. (2015). Capacidad estatal: revisión del concepto y algunos ejes de análisis y debate. *Revista Estado y Políticas Públicas*, 4: 37-59.

Cámara de Diputados del Congreso de la Unión (2021). Constitución Política de los Estados Unidos Mexicanos. *Diario Oficial de la Federación*. Disponible en: https://www.diputados.gob.mx/LeyesBiblio/pdf/CPEUM.pdf (acceso: 8.07.2022).

Cámara de Diputados del Congreso de la Unión (2012). Ley de Federal de Fomento a las Actividades Realizadas por Organizaciones de la Sociedad Civil. *Diario Oficial de la Federación*, México, 25 de abril.

Cassani, A., Tomini, L. (2018). Reversing Regimes and Concepts: From Democratization to Autocratization. *European Political Science*, 19: 272-287.

---

[14] https://www.elfinanciero.com.mx/nacional/2022/05/16/incrementa-en-30-el-numero-de-personas-desaparecidas-durante-sexenio-de-amlo/ (acceso: 28.05.2021).

Chaguaceda, A., López Zumaya, L. (2021). Política populista y democracia plebiscitaria: las consultas ciudadanas en el México de la Cuarta Transformación. *Andamios*, 18(46): 205-232.

Clark, T.S. (2011). *The Limits of Judicial Independence*. New York: Cambridge University Press.

Cortez Salinas, J., Saavedra Herrera, C. (2021). Palomas mensajeras y halcones amenazantes: la justicia federal en los primeros dos años de gobierno de López Obrador. México, UAM, Iztapalapa, *El Cotidiano*, 225: 42-52.

Council of the Américas (2021). *Índice de capacidad para combatir la corrupción 2021*. Disponible en: https://americasquarterly.org/wp-content/uploads/2021/06/CCC_Reporte_Espan%CC%83ol_2021.pdf (acceso: 4.07.2022).

Hiriart, P. (2021). Biden propone aumentar financiamiento a USAID (que apoya a Mexicanos Contra la Corrupción). *El Financiero*, 28 de mayo. Disponible en: https://www.elfinanciero.com.mx/mundo/2021/05/28/biden-propone-aumentar-financiamiento-a-usaid-que-apoya-a-mexicanos-contra-la-corrupcion/ (acceso: 28.05.2021).

Institute for Global Health Sciences (sf). *La respuesta de México al Covid-19: estudio de caso*. Disponible en: https://globalhealthsciences.ucsf.edu/sites/globalhealthsciences.ucsf.edu/files/la_respuesta_de_mexico_al_covid_esp.pdf (acceso: 8.03.2022).

Kirkpatrick, J. (1986). The Myth of Moral Equivalence. *Imprimis*, 15(1): 1-5. Disponible en: https://imprimis.hillsdale.edu/the-myth-of-moral-equivalence/ (acceso: 3.01.2022).

Levitsky, S., Way, L.A. (2002). Elections without democracy. The rise of competitive authoritarianism. *Journal of Democracy*, 13(2): 51-65.

Lozada, M. (2022). Neo-autoritarismos, polarización y democracia: la fractura del tejido social. Conferencia Magistral. UAM, Iztapalapa, 6 de mayo. Disponible en: https://www.youtube.com/watch?v=CWPRfb3x4PA (acceso: 8.05.2022).

Lührmann, A., Lindberg S.I. (2019). A third wave of democratization is here: what is new about it? *Democratization*, 26(7): 1095-1113.

Merkel, W. (2010). Are dictatorships returning? Revisiting the 'democratic rollback' hypothesis. *Contemporary Politics*, 16(1): 17-31.

Observatorio de la Guardia Nacional y la Militarización en México, Causa en Común (2021). Informe 2021 del Observatorio de la Guardia Nacional y la Militarización en México. Disponible en: http://causaencomun.org.mx/observatorioguardiayfuerzasarmadas/wp-content/uploads/2022/02/2022.01.25_InformeOGN_2021.pdf (acceso: 25.03.2022).

Olvera, A. (2004). Representaciones e ideologías de los organismos civiles en México: crítica de la selectividad y rescate del sentido de la idea de sociedad civil. En: J. Cadena (coord.). *Las organizaciones civiles mexicanas hoy* (p. 23-47). México: CEIICH, UNAM.

Oxfam (2020). Nota metodológica al working paper: La política social en tiempos de la 4T. Disponible en: https://www.oxfammexico.org/sites/default/files/Nota%20Metodolo%CC%81gica%20Oxfam%20Me%CC%81xico%20COVID%2019.pdf (acceso: 20.03.2022).

Rey, M. (2014). Capacidad estatal y poder del Estado en Latinoamérica del siglo XXI: una perspectiva política para el análisis de las políticas públicas y la estatalidad. *Revista Estado y Políticas Públicas*, 2: 115-139.

Ruiz, J.F. (2017). Los órganos constitucionales autónomos en México: una visión integradora. *Revista Mexicana de Derecho Constitucional*, 37: 86-120.

Sánchez Ortega, L.M. (2020). La militarización de la seguridad pública en México y sus fundamentos legales. MUCD-Friedrich Ebert Stiftung. Disponible en: https://www.mucd.org.mx/wp-content/uploads/2020/11/SANCHEZ-MILITARIZAC-SDAD-ME%C-C%81X.pdf (acceso: 1.04.2022).

Sánchez Talanquer, M. (2020). México 2019: personalistic politics and neoliberalism from the left. *Revista de Ciencia Política*, 40(2): 401-430.

Schedler, A. (2006). *Electoral Authoritarianism: The Dynamics of Unfree Competition.* Boulder, CO: Lynne Rienner.

Vázquez Valencia, L.D. (2019). *Captura del Estado, macrocriminalidad y derechos humanos*. México: Flacso, México, Heinrich Böll Stiftung CDMX, IIJ, UNAM.

Velázquez, S., Álvarez, E., Pérez Correa, C., Madrazo, A. (2021). Inventario Nacional de lo Militarizado. Una radiografía de los procesos de militarización en México. CIDE-MUCD. Disponible en: https://ppdata.politicadedrogas.org/PPD/INM/files/INM-Report.pdf (acceso: 25.03.2022).

Wenzell, N., Wilfahrt, M. (2018). Popular Support for Democracy in Autocratic Regimes. *Comparative Politics*, 50(2): 231-250.

http:/orcid.org/0009-0004-1720-3426
Daria Konarska
daria.konarska@upb.edu.co

LA PANDEMIA DEL COVID-19 Y LAS VIOLACIONES DE DERECHOS HUMANOS EN COLOMBIA

The COVID-19 pandemic and human rights violations in Colombia

Abstract

The main objective of this article is to discuss how the policy of the Government of Iván Duque and the COVID-19 pandemic influenced the issue of human rights violations in Colombia. Firstly, will be analyzed the aggressions against protestors during the massive demonstrations, better known as the 2021 Colombian protests. Subsequently, will be presented gender-based violence in Colombia. Additionally, the murders of former FARC-EP combatants and the assassinations of social leaders and human rights defenders will be discussed. The conclusions summarize the arguments presented in the article, which correspond to the hypothesis.

Keywords: Colombia, the COVID-19 pandemic, human rights violations

Resumen

El objetivo principal del presente artículo es discutir de qué manera la política del Gobierno de Iván Duque y la pandemia del COVID-19 influenciaron la cuestión de las violaciones de derechos humanos en Colombia. Primero, se analizará la manera en la que los manifestantes fueron afectados durante las protestas masivas, más conocidas como el Paro Nacional 2021. Posteriormente, se tendrá en consideración la violencia de género en Colombia. Luego, se van a discutir los homicidios de los excombatientes de las FARC-EP y los asesinatos de líderes sociales y defensores de derechos humanos. Al final, se van a resumir los argumentos presentados en el artículo y las conclusiones correspondientes a la hipótesis.

Palabras claves: Colombia, pandemia del COVID-19, violaciones de derechos humanos

Introducción

La pandemia del COVID-19 influyó de manera negativa la cuestión de derechos humanos en el mundo entero. Los gobiernos de diferentes países tomaron la decisión de implementar medidas apropiadas para reaccionar contra el incremento de los casos positivos. La mayoría de los Estados decidieron restringir los derechos fundamentales de los ciudadanos. La implementación de la cuarentena causó que las personas no pudieran salir normalmente de sus casas ni encontrarse con sus parientes y amigos. Además, en aras de no aumentar los casos positivos del COVID-19, los gobiernos limitaron el derecho a protestar y, en algunos casos, aprovecharon la situación para prohibir las manifestaciones en contra de la política llevada a cabo. Según lo establece el Departamento Administrativo Nacional de Estadística (DANE), en 2020, el coeficiente de Gini fue 0.544 lo que representó un aumento de 0.018 frente al año anterior (DANE, 2021a). Por lo tanto, se puede decir que la pandemia profundizó la polarización social incrementando las diferencias entre las personas más ricas y los pobres. Hay que destacar que, a causa del virus SARS-CoV-2, muchos perdieron sus trabajos, sus únicos medios de manutención.

En la región de América Latina, donde se paga por el acceso al sistema de salud, dicha situación implicó que las personas no pudieran aprovechar los servicios médicos. Cabe mencionar que, en la mayoría de los países latinoamericanos, las zonas rurales no se encuentran suficientemente desarrolladas. Durante la pandemia, cuando las clases eran virtuales, muchos niños no tuvieron conexión a internet, ni equipos o espacios apropiados para aprender (Orozco Carrillo, Molano, 2023). Por lo tanto, el virus SARS-CoV-2 profundizó el problema de subdesarrollo en ciertas regiones, causando la exclusión de los habitantes del campo. Además, la pandemia afectó de manera negativa la situación de las mujeres, pues se incrementó el número de violaciones cometidas en su contra.

El objetivo principal de este artículo es presentar de qué manera la pandemia del COVID-19 y la política del Gobierno del presidente Iván Duque Márquez simultáneamente influyeron en el incremento de las afectaciones a los derechos humanos en Colombia. La investigación se ha llevado a cabo basándose en fuentes primarias (actos legislativos) y fuentes secundarias con análisis de tipo cualitativo. La hipótesis del presente artículo es que la única causa que contribuyó a la profundización de las violaciones de derechos humanos en Colombia no fue solo la pandemia del COVID-19, sino también la política del Gobierno del presidente Iván Duque Márquez. Para lograrlo, se analizarán cuatro de los casos más evidentes de afectación a los derechos humanos en Colombia. Primero, las violaciones cometidas contra los manifestantes durante el Paro Nacional 2021. Más adelante, la violencia basada en género en Colombia. A continuación, se discutirán los asesinatos de los excombatientes de las Fuerzas Armadas Revolucionarias de Colombia – Ejército del Pueblo (FARC-EP). Finalmente, se presentará el caso de los homicidios de líderes sociales y defensores de derechos humanos. Para terminar, se presentará el resumen de los temas analizados en el artículo y las conclusiones correspondientes a la hipótesis.

El Paro Nacional 2021

La Ley de Solidaridad Sostenible fue uno de los focos del Paro Nacional 2021, pero lo que contribuyó a las protestas masivas fue la crisis socioeconómica. Cabe destacar que las causas de las movilizaciones masivas y prolongadas de 2021 fueron vinculadas con las protestas de finales de 2019, en particular, con una de las demandas presentadas en aquel momento, es decir, el problema relacionado con la implementación del Acuerdo Final de Paz con las FARC-EP. Con la continuación del Paro Nacional, se presentó otra razón, la ira contra el uso de la fuerza y la brutalidad de la Policía.

Lo que se puede notar es que la pandemia del COVID-19 contribuyó a profundizar la crisis socioeconómica que ha generado un gran descontento. En 2020, se incrementaron las tasas de los siguientes indicadores: la pobreza monetaria y la pobreza monetaria extrema, el desempleo y la deuda. Según lo establece el DANE, en 2020, el total nacional de pobreza monetaria fue de 42.5% lo que representó un aumento de 6.8 puntos porcentuales frente al año anterior, pero una disminución en comparación con el año 2021 (39.3%) (DANE, 2021a). Una situación similar se presentó con las tasas de pobreza monetaria extrema, ya que, en 2020, el total nacional fue de 15.1%, lo que figuró en un crecimiento de 5.5 puntos porcentuales frente al año anterior y el descenso en comparación con el año 2021 (12.2%) (DANE, 2021b). A partir de las estadísticas presentadas por el Ministerio de Hacienda y Crédito Público, se evidencia que, en el transcurso del mes abril de los años 2019 a 2021, se ha presentado un aumento anual en la tasa de la deuda total, comenzando con 489.9 billones de pesos colombianos (COP) en 2019 y alcanzando el nivel de 661.5 billones COP en 2021 (Ministerio de Hacienda y Crédito Público, 2022), lo cual indica que el gobierno colombiano se endeudó tratando de hacer frente a la crisis. Según lo establece el Fondo Monetario Internacional, en 2020, en el total nacional el desempleo fue de 15.9% lo que representó un aumento de 5.5 puntos porcentuales frente al año anterior, pero una disminución en comparación con el año 2021 (13.8%) (FMI, 2022).

Después de que el gobierno del presidente Iván Duque Márquez implementara el Aislamiento Preventivo Obligatorio Inteligente (Cuarentena Nacional) buscando proteger las vidas de los colombianos y preparando el sector salud para atender los casos de coronavirus, las personas que trabajaban como vendedores ambulantes, es decir, todos los que pertenecían al sector de la economía informal, perdieron su único medio de manutención. En consecuencia, no pudieron mantener su familia, siendo esta la causa del aumento de los que viven en la pobreza o extrema pobreza.

El Paro Nacional de 2021 fue provocado por la reforma tributaria, más conocida como el proyecto de la Ley de Solidaridad Sostenible. Debido al gran déficit fiscal, dicha reforma buscaba recaudar 23.4 billones COP (BBC). El principal problema con dicho proyecto de ley fue que los recursos que necesitaba el Estado hubieran provenido de los sectores vulnerables. El proyecto planteaba que la clase alta y los grandes capitales no deberían pagar impuestos altos, sino recibir subsidios con los que podrían desarrollar sus negocios (Valencia Gutiérrez, 2021: 33). Además, sugería cobrar, primero, un impuesto a la renta a personas que ganaran 663 dólares mensuales y, segundo, el IVA de 19% a los productos básicos, por ejemplo, agua, gas, luz, servicios funerarios, equipos electrónicos, entre otros (BBC). Estas propuestas afectarían a la clase media y baja y, además, profundizaría la polarización social incrementando las diferencias entre las personas más ricas y los pobres. La Ley de Solidaridad Sostenible afectaba principalmente a la clase media y, en consecuencia, podría causar su empobrecimiento, contribuyendo así a su reducción y, luego, eliminación.

Con el inicio del Paro Nacional, el gobierno de Iván Duque, frente a los crecientes casos positivos de COVID-19, intentó usarlos como pretexto para que la gente no saliera a protestar. Cabe destacar que, en las protestas, en su mayoría pacíficas, también ocurrieron hechos vandálicos. El ministro de Defensa Nacional de Colombia, Diego Andrés Molano Aponte, y el presidente Duque dijeron que los responsables por los hechos de vandalismo en las manifestaciones fueron las organizaciones vinculadas con el Ejército de Liberación Nacional (ELN) y las FARC (CNN, 2021). Hay que señalar que ambos acusaron a las Fuerzas Armadas Revolucionarias de Colombia, pero, en realidad, la denominación correcta hubiese sido *disidencias y resurgencias de las FARC*, porque la Primera Marquetalia[1] se reincorporó con el Acuerdo de la Habana. Es por esto por lo que sus palabras estigmatizaron a quienes habían entregado las armas decidiendo regresar a la vida civil.

Con el objetivo de la legitimización del uso de métodos agresivos por parte de la Policía y el Ejército contra los manifestantes, los representantes del Gobierno culparon a los grupos armados de haber inspirado los hechos del vandalismo. Desde el primer día del Paro Nacional intervino el Escuadrón Móvil Antidisturbios de la Policía Nacional (ESMAD), cuya función es controlar hechos terroristas, delincuenciales y acciones violentas. Como ya se ha hecho mención, las movilizaciones, en su mayor parte, fueron pacíficas, de ahí que la intervención del ESMAD no fuera necesaria. Los representantes del Escuadrón Móvil Antidisturbios de la Policía Nacional usaron de manera inapropiada y desproporcionada la fuerza, afectando así gravemente los derechos humanos (OHCHR, 2021: 9). La Policía y los militares dispersaron arbitrariamente las concentraciones utilizando armas no letales, por ejemplo, gases lacrimógenos, lanzadores de agua, bombas aturdidoras y escopetas antidisturbios que ponían en peligro la seguridad de los manifestantes (OHCHR, 2021: 23), además, se registró que también hubo uso de armas letales.

El Instituto de Estudios para el Desarrollo y la Paz (Indepaz) junto a Temblores ONG presentaron un informe sobre las violaciones de derechos humanos que fueron registradas entre abril 28 y junio 15 de 2021. En dicho informe, se puede encontrar que hubo 75 asesinatos, de los cuales 44 fueron cometidos presuntamente por la Fuerza Pública, 28 víctimas de violencia sexual, 1832 detenciones arbitrarias y 1468 casos de violencia física (Temblores ONG, 2021). Es importante destacar que este trabajo no incluye los casos de desapariciones que también ocurrieron durante el Paro Nacional 2021. En el boletín entregado solo por Indepaz, hay información de que 539 personas sufrieron el delito de desaparición forzada (Indepaz, 2021). Por su parte, la Fiscalía General de la Nación

[1] La Primera Marquetalia se refiere a la guerrilla de las FARC-EP, ya que en 1964 el gobierno de Guillermo León Valencia llevó a cabo la "operación Marquetalia", la cual tenía como objetivo eliminar a los denominados "comunistas", incluyendo al el grupo encabezado por Manuel Marulanda Vélez. Como resultado, las autodefensas campesinas se transformaron en la guerrilla que luego firmó el acuerdo de paz en Colombia (Vélez, 2001: 156).

no quiso ayudar en la búsqueda de las personas desaparecidas para ocultar los crímenes cometidos por los agentes estatales (Misión SOS Colombia, 2021: 54). Esto genera la carencia de confianza en las instituciones estatales y también inseguridad, lo que contribuye a la disminución del nivel de la democracia.

Violencia basada en género

En toda la región latinoamericana, la violencia contra las mujeres está muy presente. Las representantes del sexo femenino siguen perdiendo sus vidas solo porque son mujeres (práctica conocida como feminicidio). Según lo establece la CEPAL (Comisión Económica en América Latina y el Caribe), en 2021 hubo 4473 feminicidios en América Latina y el Caribe lo que representó un aumento de 382 casos frente al año anterior (CEPAL, 2022). En este contexto, hay que mencionar que el 38.5% de estas muertes violentas concierne a mujeres entre 15 y 29 años (CEPAL, 2022). En el caso de las adolescentes y niñas, es más fácil para un perpetrador engañar, abusar sexualmente y, después, matarlas, ya que dichas personas son unas de las más vulnerables.

El carácter de la sociedad colombiana es patriarcal y machista, por lo tanto, no solo las relaciones entre los ciudadanos, sino también las intrafamiliares se basan en la predominante posición de los hombres. En particular, en las zonas rurales, las niñas eran enseñadas a que deberían someterse a lo que el hombre quisiera y que no podían cuestionar su palabra. Ellas debían ser sumisas a los varones (Entrevista con Yineth Trujillo, 2022). El papel de las mujeres era restringido al rol de madre o esposa. No podían desarrollar ni hacer lo que quisieran, sino que eran obligadas a cuidar a los niños y tener como ocupación exclusiva el cuidado del hogar, mientras que el hombre mantenía económicamente a su familia. En el caso de la violencia basada en el género, las mujeres no podían decir nada, pues eran convencidas de no dejar a su esposo por sus familiares. Por su parte, los varones usaban, y siguen usando, la violencia física y sexual para confirmar su dominación y poder.

La pandemia del COVID-19 contribuyó al crecimiento de las agresiones cometidas contra las mujeres. Cuando nadie podía salir de casa y los contactos entre las personas fueron restringidos, aumentó la posibilidad de que sufrieran casos de violación. Las víctimas se quedaron encerradas con sus maltratadores. En algunos casos, ya había conflictos que se intensificaron debido a las condiciones durante la pandemia. Los hombres quisieron aprovechar la situación para restringir más libertades a sus parejas. Además, a causa del virus SARS-CoV-2, muchas personas perdieron su trabajo, lo que en algunos casos significó la pérdida del único medio de manutención. En consecuencia, los varones estaban más irritados, intranquilos y nerviosos y se desahogaron con sus familias, no solo con las mujeres, sino también con sus niños. Por otra parte, las mujeres tenían acceso limitado a los servicios de ayuda, ya que, los hombres ejercían el control sobre ellas. La pandemia coadyuvó a la carencia de ingresos y de empleo de las mujeres, lo que aumentó la dependencia económica frente a sus parejas (Corporación Sisma Mujeres, 2020).

Tabla 1. El número de mujeres víctimas de violencia intrafamiliar, violencia sexual y feminicidios en el periodo entre 2018-2021

	Número de mujeres víctimas de		
Año	**Violencia intra-familiar**	**Violencia sexual**	**Feminicidios**
2021	29,609	18,726	210
2020	26,462	15,462	187
2019	16,797	22,523	178
2018	17,009	22,309	171

Fuente: elaboración propia basada en Corporación Sisma Mujer (2020; 2022).

En lo referente a los datos presentados en la tabla 1, lo que se puede notar es que, en 2019, hubo 16,797 casos de violencia intrafamiliar contra las mujeres, lo que representó un descenso de 212 casos frente al año anterior y un gran crecimiento en el año 2020 (casi 10,000 casos más). Como ya se ha mencionado, durante la pandemia las víctimas fueron encerradas con sus parejas, quienes las violaban, primero, para aumentar control sobre ellas y, segundo, con el objetivo de desahogarse. Además, en 2021, el número de los casos se incrementó en relación con 2020. Hay que destacar que en este año hubo 15,462 casos de violencia sexual contra las mujeres, lo que demuestra una disminución significativa frente al año anterior, pero que, en 2021, se presenta un aumento de más de 3,000 casos. Sin embargo, no se puede olvidar que sus parejas restringieron sus libertades , por lo tanto, ellas no pudieron pedir ayuda o fue muy difícil que alguien las apoyara. En lo referente al número de feminicidios, cabe hacer mención que se observa la inclinación hacia el incremento anual de los casos.

Asesinatos de los excombatientes de las FARC-EP

Otro problema muy grave que existe en Colombia son los asesinatos de los exguerrilleros de las Fuerzas Armadas Revolucionarias de Colombia – Ejército del Pueblo. Esta cuestión no es algo que pase por primera vez en la historia colombiana contemporánea, pues durante las décadas de 1980 y 1990 tuvieron lugar masacres contra los miembros de la Unión Patriótica y las personas que pertenecían a las guerrillas: el Movimiento 19 de abril (M-19) y el Ejército Popular de Liberación (EPL). Uno de los más conocidos asesinatos es el del máximo comandante del M-19, Carlos Pizarro Leongómez, quien fue asesinado poco después de la firma del Acuerdo de Paz con el gobierno del presidente Virgilio Barco en 1990. Es importante destacar que los crímenes contra los miembros de grupos armados no solo conciernen a las personas vinculadas con las guerrillas, sino también a los paramilitares, por ejemplo, en la primera década del siglo XXI ocurrieron asesinatos de los exmiembros de las Autodefensas Unidas de Colombia (AUC). Se puede decir que se continúa la violencia homicida contra los que han dejado las armas y han comenzado procesos de reinserción (Valencia Agudelo, 2021: 16). En Colombia, este tipo de homicidios casi nunca son aclarados a causa de que nadie sabe nada o prefiere estar callado al temer por su vida o la vida de sus familiares.

Durante la primera presidencia de Juan Manuel Santos, las FARC-EP y el gobierno colombiano empezaron las negociaciones con el objetivo de desmovilizar la guerrilla y reincorporar sus miembros a la sociedad. Después de arduos y complejos diálogos, el 24 de noviembre de 2016 el presidente colombiano y el último comandante máximo de las FARC-EP Rodrigo Londoño Echeverri, alias Timochenko, firmaron el *Acuerdo final para la terminación del conflicto y la construcción de una paz estable y duradera*, más conocido como el Acuerdo de Paz de 2016 (Quintanar, López, 2016: 7). Dicho acuerdo está compuesto por seis puntos que se refieren a las siguientes áreas: la implementación de la Reforma Agraria Rural, la participación política y la profundización de la democracia colombiana, el fin del conflicto, la solución al problema de las drogas ilícitas, las víctimas y los mecanismos de implementación y verificación (*Acuerdo final...*, 2016). En el punto 3.4. el gobierno colombiano se comprometió a garantizar la vida segura de los firmantes de paz tomando medidas y aplicando las normas de persecución penal contra todos los que amanecen o atenten contra los exguerrilleros (*Acuerdo final...*, 2016).

Después de la firma del Acuerdo final fueron creadas las Zonas Veredales Transitorias de Normalización, donde los excombatientes estarían hasta que entregasen las armas y recibiesen sus documentos legales. Tras el fin de dichas zonas, comenzaron a funcionar los Espacios Territoriales de Capacitación y Reintegración (ETCR)[2], lugares donde viven los grupos de reincorporados. Indudablemente, no todos los firmantes de la paz decidieron quedarse en los ETCR, puesto que algunos prefirieron volver con sus familias, empezar carreras políticas o no quisieron seguir viviendo con sus compañeros.

Las razones de los asesinatos de los excombatientes de las FARC-EP son diferentes y sobre ellas hay que destacar la política del Estado. En realidad, el gobierno colombiano no está cumpliendo el Acuerdo de Paz de 2016, puesto que hace poco para garantizar la vida de los excombatientes. Como Victoria Sandino, exsenadora del partido FARC-EP ha dicho:

> La principal razón es una política del Estado. Es una política que [en] este país ha sido ejercida a través de la violencia. Es decir, el que no piensa lo mismo, se va a aniquilar. Aquí se aniquila, es una tendencia permanente (Entrevista con Victoria Sandino, 2022).

No se puede olvidar que los homicidios de los exguerrilleros continúan debido a que hay quienes se posicionan como líderes buscando presionar el cumplimiento y la implementación del proceso de paz. Esto conlleva a que aquellos que buscan mantener su poder en ciertas zonas del país, y que representa corrientes de ultraderecha, rechace este tipo de liderazgo local y llegue, incluso, a encargar los asesinatos de estos líderes emergentes. Estas personas no solo niegan el Acuerdo Final con las FARC-EP, sino también todo el proceso de paz con la guerrilla, ya que, para ellos, los farianos nunca dejaron de ser "terroristas" (Infobae, 2023). Según Adriana, una de las reincorporadas de las FARC-EP:

---

[2] Ahora se denominan los Antiguos Espacios Territoriales de Capacitación y Reintegración.

> La mayoría [de los] que han asesinado son líderes que empiezan a liderar (*sic*) en las mismas regiones. Es como el mismo saboteo. Es como decir que se calla usted, usted no lidere, usted no puede incentivar a otras personas. Es como callar la gente (Entrevista con Adriana, 2022).

Además, cabe mencionar la participación de otros grupos armados cuyo objetivo es reclutar a quienes tengan conocimiento del uso de armamento o conozcan territorios recónditos o poco conocidos para aumentar el número de sus miembros y desarrollar sus actividades ilegales. Como Victoria Sandino ha dicho:

> Muchos grupos armados han buscado nuestra gente. Ellos saben que es la gente que tiene experiencia en el uso de las armas, en la lucha clandestina, irregular. Entonces buscan a nuestra gente en los territorios, pero si nuestro compañero o compañera no quiere, porque tiene su familia, terminan asesinándolo (Entrevista con Victoria Sandino, 2022).

Otra causa de los homicidios de los excombatientes de las FARC-EP es la estigmatización, la cual es el resultado de la falta de perdón y la carencia de educación para la paz. A pesar de la firma del Acuerdo de Paz, muchas personas siguen teniendo una opinión negativa sobre los exguerrilleros culpándolos por crímenes cometidos. Para ellos, los reincorporados deben estar en la cárcel o muertos. Según Karina, una de las excombatientes:

> Hay muchas personas que no nos aceptan, pero somos seres humanos. La gente no nos quiere conocer. No quiere conocer por qué estuvimos en la guerrilla, por qué luchábamos. Nunca habían llegado para comprenderlo (*sic*). (Entrevista con Karina 2022).

Por lo último, cabe señalar que, debido al incumplimiento del Acuerdo de Paz, hay reincorporados que tomaron la decisión de regresar a la vida guerrillera y han sido asesinados en combate. El más conocido de estos casos es el de Hernán Darío Velásquez Saldarriaga, alias El Paisa, quien fue dado de baja en Venezuela, cerca de la frontera con Colombia (InSight Crime, 2021).

Desde la firma del Acuerdo de Paz, la Misión de Verificación de las Naciones Unidas en Colombia ha confirmado 342 asesinatos de los excombatientes de las FARC-EP, entre ellos 11 mujeres, 48 afrocolombianos y 28 indígenas (Misión de Verificación de las Naciones Unidas en Colombia, 2022). Además, han comprobado 105 tentativas de homicidios (8 casos conciernen a mujeres) y 27 desapariciones (Misión de Verificación de las Naciones Unidas en Colombia, 2022). Por otro lado, la mayoría de los homicidios han tenido lugar en los siguientes departamentos: Antioquia, Caquetá, Cauca, Chocó, Meta, Nariño, Norte de Santander, Putumayo y Valle del Cauca, regiones donde había o hay guerrillas y grupos paramilitares, lo que contribuye al alto nivel de riesgo concerniente a posibles crímenes.

Tabla 2. El número de los asesinatos de los excombatientes de las FARC-EP durante el periodo 2017-2022

Año	Número de homicidios
2022	37
2021	54
2020	75
2019	78
2018	65
2017	33

Fuente: elaboración propia a partir de 2017 hasta el 27 de septiembre de 2022 basada en el Informe trimestral del Secretariado General. Misión de Verificación de las Naciones Unidas en Colombia.

El número más alto de asesinatos se dio en 2019, pero desde entonces se puede notar su disminución. Hay que destacar que, en 2020, hubo 75 asesinatos, lo que representó una escasa disminución frente al año anterior. La alta cifra de homicidios de exguerrilleros en 2020 estuvo vinculada con la Cuarentena Nacional, cuando los reincorporados fueron más vulnerables a las acciones realizadas en su contra. Revisando el informe que fue presentado por la Misión de Verificación de las Naciones Unidas, lo que se puede observar es el escaso número de mujeres excombatientes que fueron asesinadas. Existen dos razones para esta situación, primero, la mayoría de reincorporados son hombres: el censo llevado a cabo por la Universidad Nacional de Colombia muestra que, de los 10 015 excombatientes que decidieron entregar sus armas, el 23% son mujeres (UNAL, 2017). El otro argumento es que, si las exguerrilleras no hubiesen dicho quiénes son, nadie lo habría sabido. Esto es el resultado del carácter patriarcal y machista de la sociedad colombiana que implica el convencimiento de que la guerra es solo cosa de hombres. Por eso, las mujeres no son reconocidas como antiguas militantes de la guerrilla.

Cabe mencionar que la mayoría de los asesinatos de los firmantes de la paz se refiere a individuos que no vivían en los Espacios Territoriales de Capacitación y Reincorporación. El riesgo vinculado con la posibilidad de que asesinen excombatientes fuera de los ETCR es muy alto, ya que no hay quien les pueda ayudar. A pesar de que, en el Acuerdo Final, el gobierno colombiano garantizó la implementación de las normas penales para perseguir a los responsables por los homicidios, entre un 50% y un 60% de los asesinatos no han sido aclarados (Valencia Agudelo, 2021: 19). La impunidad de los crímenes cometidos contra los reincorporados y la incapacidad de prevenir los homicidios producen temor entre los firmantes de la paz. Según Daniela Valencia, una de las excombatientes de las FARC-EP:

> Yo, como estoy viendo, veo que va a ser un exterminio, porque ya tantos combatientes fueron asesinados. Petro tiene las ideas de parar con todo esto, pero eso es muy complejo. Creo que esto nunca se va a terminar. A nosotros nos va a pasar lo mismo que al M-19 y la Unión Patriótica. ¿Con qué nos vamos a defender? (Entrevista con Daniela Valencia, 2022).

Asesinatos de líderes sociales y defensores de derechos humanos

Otra cuestión que provoca inquietud y preocupación son los homicidios de líderes sociales y defensores de derechos humanos. Primero, hay que aclarar quiénes son y qué hacen: se trata de personas que son reconocidas por su comunidad a través de su trabajo para ejercer la defensa de los derechos humanos (CIDH, 2019: 24). Existen diferentes tipos de liderazgos, por ejemplo, los que se basan en lo étnico, afrodescendientes o indígenas, pero también hay liderazgos sociales, comunales, comunitarios o campesinos. En lo que respecta a los defensores de derechos humanos, son todas las personas que "ejercen el control ciudadano necesario sobre los funcionarios públicos y las instituciones democráticas" (CIDH, 2019: 24). En otros términos, son aquellos que están encargados de denunciar y reaccionar ante las violaciones de los derechos fundamentales garantizados por la Constitución de 1991. Además, una de sus funciones es la educación y la promoción de las ideas democráticas. En consecuencia, desempeñan un papel muy importante, no solo en su comunidad, sino también en la sociedad colombiana.

Como ya se ha hecho mención, conforme al Punto 3.4. del Acuerdo Final, el gobierno colombiano debe garantizar la seguridad de los firmantes de paz implementando las medidas convenientes y aplicando las normas de persecución penal contra las personas que amanecen o atenten contra los excombatientes. Dicho punto no solo se refiere a los exguerrilleros de las FARC-EP, sino que también incluye a los líderes sociales y a los defensores de derechos humanos. La realidad muestra que, a pesar de la firma del Acuerdo de Paz en 2016, los representantes de dichos grupos que defienden las libertades siguen siendo asesinados a causa del incumplimiento de las normas por parte del Estado colombiano. Además, existe el Decreto 895 de 2017 que, en su artículo 14, estableció el Programa Integral de Seguridad y Protección para comunidades, líderes, dirigentes, representantes y activistas de organizaciones sociales, populares, étnicas, de mujeres y de género a cargo del Ministerio del Interior en los territorios, el cual incluye las garantías de seguridad (*Decreto 895 de 2017*).

Las causas de los asesinatos de líderes sociales y defensores de derechos humanos son diferentes, y entre ellas hay que destacar los intentos de reemplazar a las FARC con otros grupos armados. Las Fuerzas Armadas Revolucionarias de Colombia controlaban zonas con frágil presencia estatal, lo que les permitió esconderse. Además, en dichos territorios, se puede cultivar coca y, en muchos casos, este resulta siendo el único producto rentable. Para aumentar los ingresos, el objetivo de los grupos armados es la toma de dichas zonas y obligar a los campesinos a seguir cultivando coca (HRW, 2021). Cabe mencionar que el Punto 4 del Acuerdo Final se refiere a la solución del problema de las drogas ilícitas. Desde la firma del Acuerdo de Paz de 2016, los líderes sociales promueven y apoyan proyectos para la sustitución de cultivos ilícitos y esto los ha convertido en objetivo de los grupos armados.

No se puede olvidar que los homicidios de líderes sociales y defensores de Derechos Humanos continúan debido a que los agentes estatales o los grupos paraestatales, financiados por actores que tienen intereses económicos en ciertas regiones de Colombia, quieren implementar proyectos extractivistas y de monocultivo o mantener los grandes latifundios (Castañeda, 2021: 5). Los líderes sociales son percibidos por los actores económicos como una amenaza que obstaculiza la realización de proyectos. Por eso, estos poderes contratan agentes paraestatales para que desacrediten a los defensores de derechos humanos y, en consecuencia, la comunidad se divida y algunos pierdan la confianza en sus líderes, lo que genera la incapacidad de oponerse a diferentes proyectos que muchas veces ponen en riesgo el medio ambiente. Si lo anterior no resulta suficiente, se presentan amenazas indirectas y muestras de fuerza, también se presiona a los líderes sociales para que se retiren del sitio donde están defendiendo los derechos de sus comunidades e, incluso, los asesinan (Castañeda, 2021: 6). La aniquilación de los defensores de derechos humanos genera un terror constante en la comunidad y crea un nuevo orden político y socioeconómico sin oposiciones, lo que contribuye a la pérdida de la democracia.

Tabla 3. El número de asesinatos de líderes sociales y defensores de derechos humanos en el periodo 2016-2022

Año	Número de homicidios
2022	146
2021	171
2020	310
2019	116
2018	282
2017	208
2016	21

Fuente: elaboración propia a partir del 24 de noviembre de 2016 hasta el 2 de octubre de 2022 basada en los registros publicados por el Instituto de Estudios para el Desarrollo y la Paz (Indepaz).

Entre el 24 de noviembre de 2016 y el 2 de octubre de 2022, 1254 líderes sociales y defensores de Derechos Humanos han sido asesinados. Las regiones donde el número de homicidios fue más alto son Cauca, Antioquia, Nariño, Valle del Cauca y Putumayo. Departamentos que se repiten en los registros anuales presentados por el Indepaz en cuanto a los casos de asesinatos. Los territorios mencionados son las zonas donde hay producción minera y cultivos de coca, donde las élites tienen intereses económicos que llevan a imponer proyectos extractivistas o monocultivos. Durante la pandemia del COVID-19, se pudo notar el aumento del número de homicidios, especialmente en el año 2020 cuando 310 líderes y defensores de derechos humanos fueron asesinados, mientras que, en el informe actual, hasta el 2 de octubre de 2022, se registran 146 asesinatos de este tipo. El alto nivel de los asesinatos en 2020 estuvo vinculado con la Cuarentena Nacional, pues, cuando nadie podía salir de casa, los líderes sociales fueron más vulnerables a las acciones llevadas a cabo en su contra.

Finalmente, la mayoría de los homicidios de líderes sociales y defensores de derechos humanos se refiere a las personas que viven en zonas rurales con frágil presencia estatal, lo que contribuye a la limitada posibilidad para reaccionar contra estos. La Fiscalía

General de la Nación, en 2021, esclareció el 68.35% de los homicidios cometidos contra líderes sociales, lo que representó un aumento de 16 puntos porcentuales frente a los casos aclarados en año anterior (El Nuevo Siglo, 2022).

Conclusiones

El análisis presentado en este artículo muestra que no solo la pandemia, sino también la política del Gobierno del Presidente Iván Duque Márquez (la cual se basó en la falta de acciones apropiadas llevadas a cabo para prevenir las afectaciones a los derechos humanos) contribuyeron a la profundización de las violaciones de derechos humanos en Colombia. El virus SARS-CoV-2 causó una gran crisis socioeconómica en Colombia y, para enfrentarla, el Estado colombiano se endeudó, motivo que incentivó la presentación e implementación de la Ley de Solidaridad Sostenible. Este proyecto generó un gran descontento social que originó protestas masivas, más conocidas como el Paro Nacional 2021. Frente a las manifestaciones, la respuesta del Gobierno de Iván Duque no fue apropiada. A pesar de que hubo casos de vandalismo, las protestas, en su mayoría, fueron pacíficas, pero el presidente colombiano decidió enviar el ESMAD y a los militares para que se enfrentasen con los manifestantes. En consecuencia, hubo diferentes tipos de violaciones de derechos humanos, incluyendo desapariciones forzadas bajo la responsabilidad del Gobierno de Iván Duque.

La pandemia afectó a las mujeres, a los excombatientes de las FARC-EP, a los líderes sociales y a los defensores de derechos humanos. Con respecto a las representantes del sexo femenino, en 2020 hubo un gran incremento de las violaciones intrafamiliares a causa de la Cuarentena Nacional que impidió salir de casa. Muchos hombres perdieron sus trabajos y se desahogaron con sus parejas. Hay que mencionar que la pandemia y la política del Gobierno de Iván Duque influyeron de manera negativa en la situación de los reincorporados de las Fuerzas Armadas Revolucionarias de Colombia y los líderes sociales. La falta de garantías de seguridad por parte del Estado contribuyó al aumento de los homicidios de los firmantes de paz y los defensores de derechos humanos. Además, el Gobierno de Iván Duque fue ineficaz en aclarar quién los mató, en la persecución de los responsables y su posterior condena. No se puede olvidar que la Cuarentena Nacional causó que los excombatientes de las FARC-EP y los líderes sociales fuesen más vulnerables a las acciones realizadas en su contra.

Bibliografía

Acuerdo final para la terminación del conflicto y la construcción de una paz estable y verdadera (2016). Disponible en: https://www.cancilleria.gov.co/sites/default/files/Fotos 2016/12.11_1.2016nuevoacuerdofinal.pdf (acceso: 20.09.2022).

BBC (2021). *Reforma tributaria en Colombia: Iván Duque pide al Congreso retirar el polémico proyecto que desató fuertes protestas*. Disponible en: https://www.bbc.com/mundo/noticias-america-latina-56966451 (acceso: 20.08.2022).

Castañeda Durán, J.F. (2021). El genocidio reorganizador en Colombia: el asesinato de líderes sociales y defensores de derechos humanos como genocidio contra un grupo nacional. *Revista Latinoamericana de Derechos Humanos*, 32: 1-24.

CEPAL (2022). *Poner fin a la violencia contra las mujeres y niñas y al femicidio o feminicidio: Reto clave para la construcción de una sociedad del cuidado*. Disponible en: https://oig.cepal.org/sites/default/files/22-01013_fin_violencia_esp_web.pdf (acceso: 30.12.2022).

CNN (2021). *Ministro de Defensa de Colombia vincula vandalismo en las protestas con las FARC y el ELN*. Disponible en: https://cnnespanol.cnn.com/video/colombia-ministro-defensa-molano-aponte-protestas-farc-eln-conecta2/ (acceso: 23.09.2022).

Comisión Interamericana de Derechos Humanos (CIDH) (2019). *Informe sobre la situación de personas defensoras de derechos humanos y líderes sociales en Colombia*. Disponible en: http://www.oas.org/es/cidh/informes/pdfs/DefensoresColombia.pdf (acceso: 16.09.2022).

Corporación Sisma Mujeres (2020). *Boletín No. 21. En tiempos de pandemia tampoco es hora de callar las violencias contra las mujeres*. Disponible en: https://www.sismamujer.org/wp-content/uploads/2021/08/Boletín-No-21-2020.pdf (acceso: 31.12.2022).

Corporación Sistema Mujer (2020). *Boletín No. 22. La pandemia antes del COVID-19. Violencias hacia las mujeres y niñas en Colombia durante 2019 y 2020*. Disponible en: https://www.sismamujer.org/wp-content/uploads/2021/08/Boletín-22-3.pdf (acceso: 10.10.2022).

Corporación Sisma Mujer (2022). *Boletín No. 29. Dia internacional de la mujer 2022. Violencias contra las mujeres y participación en el mercado laboral*. Disponible en: https://www.sismamujer.org/wp-content/uploads/2022/03/VF-Boletin-8M-2022-1.pdf (acceso: 10.10.2022).

DANE (2021a). *Comunicado de prensa. Pobreza monetaria. Año 2021*. Disponible en: https://www.dane.gov.co/files/investigaciones/condiciones_vida/pobreza/2021/Comunicado-pobreza-monetaria_2021.pdf (acceso: 30.12.2022).

DANE (2021b). *Pobreza monetaria y grupos de ingreso en Colombia. Resultados 2021*. Disponible en: https://www.dane.gov.co/files/investigaciones/condiciones_vida/pobreza/2021/Presentacion-pobreza-monetaria_2021.pdf (acceso: 18.08.2022).

Decreto 895 de 2017. Disponible en: https://www.funcionpublica.gov.co/eva/gestornormativo/norma_pdf.php?i=81877 (acceso: 14.09.2022).

El Nuevo Siglo (2022). *Se esclarecieron 68% de asesinatos de líderes sociales: Fiscalía*. Disponible en: https://www.elnuevosiglo.com.co/articulos/01-05-2022-se-esclarecieron-68-de-asesinatos-lideres-sociales-fiscalia (acceso: 15.09.2022).

Fondo Monetario Internacional (2022). *Colombia*. Disponible en: https://www.imf.org/en/Countries/COL#countrydata (acceso: 20.08.2022).

Human Rights Watch (HRW) (2021). *Líderes desprotegidos y comunidades indefensas. Asesinatos de defensores de derechos humanos en zonas remotas de Colombia*. Disponible en: https://www.hrw.org/es/report/2021/02/10/lideres-desprotegidos-y-comunidades-indefensas/asesinatos-de-defensores-de (acceso: 15.09.2022).

Indepaz (2021). *Boletín Paro Nacional 2021. Cifras de la violencia.* Disponible en: https://indepaz.org.co/wp-content/uploads/2021/06/Boletín-Indepaz-Cifras-Paro-Nacional-15-06-2021.pdf (acceso: 20.08.2022).

Infobae (2023). *María Fernanda Cabal le respondió a Timochenko sobre su propuesta de colaborar con el proceso de paz con el ELN: "No es un ejemplo de nada".* Disponible en: https://infobae.oneye.us/america/colombia/2023/01/05/maria-fernanda-cabal-le-respondio-a-timochenko-sobre-su-propuesta-de-colaborar-con-el-proceso-de-paz-con-el-eln-no-es-un-ejemplo-de-nada/ (acceso: 7.01.2023).

InSight Crime (2021). *Hernán Darío Velásquez Saldarriaga, alias 'El Paisa'.* Disponible en: https://es.insightcrime.org/noticias-crimen-organizado-colombia/hernan-dario-velasquez-saldarriaga-alias-el-paisa/ (acceso: 15.10.2022).

Ministerio de Hacienda y Crédito Público (2022). *Saldo de la deuda en COP.* Disponible en: https://www.minhacienda.gov.co/webcenter/portal/Estadisticas (acceso: 19.08.2022).

Misión de Verificación de las Naciones Unidas en Colombia (2022). *Informe trimestral del Secretariado General. 28 de junio al 26 de septiembre de 2022.* Disponible en: https://colombia.unmissions.org/sites/default/files/infografia_informe_03.10.22.pdf (acceso: 30.09.2022).

Misión SOS Colombia (2021). *Informe final. Misión SOS Colombia del 3 al 12 de julio de 2021.* Disponible en: https://www.cinep.org.co/es/informe-final-mision-sos-colombia-d3/ (acceso: 24.09.2022).

OHCHR (2021). *El Paro Nacional 2021: Lecciones aprendidas para el ejercicio del derecho de reunión pacifica en Colombia.* Disponible en: https://www.hchr.org.co/wp/wp-content/uploads/2022/05/211214-Colombia_Documento-lecciones-aprendidas-y-observaciones-Paro-Nacional-2021.pdf (acceso: 23.09.2022).

Orozco Carrillo, C., Molano, P. (2023). *Coronavirus y educación: No es hora de preocuparnos, sino de ocuparnos.* Disponible en: https://revistapuntos.uniandes.edu.co/actualidad-y-analisis/coronavirus-y-educacion-no-es-hora-de-preocuparnos-sino-de-ocuparnos/ (acceso: 30.12.2022).

Quintanar, S., López, R. (2016). *El Acuerdo de Paz entre el gobierno colombiano y las FARC. Política exterior de Santos y apoyo internacional al proceso.* Disponible en: http://sedici.unlp.edu.ar/bitstream/handle/10915/58094/Documento_completo.pdf-PDFA.pdf?sequence=1&isAllowed=y (acceso: 20.09.2022).

Temblores ONG, Indepaz (2021). *Cifras de la violencia en el marco del Paro Nacional 2021.* Disponible en: https://indepaz.org.co/wp-content/uploads/2021/06/3.-INFORME-VIOLENCIAS-EN-EL-MARCO-DEL-PARO-NACIONAL-2021.pdf (acceso: 20.08.2022).

Universidad Nacional de Colombia (UNAL) (2017). *Censo socioeconómico de las FARC-EP. Caracterización comunidad FARC-EP.* Disponible en: http://pensamiento.unal.edu.co/fileadmin/recursos/focos/piensa-paz/docs/presentacion_censo_farc.pdf (acceso: 14.09.2022).

Valencia Agudelo, G.D. (2021). El asesinato de excombatientes en Colombia. *Estudios Políticos (Universidad de Antioquia)*, 60: 10-25.

Valencia Gutiérrez, A. (2021). ¿Qué está pasando en Colombia? Poder, legitimidad y crisis social en: *Pensar la resistencia: mayo del 2021 en Cali y Colombia. No. 6. de la Serie*

"Documentos especiales del CIDSE". Cali: Centro de Investigación y Documentación Socioeconómica.

Vélez, M.A. (2001). FARC – ELN: evolución y expansión territorial. *Desarrollo y Sociedad*, 47: 151-225.

Entrevistas realizadas por la autora

Entrevista con Adriana – 17 de octubre de 2022.
Entrevista con Daniela Valencia – 17 de octubre de 2022.
Entrevista con Karina – 17 de octubre de 2022.
Entrevista con Yineth Trujillo – 22 de agosto de 2022.
Entrevista con Victoria Sandino – 26 de septiembre de 2022.

http:/orcid.org/0000-0001-9625-9495
Magdalena Lisińska

magdalena.lisinska@uj.edu.pl

MALVINAS NOS UNE. POLÍTICA Y MEMORIA EN LA ARGENTINA A 40 AÑOS DEL CONFLICTO BÉLICO DEL ATLÁNTICO SUR

Malvinas unites us. Politics and memory in Argentina 40 years on from the war in the South Atlantic

Abstract

The 1982 Falklands War (*guerra de Malvinas*), also known as the South Atlantic war, marked a key moment in the Argentine-British dispute over the sovereignty of the Falklands/Malvinas. Despite the 40 years that have passed since the war, the painful experience of the conflict and the lingering sense of injustice derived from the British presence in the islands has persisted in Argentinian society to this day. The aim of this article is to examine the measures adopted by the Argentine authorities to commemorate the 40th anniversary of the South Atlantic war. The activities organized in the framework of the Agenda Malvinas 40 will be treated in this text as an expression of the state's policy of memory about the Malvinas, based on the belief that the islands were usurped by the United Kingdom and oriented to the domestic objective of strengthening national unity.

Keywords: Malvinas islands, Falklands war, politics of memory, Argentina

Resumen

La guerra de Malvinas de 1982, conocida también como el conflicto bélico en el Atlántico Sur, marcó un momento clave en la disputa argentino-británica por la soberanía de las islas Malvinas (en inglés conocidas como *Falkland Islands*). A pesar de los 40 años transcurridos desde la guerra, la dolorosa experiencia del conflicto y el persistente sentimiento de injusticia derivado de la presencia británica en las islas ha persistido en la sociedad argentina hasta el día de hoy. El objetivo de este artículo es examinar las medidas adoptadas por las autoridades argentinas para conmemorar el 40° aniversario del conflicto bélico del Atlántico Sur. Las actividades organizadas en el marco de la *Agenda Malvinas 40 años* serán tratadas en este texto como una expresión de la política estatal de memoria sobre Malvinas, basada en la creencia de que las islas fueron usurpadas por el Reino Unido y orientada al objetivo doméstico de fortalecer la unidad nacional.

Palabras claves: islas Malvinas, guerra de Malvinas, política, memoria, Argentina

Introducción y apuntes metodológicos

"Los pueblos necesitan del territorio con que han nacido a la vida política, como se necesita del aire para libre expansión de nuestros pulmones" – escribió José Hernández en 1869, escritor y columnista argentino (Hernández, 2018: 562). Con estas palabras, el autor del *Martin Fierro* se refería a la perdida territorial de las Islas Malvinas, arrebatadas a Argentina por las fuerzas británicas en 1833. La toma de Malvinas por los ingleses se justificó por los derechos de soberanía de la Corona británica sobre las islas, basados en declaraciones de su descubrimiento y posterior colonización (Gustafson, 1988: 23). Incapaces de rechazar la invasión de una potencia mundial y debilitados por las guerras civiles, los argentinos se vieron obligados a abandonar el archipiélago, aunque nunca asumieron su pérdida. El lema *Las Malvinas son argentinas*, combinado con la creencia en la ilegalidad de la ocupación británica, ha acompañado a los argentinos a lo largo de su historia independiente.

Un evento del caso Malvinas que dividió la disputa en "antes" y "después" fue, sin duda, la guerra de 1982, también conocida como el conflicto bélico del Atlántico Sur. La guerra, provocada por la decisión equivocada de la última dictadura militar (1976-1983) que buscaba recuperar las islas por la fuerza, tuvo consecuencias muy profundas para la Argentina, más allá de la derrota militar, la muerte de cientos de soldados y el aislamiento internacional del país. La humillación en las Malvinas trajo consigo la pérdida de credibilidad hacia las fuerzas armadas, que, a su vez, condujo al colapso de la dictadura militar. No obstante, la dolorosa experiencia de la guerra y el persistente sentimiento de injusticia derivado de la presencia británica en las islas siguieron acompañando a los argentinos, incluso después de la transición a la democracia.

Hoy en día, cuatro décadas después del conflicto bélico, la cuestión Malvinas continúa teniendo un fuerte impacto en el debate público argentino. El tema de las islas sigue siendo un elemento clave de la política estatal. En noviembre de 2021, tras anunciar los preparativos para conmemorar el 40° aniversario de la guerra, el presidente Alberto Fernández (2019-2023) estableció la Mesa Interministerial "Agenda Malvinas 40 años", cuyo objetivo era preparar estrategias para difundir y concientizar sobre la soberanía argentina en las Islas Malvinas (Casa Rosada, 2021).

Cabe destacar que las celebraciones, realizadas a lo largo de 2022 bajo el lema *Malvinas nos une*, llegaron en un momento especial para el país, no solo por el aniversario redondo de la guerra. Debe recordarse que el brote pandémico de COVID-19 impidió la conmemoración masiva de los dos aniversarios anteriores. En un país tan afectado por las consecuencias sociopolíticos de la pandemia (CEPAL-OPS, 2021) y que, además, sufre fuertes divisiones políticas (Ramírez, 2017; Rodríguez, Touzón, 2019), la oportunidad de unirse en torno a la causa común debe ser tratada con gran importancia. "Qué nadie nunca nos robe el amor por Malvinas, que nunca nadie nos quite el derecho que tenemos sobre esa tierra", afirmó el presidente Fernández al anunciar las celebraciones de 2022 (Casa Rosada, 2021).

El objetivo de este artículo es examinar las medidas adoptadas por las autoridades argentinas para conmemorar el 40° aniversario del conflicto bélico del Atlántico Sur. Las actividades organizadas en el marco de la "Agenda Malvinas 40 años" serán tratadas en este texto como una expresión de la política estatal de memoria sobre Malvinas, basada en la creencia de que las islas fueron usurpadas por el Reino Unido y orientada al objetivo doméstico de fortalecer la unidad nacional. Por lo tanto, el artículo plantea las siguientes preguntas de investigación:

- ¿En qué medida las actividades realizadas bajo el lema *Malvinas nos une* fueron coherentes con las políticas estatales de memoria sobre las islas ejercidas por los gobiernos democráticos de la Argentina?
- ¿Qué actividades realizadas bajo el lema *Malvinas nos une* fueron predominantes?
- ¿Quiénes fueron los principales destinatarios del mensaje sobre la soberanía argentina en las Islas Malvinas?
- ¿Qué narrativas sobre la guerra y la soberanía argentina en las Islas Malvinas dominaron las conmemoraciones?
- ¿En qué medida las actividades realizadas bajo el lema *Malvinas nos une* provocaron un cambio internacional en la percepción de los derechos argentinos sobre las Islas Malvinas?

Con el fin de responder a las preguntas de investigación presentadas, se realizó un análisis de carácter cualitativo. La principal fuente de información sobre las actividades de la "Agenda Malvinas 40 años" fue la página web oficial *Malvinas nos une* (www.argentina.gob.ar/malvinas-nos-une, acceso: 22.03.2024). El contenido publicado, especialmente las noticias y el calendario de los eventos, fue codificado, analizado según su tipo y dividido en una serie de categorías. Además, se analizaron los discursos sobre la cuestión Malvinas pronunciados por los representantes del Estado (en contextos nacionales e internacionales) y publicados en la página web. Los discursos fueron codificados con códigos descriptivos para extraer sus mensajes más importantes y también para encontrar puntos comunes entre ellos. Se analizaron tres discursos del presidente de la Nación, dos discursos y una declaración del ministro de Relaciones Exteriores (canciller), un discurso del ministro de Defensa y un discurso del director del Museo de Malvinas. Este análisis cualitativo del discurso se complementó con uno de la literatura científica que permitió situar el tema descrito en un contexto más amplio histórico y político.

Primero, se va a analizar la cuestión Malvinas en el contexto de las políticas de memoria sobre Malvinas en la Argentina en democracia. A continuación, se van a discutir los objetivos de la "Agenda Malvinas 40 años", así como las características de actividades realizadas bajo el lema *Malvinas nos une*. También se van a presentar las construcciones narrativas que acompañaron las conmemoraciones del 40º aniversario de la guerra. En la conclusión se van a resumir los argumentos y se va a tratar de responder a las preguntas de investigación.

La cuestión Malvinas. Política y memoria

La *política de memoria*, denominada también *política histórica*[1], puede definirse como un conjunto de estrategias empleadas por los actores políticos para que los demás recuerden acontecimientos pasados de formas específicas (Kubik, Bernhard, 2014: 8). Cabe destacar que, en el contexto latinoamericano, el término *política de memoria* ganó inmensa popularidad e importancia durante el periodo de transición democrática, y se refiere principalmente a las herramientas institucionales respecto a los delitos cometidos por las dictaduras militares, incluso las violaciones de derechos humanos. No fue diferente en el caso de Argentina, en el que las formas de afrontar un pasado difícil pasaron del Juicio a las Juntas a mediados de los años ochenta, a las leyes de impunidad de finales de dicha década, hasta el regreso de la política de juzgar y reparar las violaciones a los derechos humanos en el siglo XXI (Torras et al., 2016). No cabe duda de que gran parte de las acciones en el marco de la política de memoria en la Argentina de hoy se relaciona con el terrorismo de Estado y la última dictadura militar[2].

Como señala Rufer (2012), hablar de *política de la memoria* se refiere particularmente a las modalidades de tratamiento de un pasado violento. No obstante, al tratar la violencia y el sentido del trauma asociado como determinantes de fenómenos que son de interés para la política de la memoria, parece insuficiente limitar el caso argentino a los traumas del periodo del terrorismo de Estado. La memoria argentina de las Islas Malvinas, a diferencia de otros traumas sufridos por la nación a lo largo de la historia, contiene, como enunciaremos más adelante, un doble sentimiento de pérdida. En ambos casos, este sentimiento también está vinculado a la violencia.

La primera pérdida está relacionada con la usurpación británica de las islas en 1833 y la imposibilidad de recuperar el territorio por medios diplomáticos. Las autoridades argentinas nunca dejaron de reclamar las Malvinas y protestaron constantemente contra la ocupación británica del archipiélago. Sin embargo, no tuvieron éxito. La internacionalización de la disputa resultante de la creación de las Naciones Unidas tampoco contribuyó a cambiar la situación. La Resolución 2065 (XX) de la Asamblea General de las Naciones Unidas adoptada en 1965, que describe la cuestión Malvinas como una situación colonial y llama a las dos partes a negociar la soberanía de las islas, fue sucesivamente ignorada por Gran Bretaña (Naciones Unidas, 1965). Por otro lado, la falta de un avance en las negociaciones con los británicos permitió reforzar la visibilidad del caso Malvinas a nivel nacional. A través de las medidas institucionales, especialmente numerosas desde la presidencia de Juan Domingo Perón (1946-1955), el tema de la soberanía argentina en

---

1 Como señala Kącka (2017), el término "política histórica" tiene su origen en trabajos de investigadores alemanes (*Geschichtspolitik*). La "política de memoria", en cambio, procede de la tradición anglosajona (*politics of memory*). En este artículo, se ha adoptado el término "política de memoria" como el que mejor capta el significado del fenómeno descrito. Sin embargo, los términos "política de memoria" y "política histórica" se utilizan muy a menudo como sinónimos tanto por los investigadores como en el debate público.

2 Cabe destacar que, desde la presidencia de Néstor Kirchner, las acciones estatales para la rendición de cuentas de la última dictadura militar en la Argentina son conocidas como *políticas de Memoria, Verdad y Justicia*. El 24 de marzo, la fecha del golpe de Estado de 1976 que inicio la dictadura, es conmemorado como El Día Nacional de la Memoria por la Verdad y la Justicia.

las Islas Malvinas apareció en los programas de enseñanza historia y geografía, espacios públicos y medios de comunicación. Los derechos argentinos sobre las islas fueron recordados en una pieza musical compuesta en 1940, intitulada *Marcha de Las Malvinas* (Suárez et al., 2000: 33-34).

La segunda pérdida, más dolorosa por ser relativamente reciente, se refiere a la guerra en el Atlántico Sur. Bajo órdenes de la dictadura militar, las tropas argentinas retomaron las islas en abril de 1982, acompañados por una euforia popular enorme. Sin embargo, la alegría de expulsar a los ingleses de las Malvinas no duró mucho. En contra de las presunciones de los dictadores, el gobierno británico de Margaret Thatcher decidió inmediatamente lanzar una operación militar para recuperar el archipiélago. El ejército argentino, compuesto en su mayoría por jóvenes de 19 y 20 años que hacían el servicio militar obligatorio, no tenía ninguna posibilidad frente a las bien entrenadas y eficientes tropas británicas. Después de 74 días de presencia en las Malvinas, las tropas argentinas cayeron rendidas en junio de 1982.

La experiencia del conflicto bélico cambió la percepción del caso Malvinas al situarlo en un nuevo contexto. Pensar en Malvinas se convirtió en pensar en la guerra, sus víctimas, sus causas y sus consecuencias. Entonces, afrontar la segunda perdida fue uno de los retos importantes para la sociedad argentina en los primeros años del retorno a la democracia. El problema que surgió se redujo a la pregunta: ¿cómo abordar una guerra por una causa justa pero provocada por un régimen antidemocrático culpable de la muerte y desaparición de miles de personas? El inicio del proceso de rendición de cuentas por los crímenes de lesa humanidad combinado con el temor a un retorno de los militares al poder tuvo un impacto en la percepción de la propia guerra. Dichas preocupaciones se reflejaron en la abstención de hablar de la derrota en Malvinas, ya que, cualquier mención a la misma, legitimaría las acciones de los dictadores militares. La estrategia conocida como *desmalvinización*, promovida en las décadas de 1980 y 1990, instó a ver la guerra como un intento desesperado de los militares por aferrarse al poder. Según el autor de dicho concepto, el politólogo francés Alain Rouquié, el reclamo por Malvinas fue lo único que permitió a las fuerzas armadas justificar su rol en la sociedad civil. "Esto es muy importante: desmalvinizar, porque para los militares las Malvinas serán siempre la oportunidad de recordar su existencia, su función, y un día, de rehabilitarse", decía Rouquié (Soriano, 1983: 49). Durante las presidencias de Raúl Alfonsín (1983-1989) y Carlos Menem (1989-1999) no solo se guardó silencio sobre la guerra, sino que también se ignoró a los excombatientes que lucharon por las Malvinas como conscriptos. La lógica de *desmalvinización* dictaba que los veteranos debían ser tratados como víctimas de la dictadura, privándoles de su capacidad de acción. La descripción común de los veteranos como "chicos de la guerra" (Kon, 1982) indicaba su actitud pasiva en el conflicto deslegitimado. Según los investigadores, el discurso *desmalvinizador* y la subsiguiente disminución del papel de los soldados que lucharon para recuperar las islas fue un factor que profundizó el síndrome postraumático entre los veteranos de Malvinas y contribuyó a que la tasa de suicidios de excombatientes fuera mucho más alta que en otros grupos sociales (Guber, 2004: 162-163; Cangiano, 2012: 36). Por otro lado, la estrategia de *desmalvinización* permitió la normalización de las relaciones políticas con Gran Bretaña en 1990: el restablecimiento de las relaciones diplomáticas y la firma del tratado de promoción de las inversiones. Buscando animar al Reino Unido a las negociaciones, el gobierno de Carlos Menem también intentó acercarse con los habitantes anglófonos de las islas (Corbacho, 2019: 10-11).

Con el tiempo, la banalización de la guerra y la estigmatización de sus participantes comenzó a provocar la resistencia de los propios veteranos, cansados de ser vistos como peones controlados por dictadores. Actuando "desde abajo", los exconscriptos y sus familias empezaron a reclamar su rol de patriotas que lucharon y murieron por una causa justa. Junto a esto, se empezó a señalar que la estrategia seguida por las autoridades no estaba dando beneficios en política internacional. El Reino Unido se ha negado continuamente a discutir la cuestión de soberanía sobre las Malvinas (Piccone, Mangini, 2014: 250).

El primer gran cambio institucional para valorar la memoria de los que lucharon en las Malvinas sucedió en el año 2000 con el establecimiento de la conmemoración del 2 de abril (el día del desembarco argentino en las islas) como el Día del Veterano y de los Caídos en la guerra de Malvinas (Ley 25.370, 2000). Sin embargo, el cambio de política hacia las islas no se produjo hasta después de la crisis económica, con la llegada al poder de Néstor Kirchner en 2003. Como exgobernador de la provincia sureña de Santa Cruz y desconocido por el gran público, Kirchner se enfrentó a la muy difícil tarea de reconstruir el país tras la crisis y ganar legitimidad entre los ciudadanos. Kirchner se había presentado como un "hombre del pueblo", que representaba y entendía a sus compatriotas. De hecho, a diferencia de sus predecesores, el nuevo presidente tenía la capacidad de percibir los sentimientos de la gente, era consciente de la sensación de injusticia provocada por la presencia británica en las Malvinas, así como de la falta de consenso social sobre la estrategia de *desmalvinización* impulsada por las élites. Kirchner consiguió separar el tema del conflicto bélico de la dictadura militar. En lugar de centrarse en los que enviaron las tropas a Malvinas, el gobierno de Kirchner se enfocó en el sacrificio de los que lucharon allí. En un discurso pronunciado el 5 de octubre de 2004, el Presidente se desmarcó oficialmente de las narrativas *desmalvinizadoras* y reconoció a los exconscriptos como patriotas y héroes. Dijo Kirchner a los veteranos de la guerra:

> (...) quienes fueron allí a luchar (...) no fueron a una guerra por una guerra, no fueron a servir a un gobierno nacional determinado, sino que fueron a servir a esa causa tan noble que es la causa de la soberanía nacional de la Patria, de la dignidad nacional, por la que los argentinos estamos eternamente reconocidos (Instituto Patria, 2020: 109-110).

Aceptando la premisa de que el reconocimiento del heroísmo de los soldados no implica convalidar las acciones de la dictadura militar, el gobierno de Kirchner se comprometió a colocar la cuestión Malvinas como un tema relevante en las políticas públicas. La estrategia de *remalvinización* fue continuada por su esposa y sucesora, Cristina Fernández de Kirchner (2007-2015). Las políticas de los Kirchner hacia las islas pueden considerarse, pues, como un proyecto coherente que comenzó en 2003 y duró hasta el final del mandato de Cristina en 2015. No cabe duda de que el caso Malvinas, tanto la cuestión de soberanía como el conflicto bélico de 1982, fue una parte importante de la política argentina durante dicho periodo (Lisińska, 2016). Bajo los Kirchner, el tema de Malvinas, siendo un tema constantemente planteado, desempeñó un papel importante a nivel nacional (cambios legislativos, financiación de entidades que promueven el caso en el espacio público y creación de nuevas instituciones culturales) e internacional (reclamación de soberanía sobre las Islas en los foros regionales y mundiales).

Durante la presidencia del sucesor de Cristina, el centroderechista Mauricio Macri (2015-2019), el caso Malvinas fue considerablemente silenciado, aunque ciertamente no desapareció del debate público. Como señalan Benwell y Dodds (2011) la atención prestada a las Malvinas por los gobiernos argentinos varía en su intensidad, la cual depende de acontecimientos políticos más amplios. En este contexto, la disminución del interés del gobierno macrista por las Malvinas se explicó por el deseo de desvincularse del legado del kirchnerismo, la voluntad de mejorar las relaciones con los socios occidentales, incluido el Reino Unido, así como el declive de los gobiernos de izquierda en la región latinoamericana, tradicionalmente simpatizantes de las reclamaciones argentinas de soberanía. A diferencia de los Kirchner, que se negaron a negociar con los británicos sobre cualquier tema aparte de las Malvinas, Macri estaba dispuesto a congelar la disputa sobre la soberanía y avanzar en cuestiones comerciales y económicas. Dicha fórmula, conocida como el "paraguas de la soberanía", ya fue utilizada en los años 90 por el gobierno de Carlos Menem (Herrero, 2016: 23).

En este contexto, no debería sorprender que, tras la derrota de Macri en las elecciones del 2019 y el ascenso al poder del peronista Alberto Fernández (con Cristina Fernández de Kirchner como vicepresidenta), el tratamiento político de la cuestión Malvinas cambió nuevamente. Se dio una nueva vuelta desde los primeros momentos del nuevo gobierno. En su discurso inaugural, el presidente Fernández remarcó dos veces la importancia del reclamo argentino por la soberanía de las Islas Malvinas, Georgia del Sur y Sándwich del Sur, así como los espacios marítimos e insulares correspondientes (Casa Rosada, 2019).

Malvinas nos une, objetivos de la agenda y características de actividades

Al asumir el cargo, Alberto Fernández prometió una línea diferente de sus políticas, tanto domésticas como internacionales. Sin embargo, el brote pandémico de COVID-19 obligó al nuevo gobierno a cambiar sus prioridades. La cuarentena estricta introducida por las autoridades en 2020, que duró de forma intermitente casi dos años, dificultó la realización de políticas centradas en cuestiones distintas a la de salvar vidas; de ahí que las celebraciones relacionadas con el caso Malvinas en 2020 y 2021 estuvieran muy limitadas y desprovistas de su carácter popular. Por lo tanto, la posibilidad de conmemorar el 40° aniversario de la gesta de las Malvinas sin fuertes restricciones sanitarias debe ser considerada como un importante elemento simbólico de la realidad pospandémica. El discurso del presidente Alberto Fernández en la apertura de las sesiones ordinarias del Congreso en 2022, en el que el caso de las Islas ocupó un lugar central, puede servir de confirmación: "Tengo la convicción [de] que *Malvinas nos une* es una causa nacional que convoca y moviliza al pueblo argentino" (Casa Rosada, 2022a). Ante senadores y diputados, el mandatario destacó la cuestión Malvinas como política de Estado, subrayó el compromiso estatal con los veteranos, dejó claro que la afirmación de los derechos argentinos sobre Malvinas solo tendría lugar a través de medios pacíficos y señaló la necesidad de visibilizar la situación en el Atlántico Sur, que describió como "uno de los últimos resabios de colonialismo" (Casa Rosada, 2022a).

Basándose en la información oficial publicada, así como en las declaraciones de las autoridades, los objetivos de la "Agenda Malvinas 40 años" pueden dividirse en domésticos y exteriores. Con ello se confirma que las herramientas de la política de la memoria se utilizan tanto para reforzar la identidad nacional como para crear cierta imagen del Estado en el ámbito internacional. En el contexto doméstico, los objetivos principales de la agenda fueron expresar el reconocimiento a los veteranos y a los caídos de Malvinas y ampliar la visibilidad del tema en el ámbito nacional. En cuanto al contexto exterior, el objetivo principal de la agenda fue profundizar el reclamo sobre la soberanía de las islas y aumentar la conciencia sobre la situación en el Atlántico Sur, calificada por las autoridades argentinas como colonial (Malvinas nos une, 2022a).

La principal premisa del proyecto "Malvinas nos une" es su carácter participativo. El programa de actividades que podrían realizarse a lo largo del año fue creado desde abajo por autoridades del nivel nacional, provincial o municipal, pero también por organizaciones no gubernamentales, entidades educativas, universidades, fundaciones y centros de veteranos de la guerra. La lista de eventos organizados se presentó en la página web mediante un calendario interactivo que permitía encontrar la actividad de interés por mes y lugar, además se permitió a los usuarios enviar sus propias propuestas para la agenda. "Cada uno sabrá cuál es el mejor homenaje este año, y por eso es que lo hicimos participativo, porque el ejercicio de memoria, que ya lo conocemos en nuestro país, es comunitario", dijo el canciller Santiago Cafiero al lanzar el proyecto *Malvinas nos une* (Cancillería, 2022a). Su declaración también llama la atención sobre el lugar que ocupan las Malvinas en la memoria colectiva argentina. Según el psicólogo y sociólogo francés Maurice Halbwachs (1992), solo la comunidad es capaz de proporcionarnos un marco social para reconstruir el pasado, incluso en el sentido de la experiencia individual. En consecuencia, nuestra memoria individual está condicionada por las dependencias colectivas y un marco social para pensar Malvinas, intercambiar ideas y conmemorar juntos consolida los recuerdos personales de todos los involucrados en las actividades de la agenda.

Según la información publicada en la página web (Malvinas nos une, 2022b), las actividades realizadas bajo el lema *Malvinas nos une* pueden dividirse en seis categorías: cambios legislativos, conferencias y charlas, conmemoraciones de carácter oficial, actividades culturales y muestras, creación de monumentos conmemorativos o espacios de memoria y reuniones oficiales y cooperación política. Por su parte, los eventos organizados también pueden clasificarse en tres niveles: Local (provincial y municipal), nacional e internacional. Dicha clasificación puede referirse tanto a los destinatarios de los eventos (¿a quién van dirigidos los eventos?) como a los organizadores (¿quién organiza el evento?).

Cambios legislativos

Los cambios de carácter legal relacionados con la conmemoración del 40º aniversario de la gesta de Malvinas se llevaron a cabo tanto a nivel nacional como en las provincias. En ambos planos se promulgaron tanto los actos legislativos (leyes) como los decretos dictados por el Poder Ejecutivo. Como indican los siguientes ejemplos, la legislación implementada en el marco de la "Agenda Malvinas 40 años" se concentró principalmente en visibilizar los derechos argentinos a las Malvinas en el espacio público, así como en la esfera administrativa.

Ya en enero, el presidente Alberto Fernández decretó el año 2022 como de homenaje del pueblo argentino a los caídos en el conflicto de las Malvinas, sus familias y los veteranos. En el mismo documento, el presidente decidió que, durante 2022, toda la documentación oficial de la administración nacional debería llevar la leyenda "Las Malvinas son argentinas" (Decreto 17/22 2022). Una solución similar fue también implementada en varias provincias como Neuquén o Formosa (Malvinas nos une, 2022c; Poder Judicial Formosa, 2022). En abril, el Ministerio de Transporte reglamentó la ley no. 27.023 de 2014, que indicaba que todos los medios de transporte público de pasajeros (terrestres, marinos y aéreos) deberían llevar, en un lugar visible, la leyenda "Las Islas Malvinas son argentinas". Dicha medida alcanzó también todas las estaciones de llegada, partida o escala (Resolución 31 2022). La misma inscripción apareció también en los guardapolvos de numerosos alumnos argentinos en todo el país, iniciativa que fue regulada por las legislaturas provinciales de Jujuy y Tierra del Fuego (Ámbito, 2022; Ley 1392, 2021). Otra solución de carácter federal sancionada en junio por el Congreso de la Nación introdujo la capacitación obligatoria sobre la Cuestión Malvinas para todos los funcionarios públicos en los poderes Ejecutivo, Legislativo y Judicial de la Nación (Ley 27671, 2022).

Conferencias y charlas

A lo largo del año 2022, se organizaron numerosas conferencias y charlas sobre los derechos argentinos sobre las Malvinas, tanto en el país como en el extranjero. Su objetivo fue difundir el reclamo argentino y crear conciencia sobre la causa. A nivel nacional, dichos eventos fueron, en gran parte, impulsados por las instituciones del Estado, principalmente por la Secretaría de Malvinas, Antártida y Atlántico Sur (una estructura dentro del Ministerio de Relaciones Exteriores); sin embargo, fue también el ámbito en el que fue más visible la implicación de las universidades al momento de realizar la agenda conmemorativa oficial. Los conversatorios sobre Malvinas fueron organizados, entre otros, en la Universidad Nacional del Noroeste de la Provincia de Buenos Aires, la Universidad Nacional Arturo Jauretche, la Universidad Nacional de Rosario (donde también se inauguró la Biblioteca Malvinas), la Universidad Nacional La Rioja y la Universidad Nacional Raúl Scalabrini Ortiz (Malvinas nos une, 2022d; ibid., 2022e; ibid., 2022f; ibid., 2022g; ibid., 2022h). Además, la participación de varios investigadores de universidades públicas y privadas en reuniones con las autoridades mostró la voluntad de reforzar el reclamo argentino de soberanía incluyendo la voz de expertos académicos, cuya tarea principal debe ser la búsqueda de la verdad (Malvinas nos une, 2022i; ibid., 2022j).

En cuanto al exterior, la promoción de los derechos argentinos sobre las Islas Malvinas se realizó principalmente a través de los esfuerzos de las embajadas argentinas en todo el mundo. Por las iniciativas del personal diplomático, se realizaron charlas académicas con representantes de universidades en América Latina, Australia y Europa (Malvinas nos une, 2022k). Un ejemplo emblemático de dicha actividad fue el debate organizado sobre la cuestión Malvinas en la Casa de América en Madrid, evento que, además del cuerpo diplomático argentino y representantes de las autoridades españolas, contó con la presencia de académicos especializados en derecho internacional y estudiantes (Cancillería, 2022b). Cabe señalar que los esfuerzos de popularización del caso Malvinas en el exterior fue más amplio en el mundo hispanohablante. Esto se debe al apoyo ya existente al reclamo argentino por parte de la mayoría de estos países, lo que resulta en un mayor conocimiento e interés en el caso.

Reuniones oficiales y cooperación política

Las reuniones oficiales son un elemento indispensable para visibilizar el recamo argentino de soberanía sobre Malvinas, asegurar el apoyo a la causa y coordinar eficazmente las actividades. En 2022, se realizaron numerosas sesiones de este tipo, tanto a nivel nacional como internacional.

Debido al carácter federal del Estado, la cooperación del gobierno nacional con las provincias forma parte esencial de la gobernanza, y fue así incluso durante el planteamiento de los objetivos de la “Agenda Malvinas 40 años”, bajo la cual se celebraron varias reuniones entre las autoridades federales y provinciales, la primera de las cuales tuvo lugar ya en enero (Malvinas nos une, 2022l). En este contexto, la provincia más relevante para el caso Malvinas ha sido la de Tierra del Fuego, cuya parte oceánica, conforme a la legislación argentina, comprende las islas del Atlántico Sur. Un proyecto destacado que resultó en numerosas reuniones entre las autoridades fueguinas y los representantes del gobierno a lo largo de 2022 fue la iniciativa de instalar la Subsede de la Secretaría de Malvinas en la ciudad de Ushuaia (Cancillería, 2022c).

Los derechos argentinos a las Malvinas fueron objeto de varias conversaciones con funcionarios extranjeros, tanto en América Latina como en el resto del mundo. Cabe destacar el importante papel del personal diplomático argentino al constituir en distintos países las así llamadas Comisiones de Diálogo por Malvinas y apoyar el funcionamiento de las ya existentes. El objetivo de dichas comisiones, conformadas por representantes del país anfitrión, es visibilizar el caso Malvinas y promover una solución pacífica de la disputa con el Reino Unido. En 2022, las nuevas comisiones fueron lanzadas en India, Finlandia, Venezuela y México, uniéndose así a las existentes en América Latina, Bulgaria, Japón, Siria, Kenya y Marruecos, entre otros (MercoPress, 2022; Asamblea Nacional, 2022; Malvinas nos une, 2022m; ibid., 2022n; ibid., 2022o).

El caso Malvinas fue también levantado por las autoridades argentinas ante los foros globales y regionales (las Naciones Unidas, la Unión Europea, el Parlamento Latinoamericano y Caribeño, la Asamblea Parlamentaria Europea–Latinoamericana y la Unión Africana). Sin embargo, los argumentos usados por los oficiales en 2022 no fueron distintos de los que habían estado anteriormente presentes en el debate. Como en años anteriores, el reclamo argentino se concentró en la falta de voluntad del Reino Unido para retomar las negociaciones sobre Malvinas, a pesar del texto de la resolución 37/9 de la ONU del 1982, que estableció que la guerra no había modificado la naturaleza de la disputa territorial entre el Reino Unido y la Argentina (Naciones Unidas, 1982; Cancillería, 2022d). Además, especialmente ante las organizaciones del Sur Global, los representantes de la Cancillería presentaron el caso de Malvinas como una causa común e hicieron énfasis en la necesidad de acabar con todo tipo de colonialismo en el mundo (Malvinas nos une, 2022p). Las autoridades argentinas expresaron también su tradicional preocupación por la desproporcionada presencia militar del Reino Unido en el Atlántico Sur y la posible existencia de armamento nuclear en Malvinas. "El mundo no puede permanecer indiferente ante el objetivo de alterar la estabilidad en América Latina y el Caribe, una de las zonas de paz más consolidadas del planeta", dijo el canciller Santiago Cafiero en el Comité Especial de Descolonización de Naciones Unidas (Cancillería, 2022e).

Actividades culturales y muestras

El 40° aniversario del conflicto armado brindó la oportunidad de organizar diversos actos de carácter cultural dirigidos a conmemorar la gesta de Malvinas y visibilizar la memoria colectiva.

Las exposiciones sobre las Islas Malvinas fueron lanzadas por docenas de instituciones públicas, gestionadas tanto por el gobierno nacional como por las provincias, entre las que se encuentran museos (Museo de Malvinas, 2022), parques temáticos (Tecnópolis, 2022), bibliotecas (Biblioteca Nacional Mariano Moreno, 2022; Biblioteca del Congreso de la Nación, 2022) y ministerios (Ministerio de Defensa, 2022a; Ministerio de Desarrollo Territorial y Hábitat, 2022; Ministerio de Economía, 2022; entre otros). Tales muestras presentaron diversos aspectos del tema Malvinas, desde naturales y geográficos hasta históricos y jurídicos. Además, se dedicó un espacio importante a la memoria del conflicto armado y al testimonio de los veteranos, a menudo de forma muy conmovedora.

Curiosamente, además de las Malvinas, otro tema muy visible en el contenido de las exposiciones fue el concepto de *bicontinentalidad*, que impone pensar en la Argentina como un país que ocupa partes de dos continentes, América y la Antártida (Pitta, 2020). Dicha concepción, fuertemente promovida por la Cancillería y el Ministerio de Defensa, es el resultado de la reclamación sobre un territorio denominado Antártida Argentina, donde la República Argentina posee seis bases científicas. En términos legales, la Antártida Argentina, así como las islas del Atlántico Sur, forma parte de la provincia Tierra del Fuego. El tema del Sector Antártico Argentino fue el eje narrativo fundamental del estand "Soberanía Nacional – Antártida, Malvinas e Islas del Atlántico Sur" inaugurado en enero de 2022 en el parque Tecnópolis, la megamuestra más grande de América Latina (Tecnópolis, 2022). En noviembre de 2022, el canciller Santiago Cafiero y el ministro de defensa Jorge Taiana presentaron los principales objetivos del Plan Anual Antártico Argentino 2022-2023, que comprende una lista de proyectos científico-técnicos ejecutados en el Sector Antártico Argentino (Cancillería, 2022f).

Numerosos eventos culturales se celebraron el 2 de abril, el día del desembarco argentino en las islas. Uno de los más emblemáticos fue el concierto *Malvinas nos une* realizado en el Centro Cultural Kirchner en Buenos Aires. El espectáculo contó con la presencia de artistas argentinas muy reconocidos como León Gieco, Dolores Solá y Benito Cerati (Centro Cultural Kirchner, 2022). Hablando de las iniciativas de instituciones federales, también cabe destacar el concurso literario *Cartas de Malvinas* organizado por la Cámara de Diputados de La Nación con la Universidad de la Defensa Nacional y el concurso de murales artísticos *Mi Club y Malvinas* organizado por la Federación de Organizaciones Deportivas de la Argentina y la Cancillería (Ministerio de Defensa, 2022b; Cancillería, 2022g).

No hay que olvidar que la agenda cultural de Malvinas Argentinas fue también realizada en el exterior gracias al esfuerzo de las embajadas de este país. Aunque la mayoría de las misiones diplomáticas organizó las exposiciones conmemorativas en sus sedes, Siria fue una interesante excepción, pues allí la muestra fotográfica de la biodiversidad y paisajes malvineneses fue inaugurada en el foyer de la Ópera de Damasco (Malvinas nos une, 2022q).

Monumentos conmemorativos y espacios de memoria

La creación de nuevos lugares que conmemoren acontecimientos pasados es una parte importante de la política de memoria. No es diferente en la Argentina, donde la memoria de las Malvinas es un elemento con una presencia muy fuerte en el espacio público, especialmente en las zonas urbanas. Así pues, se observa un aumento constante del número de espacios de memoria dedicados a promover la gesta de Malvinas y los derechos argentinos a las islas. Entre los ejemplos más emblemáticos de dichas iniciativas, a partir de 2022, está la creación del Espacio Malvinas en Villa Constitución, provincia Santa Fe, y el nombramiento de las plazas Malvinas Argentinas en las Unidades Turísticas Chapadmalal, provincia Buenos Aires, y Embalse (Municipio Villa Constitución, 2022; Ministerio de Turismo y Deportes, 2022). Dichas unidades, gestionadas por el Ministerio de Turismo y Deportes, fueron proyectos impulsados por el gobierno de Juan Domingo Perón (1946-1955) con el objetivo de desarrollar el turismo social en la Argentina (Schenkel, 2019: 26-28) y una de las promesas de Alberto Fernández fue su recuperación para sectores vulnerables. Así, la transformación de estos espacios proporcionó una oportunidad para reconocer simbólicamente a los caídos y a los veteranos de la guerra. "Las Unidades Turísticas tienen un valor muy importante en sus comunidades y una responsabilidad también; por eso llevamos adelante este homenaje", dijo la subsecretaria del Ministerio de Turismo, Inés Albergucci (Ministerio de Turismo y Deportes 2022).

Cabe destacar que los espacios de memoria de Malvinas existen también en el extranjero. En enero de 2022 fue inaugurada la plaza Islas Malvinas Argentinas en la Ciudad boliviana El Alto (Malvinas nos une, 2022r). Dicha iniciativa debe ser vista en línea con la posición de Bolivia sobre las Malvinas y el apoyo tradicional presentado por su gobierno a la Argentina. Además, en noviembre de 2022, el embajador argentino en Honduras junto a las autoridades locales hondureños develó la placa que marca la distancia entre la ciudad de Tegucigalpa y las Islas Malvinas y acentuó el apoyo del país centroamericano a los reclamos argentinos (Malvinas nos une, 2022s).

Conmemoraciones de carácter oficial

Las ceremonias de carácter oficial, es decir, las que contaron con la presencia de miembros de las autoridades estatales, se celebraron como parte de la "Agenda Malvinas 40 años" durante todo 2022. Muchas de ellas fueron acompañadas por actividades culturales o conferencias como las descritas anteriormente. La culminación de las celebraciones del año 2022 tuvo lugar el 2 de abril, con actos de conmemoración de la gesta de Malvinas organizados en todo el país y también en el extranjero. Otras fechas importantes para reflexionar sobre Malvinas fueron el aniversario del hundimiento del crucero ARA General Belgrano, ocurrido el 2 de mayo de 1982 (que causó la muerte de 323 soldados argentinos durante la guerra), el Día de la Afirmación de los Derechos Argentinos sobre las Islas Malvinas, Georgias del Sur y Sándwich del Sur y los Espacios Marítimos Circunstantes, conmemorado cada 10 de junio, y el Día de la Soberanía Nacional, celebrado el 20 de noviembre.

El acto central del Día del Veterano y los Caídos en la Guerra de Malvinas se llevó a cabo en el Museo Malvinas e Islas del Atlántico Sur en la Ciudad de Buenos Aires y contó con la presencia del presidente Alberto Fernández, varios ministros y secretarios del gabinete, representantes de los gobiernos provinciales, de las ONG, de las fuerzas armadas, de los veteranos y de las familias de los caídos. La presencia de los expresidentes latinoamericanos Evo Morales de Bolivia, Fernando Lugo de Paraguay y José Mujica de Uruguay dio al evento un carácter internacional. El acto, transmitido en directo a todo el país, fue rico en momentos de homenaje a los que lucharon en el Atlántico Sur para recuperar la soberanía argentina sobre las Malvinas (Ministerio de Defensa, 2022c).

Fueron precisamente los veteranos y los caídos en la guerra quienes ocuparon el lugar central del discurso pronunciado al final del acto por el presidente Alberto Fernández. Cabe destacar la clara actitud de las autoridades argentinas ante el conflicto de 1982, muy evidente en el discurso de Fernández. El mandatario utilizó constantemente el término *héroes* para los que lucharon en las Malvinas, acentuando su valentía en el enfrentamiento con una potencia militar. "Muchos jóvenes dejaron sus vidas en una guerra absolutamente desigual", dijo el presidente (Casa Rosada, 2022b). En su discurso, Fernández reiteró el compromiso con los medios pacíficos para resolver disputas, de acuerdo con la línea política de la Argentina democrática. El mandatario condenó la guerra de 1982, tratándola como un efecto de la decisión manipulada de la junta militar ilegítima, tomada "en un intento desesperado por conservar el poder" (Casa Rosada, 2022b). Según el presidente, el heroísmo de los veteranos consistió en luchar con coraje para recuperar el territorio usurpado, incluso bajo órdenes de los militares que despreciaron la vida. En el discurso, Fernández reveló también su actitud hacia las fuerzas armadas actuales: "(...)

aquellos militares que avergonzaron a nuestras Fuerzas Armadas hoy definitivamente constituyen un pasado al que nadie quiere volver. En especial, sus camaradas de armas" (Casa Rosada, 2022b). Con estas palabras, el presidente trazó una clara línea divisoria entre los militares de hoy y los responsables de los abusos de la dictadura. Esta posición difirió de la presentada incluso en la época de los Kirchner, cuando las fuerzas armadas todavía eran vistas en gran medida como un sujeto de responsabilidad colectiva por los crímenes de la dictadura (Fraga, 2006).

Conclusiones

No cabe duda de que el caso Malvinas fue uno de los más destacados en la agenda política argentina del año 2022. El 40° aniversario del conflicto bélico del Atlántico Sur presentó la oportunidad de reflexionar sobre el pasado y visibilizar el tema de las Islas Malvinas tanto en el país como en el mundo. Las actividades realizadas en 2022 bajo el lema *Malvinas nos une*, aunque precedidos por dos años de pandemia, estuvieron orientadas a la participación popular y a la difusión los más amplia posible del reclamo argentino. A este respecto, la "Agenda Malvinas 40 años" debe ser vista como un proyecto nacional consistente con los esfuerzos de los gobiernos peronistas de Néstor Kirchner y Cristina Fernández de Kirchner de elevar el perfil del caso y hacer el tema de las Islas un sujeto central de la política. Sin embargo, es importante señalar la creciente tendencia a tratar las Malvinas como parte de un reclamo territorial más amplio que incluye no solo las islas del Atlántico Sur, sino también la Antártida Argentina.

Las conmemoraciones del año 2022, particularmente los actos oficiales llevados a cabo el 2 de abril, demostraron de forma muy llamativa lo vital que es la memoria de la gesta de Malvinas en Argentina. En contraste con los primeros años de la democracia, cuando los veteranos de Malvinas eran vistos como víctimas de la dictadura, hoy en día se marca muy claramente el heroísmo y el patriotismo de los soldados que lucharon en una batalla desigual contra una potencia mundial. Cabe destacar que el paso del tiempo y el cambio generacional en las fuerzas armadas también han cambiado la actitud de las autoridades hacia los propios militares, como bien demostró la declaración del presidente Fernández el 2 de abril. En otras palabras, en el actual discurso argentino sobre la Guerra de las Malvinas hay una separación muy clara entre los dictadores militares, sus decisiones y acciones y las actitudes de los soldados, tanto profesionales como reclutas, que siguieron las órdenes y lucharon por la patria.

Como se ha mencionado anteriormente, el carácter participativo de la "Agenda Malvinas 40 años" permitió planificar actividades desde abajo, incluso por parte de representantes de sectores populares, lo cual favoreció su accesibilidad, ya que los eventos no se limitaron a ceremonias formales organizadas por las altas autoridades. Cabe también destacar el importante aumento de la presencia del tema de las Malvinas en los espacios museísticos y las muestras sobre el caso a menudo acompañadas de programas culturales o educativos con entrada libre y gratuita.

A nivel nacional, eventos como charlas, ponencias y exposiciones superaron significativamente las actividades asociadas a la creación de nuevos sitios de memoria o monumentos conmemorativos. Este tipo de iniciativas también se llevaron a cabo en el extranjero, aunque, como se ha señalado anteriormente, el caso Malvinas fue visible en el ámbito internacional principalmente a través de la acción política en los foros multilaterales como las Naciones Unidas. Sin embargo, en este contexto, es importante subrayar que las acciones como discursos ante organizaciones o reuniones con políticos no condujeron a un cambio masivo e inmediato en la posición de la comunidad internacional sobre la cuestión de las Malvinas. Los actores que, a lo largo del 2022, expresaron mayor interés en el tema de las Islas y apoyaron abiertamente el reclamo argentino fueron países que ya habían mostrado su apoyo en la disputa con el Reino Unido, es decir, principalmente los países latinoamericanos. Por el momento, resulta difícil decir si la estrategia de elevar el perfil del caso Malvinas en el ámbito mundial se traducirá en la ampliación del apoyo a los reclamos argentinos a largo plazo. No obstante, el tema de las Malvinas estará sin duda presente en el debate público argentino, cumpliendo funciones domésticas, en particular en la política histórica.

Bibliografía

Ámbito (2022). Jujuy: será obligatorio que los guardapolvos lleven la imagen de las Islas Malvinas. Disponible en: https://www.ambito.com/informacion-general/malvinas/jujuy-sera-obligatorio-que-los-guardapolvos-lleven-la-imagen-las-islas-n5454279 (acceso: 2.01.2022).

Asamblea Nacional (2022). AN formará parte de Comisión para el Diálogo por las Malvinas. Disponible en: https://www.asambleanacional.gob.ve/noticias/an-formara-parte-de-comision-para-el-dialogo-por-las-malvinas (acceso: 2.01.2023).

Benwell, M.C., Dodds, K. (2011). Argentine territorial nationalism revisited: The Malvinas/Falklands dispute and geographies of everyday nationalism. *Political Geography*, 30: 441-449.

Biblioteca del Congreso de la Nación (2022). Muestra Destellos de lo vivido. Malvinas 40 años. Disponible en: https://bcn.gob.ar/muestras/destellos-de-lo-vivido-malvinas-40-anos (acceso: 3.01.2023).

Biblioteca Nacional Mariano Moreno (2022). Contar Malvinas. Disponible en: https://www.bn.gov.ar/agenda-cultural/contar-malvinas (acceso: 3.01.2023).

Cancillería (2022a). El canciller Cafiero encabezó el lanzamiento de la "Agenda Malvinas 40 años" que desplegará más de 140 acciones durante todo el año. Disponible en: https://www.cancilleria.gob.ar/es/destacados/el-canciller-cafiero-encabezo-el-lanzamiento-de-la-agenda-malvinas-40-anos-que-desplegara (acceso: 31.12.2022).

Cancillería (2022b). Agenda Malvinas 40 años: Jornada de debate en Madrid. Disponible en: https://www.cancilleria.gob.ar/es/actualidad/noticias/agenda-malvinas-40-anos-jornada-de-debate-en-madrid (acceso: 2.01.2023).

Cancillería (2022c). Cafiero anunció la creación de la subsede de la Secretaría de Malvinas en Tierra del Fuego. Disponible en: https://cancilleria.gob.ar/es/destacados/cafieroanuncio-la-creacion-de-la-subsede-de-la-secretaria-de-malvinas-en-tierra-del (acceso: 2.01.2023).

Cancillería (2022d). A 40 años del aniversario, Cafiero afirmó que la resolución 37/9 de la ONU es un "pilar de la política exterior argentina". Disponible en: https://www.cancilleria.gob.ar/es/actualidad/noticias/40-anos-del-aniversario-cafiero-afirmo-que-la-resolucion-379-de-la-onu-es-un (acceso: 3.01.2023).

Cancillería (2022e). Cafiero en la ONU sobre la Cuestión Malvinas: "Es hora de que el Reino Unido no le tenga miedo a la paz". Disponible en: https://www.cancilleria.gob.ar/es/actualidad/noticias/cafiero-en-la-onu-sobre-la-cuestion-malvinas-es-hora-de-que-el-reino-unido-no-le (acceso: 1.02.2023).

Cancillería (2022f). La Cancillería presenta el Plan Anual Antártico que posiciona a nuestro país ante la comunidad científica internacional. Disponible en: https://www.cancilleria.gob.ar/es/actualidad/noticias/la-cancilleria-presenta-el-plan-anual-antartico-que-posiciona-nuestro-pais-ante (acceso: 3.01.2023).

Cancillería (2022g). Se lanzó el concurso federal de murales "Mi club y Malvinas". Disponible en: https://cancilleria.gob.ar/es/se-lanzo-el-concurso-federal-de-murales-mi-club-y-malvinas (acceso: 3.01.2023).

Cangiano, F. (2012). "Desmalvinización", la derrota argentina por otros medios. *Revista de la Facultad de Ciencias Sociales / UBA*, 80: 28-37.

Casa Rosada (2019). Palabras del presidente Alberto Fernández en su acto de asunción ante la Asamblea Legislativa, 10.12.2019. Disponible en: https://www.casarosada.gob.ar/informacion/discursos/46596-palabras-del-presidente-alberto-fernandez-en-su-acto-de-asuncion-ante-la-asamblea-legislativa (acceso: 31.12.2022).

Casa Rosada (2021). Se lanzó la Agenda Malvinas 40 años: "Ser soberanos es la posibilidad de recuperar el derecho a decidir por nosotros mismos", dijo el presidente, 19.11.2021. Disponible en: https://www.casarosada.gob.ar/slider-principal/48237-se-lanzo-la-agenda-malvinas-40-anos-ser-soberanos-es-la-posibilidad-de-recuperar-el-derecho-a-decidir-por-nosotros-mismos-dijo-el-presidente (acceso: 30.12.2022).

Casa Rosada (2022a). Palabras del presidente de la Nación, Alberto Fernández, en la apertura del 140 período de sesiones ordinarias, en el Congreso de la Nación Argentina, 1.03.2022. Disponible en: https://www.casarosada.gob.ar/informacion/discursos/48505-palabras-del-presidente-de-la-nacion-alberto-fernandez-en-la-apertura-del-140-periodo-de-sesiones-ordinarias-en-el-congreso-de-la-nacion-argentina (acceso: 31.12.2022).

Casa Rosada (2022b). Palabras del presidente de la Nación, Alberto Fernández, en el Día del Veterano y los Caídos en la guerra de Malvinas, 2.04.2022. Disponible en: https://www.casarosada.gob.ar/informacion/discursos/48624-palabras-del-presidente-de-la-nacion-alberto-fernandez-en-el-dia-del-veterano-y-los-caidos-en-la-guerra-de-malvinas (acceso: 3.01.2023).

Centro Cultural Kirchner (2022). Malvinas nos une. Disponible en: https://www.cck.gob.ar/events/malvinas-nos-une/ (acceso: 3.01.2023).

CEPAL, OPS (2021). La prolongación de la crisis sanitaria y su impacto en la salud, la economía y el desarrollo social. Disponible en: https://repositorio.cepal.org/handle/11362/47301 (acceso: 31.12.2022).

Corbacho, A.L. (2019). Notas de política exterior Argentina I: La nueva política hacia Malvinas durante la presidencia de Carlos Menem. *Documentos de Trabajo*, 712. Disponible en: https://www.econstor.eu/bitstream/10419/238338/1/712.pdf (acceso: 30.12.2022).

Decreto 17/22 (2022). Las Malvinas son argentinas. *Boletín Oficial*, 13.01.2022.

Fraga, R. (2006). Kirchner y los militares. Disponible en: https://www.lapoliticaonline.com/nota/nota-33753/ (acceso: 2.01.2023).

Guber, R. (2004). De chicos a veteranos. Nación y memorias de la guerra de Malvinas. La Plata: Al Margen.

Gustafson, L.S. (1988). *The Sovereignty Dispute over the Falkland (Malvinas) Islands*. New York – Oxford: Oxford University Press.

Halbwachs, M. (1992). *On Collective Memory*. Chicago: Chicago University Press.

Hernández, J. (2018). *Obras completas: obra periodística II*. Villa María: Eduvim.

Herrero, L. (2016). Macri y las Malvinas. *Síntesis Mundial*, 20-23. Disponible en: https://www.fundamentar.com/archivos/publicaciones/sintesis_mundial/pdf/Anuario%20 2016/6.pdf (acceso: 17.06.2024).

Instituto Patria (2020). Discurso de Néstor Kirchner a los veteranos de guerra de Malvinas, octubre 5, 2004. En: *Discursos de Néstor Kirchner 2003-2010* (p. 109-110). Buenos Aires: Instituto Patria.

Kącka, K. (2017). Politics of History: Creators, Tools, Mechanisms of Action – the Case Study of Poland. En: K. Kącka, R. Schattkowsky (eds.). *History and Politics: Remembrance as Legitimation*. Newcastle upon Tyne: Cambridge Scholars Publishing.

Kon, D. (1982). *Los chicos de la guerra. Hablan los soldados que estuvieron en Malvinas*. Buenos Aires: Galerna.

Kubik J., Bernhard, M.H. (2014). A Theory of the Politics of Memory. En: J. Kubik, M.H. Bernhard (eds.). *Twenty Years after Communism* (p. 7-34). New York: Oxford Academic.

Ley 25.370 (2000). Declárase al día 2 de abril "Día del Veterano y de los Caídos en la guerra en Malvinas". *Boletín Nacional*, 21.12.2000.

Ley 1392 (2021). Poder Legislativo Provincia de Tierra del Fuego, Antártida e Islas del Atlántico Sur. Ley Thiago Nahuel: estableciendo el uso obligatorio de la imagen de "Islas Malvinas" en guardapolvos y uniformes en los distintos niveles de educación de la provincia, *Boletín Oficial de la Provincia de Tierra del Fuego, Antártida e Islas del Atlántico Sur*, 9.12.2021.

Ley 27671 (2022). Cuestión de las Islas Malvinas. Establécese capacitación obligatoria, periódica y permanente. *Boletín Nacional*, 6.06.2022.

Lisińska, M. (2016). Is the Archipelago a Political Tool? The Role of the Falkland Islands Sovereignty Dispute in Argentine Policy during the Kirchner Era, *Ad Americam. Journal of American Studies*, 17: 119-134.

Malvinas nos une (2022a). Mensaje de la Mesa Interministerial "Malvinas 40 años". Disponible en: https://www.argentina.gob.ar/malvinas-nos-une/mensaje-de-la-mesa-interministerial-malvinas-40-anos (acceso: 31.12.2022).

Malvinas nos une (2022b). Agenda Malvinas 40 años. Disponible en: https://www.argentina.gob.ar/malvinas-nos-une/agenda-malvinas-40-anos (acceso: 31.12.2022).

Malvinas nos une (2022c). Neuquén decreta que toda su documentación oficial llevará la leyenda "Las Malvinas son Argentinas". Disponible en: https://www.argentina.gob.ar/

noticias/neuquen-decreta-que-toda-su-documentacion-oficial-llevara-la-leyenda-las-malvinas-son (acceso: 2.01.2023).
Malvinas nos une (2022d). Charla abierta sobre La Cuestión Malvinas en la Universidad Nacional del Noroeste (UNNOBA). Disponible en: https://www.argentina.gob.ar/noticias/charla-abierta-sobre-la-cuestion-malvinas-en-la-universidad-nacional-del-noroeste-unnoba (acceso: 2.01.2023).
Malvinas nos une (2022e). Homenaje y conversatorio sobre Malvinas en la Universidad Nacional Arturo Jauretche. Disponible en: https://www.argentina.gob.ar/noticias/homenaje-y-conversatorio-sobre-malvinas-en-la-universidad-nacional-arturo-jauretche (acceso: 2.01.2023).
Malvinas nos une (2022f). Inauguración de la "Biblioteca Malvinas" en la Universidad Nacional de Rosario. Disponible en: https://www.argentina.gob.ar/noticias/inauguracion-de-la-biblioteca-malvinas-en-la-universidad-nacional-de-rosario (acceso: 2.01.2023).
Malvinas nos une (2022g). Jornada académica y reconocimiento a ex combatientes en la Universidad Nacional de La Rioja. Disponible en: https://www.argentina.gob.ar/noticias/jornada-academica-y-reconocimiento-ex-combatientes-en-la-universidad-nacional-de-la-rioja (acceso: 2.01.2023).
Malvinas nos une (2022h). Conversatorio sobre las "Narrativas Audiovisuales en torno a Malvinas". Disponible en: https://www.argentina.gob.ar/noticias/conversatorio-sobre-las-narrativas-audiovisuales-en-torno-malvinas (acceso: 2.01.2023).
Malvinas nos une (2022i). Reunión con grupo de investigación "Argentina Bicontinental" de la Fundación Meridiano. Disponible en: https://www.argentina.gob.ar/noticias/reunion-con-grupo-de-investigacion-argentina-bicontinental-de-la-fundacion-meridiano (acceso: 2.01.2023).
Malvinas nos une (2022j). Reunión de investigadores/as jóvenes sobre Malvinas, Antártida y Atlántico Sur. Disponible en: https://www.argentina.gob.ar/noticias/reunion-de-investigadoresas-jovenes-sobre-malvinas-antartida-y-atlantico-sur (acceso: 2.01.2023).
Malvinas nos une (2022k). Tras el apoyo de expresidentes españoles, Carmona y Alfonsín destacan la importancia de las Comisiones de Diálogo por Malvinas. Disponible en: https://www.argentina.gob.ar/noticias/tras-el-apoyo-de-expresidentes-espanoles-carmona-y-alfonsin-destacan-la-importancia-de-las (acceso: 2.01.2023).
Malvinas nos une (2022l). "Agenda Malvinas 40 años" con perspectiva federal. Disponible en: https://www.argentina.gob.ar/noticias/agenda-malvinas-40-anos-con-perspectiva-federal (acceso: 2.01.2023).
Malvinas nos une (2022m). Se constituyó la Comisión para el Diálogo por Malvinas en Finlandia. Disponible en: https://www.argentina.gob.ar/noticias/se-constituyo-la-comision-para-el-dialogo-por-malvinas-en-finlandia-0 (acceso: 2.01.2023).
Malvinas nos une (2022n). Actividades de las Comisiones para el Diálogo por Malvinas en el exterior. Disponible en: https://www.argentina.gob.ar/noticias/actividades-de-las-comisiones-para-el-dialogo-por-malvinas-en-el-exterior (acceso: 2.01.2023).
Malvinas nos une (2022o). Se conformó la Comisión para el Diálogo por Malvinas en México. Disponible en: https://www.argentina.gob.ar/noticias/se-conformo-la-comision-para-el-dialogo-por-malvinas-en-mexico (acceso: 2.01.2022).

Malvinas nos une (2022p). Reunión con Comisionado de Asuntos Políticos, Paz y Seguridad de la Unión Africana (UA) sobre la Cuestión Malvinas. Disponible en: https://www.argentina.gob.ar/noticias/reunion-con-comisionado-de-asuntos-politicos-paz-y-seguridad-de-la-union-africana-ua-sobre (acceso: 2.01.2023).

Malvinas nos une (2022q). Representaciones argentinas en el exterior conmemoraron el Día de la Afirmación de los Derechos Argentinos sobre Malvinas, Islas y Sector Antártico.

Malvinas nos une (2022r). Inauguración de la Plaza "Islas Malvinas Argentinas" en la Ciudad de El Alto, Bolivia. Disponible en: https://www.argentina.gob.ar/noticias/inauguracion-de-la-plaza-islas-malvinas-argentinas-en-la-ciudad-de-el-alto-bolivia (acceso: 3.01.2023).

Malvinas nos une (2022s). Se colocó en Honduras una placa que marca la distancia entre Tegucigalpa y las Islas Malvinas, en el marco del Día de la Soberanía Nacional argentina. Disponible en: https://www.argentina.gob.ar/noticias/se-coloco-en-honduras-una-placa-que-marca-la-distancia-entre-tegucigalpa-y-las-islas (acceso: 3.01.2023).

MercoPress (2022). Tepid New Delhi support for Argentina's sponsored Falklands/Malvinas dialogue commission. Disponible en: https://en.mercopress.com/2022/04/25/tepid-new-delhi-support-for-argentina-s-sponsored-falklands-malvinas-dialogue-commission (acceso: 2.01.2023).

Ministerio de Defensa (2022a). Malvinas 40 años: Muestra "Sentir la Patria" en el Edificio Libertador. Disponible en: https://www.argentina.gob.ar/noticias/malvinas-40-anos-muestra-sentir-la-patria-en-el-edificio-libertador (acceso: 3.01.2023).

Ministerio de Defensa (2022b). Convocatoria al concurso literario "Cartas de Malvinas". Disponible en: https://www.argentina.gob.ar/noticias/convocatoria-al-concurso-literario-cartas-de-malvinas (acceso: 3.01.2023).

Ministerio de Defensa (2022c). Acto central por el Día del Veterano y los Caídos en la Guerra de Malvinas. Disponible en: https://www.argentina.gob.ar/noticias/acto-central-por-el-dia-del-veterano-y-los-caidos-en-la-guerra-de-malvinas (acceso: 3.01.2023).

Ministerio de Desarrollo Territorial y Hábitat (2022). Se presentó la muestra "Huellas de la lucha por la soberanía nacional" en el Ministerio de Desarrollo Territorial y Hábitat. Disponible en: https://www.argentina.gob.ar/noticias/se-presento-la-muestra-huellas-de-la-lucha-por-la-soberania-nacional-en-el-ministerio-de (acceso: 3.01.2023).

Ministerio de Economía (2022). El Ministerio de Economía homenajeó a los excombatientes de Malvinas en el 40° aniversario de la guerra. Disponible en: https://www.argentina.gob.ar/noticias/el-ministerio-de-economia-homenajeo-los-excombatientes-de-malvinas-en-el-40deg-aniversario (acceso: 3.01.2023).

Ministerio de Turismo y Deportes (2022). Nombramiento de las plazas "Malvinas Argentinas" en las Unidades Turísticas. Disponible en: https://www.argentina.gob.ar/noticias/nombramiento-de-las-plazas-malvinas-argentinas-en-las-unidades-turisticas (acceso: 3.01.2023).

Municipio Villa Constitución (2022). Inauguración del espacio de Malvinas. Disponible en: http://villaconstitucion.gob.ar/inaugiracion-del-espacio-de-malvinas/ (acceso: 3.01.2023).

Museo de Malvinas (2022). Pisar Malvinas. Disponible en: https://museomalvinas.cultura.gob.ar/experiencia-pisar-malvinas/ (acceso: 3.01.2023).

Naciones Unidas (1965). Resolución 2065 (XX) de la Asamblea General de las Naciones Unidas. Cuestión de las Islas Malvinas (Falkland Islands).

Naciones Unidas (1982). Resolución 37/9 de la Asamblea General de las Naciones Unidas, Cuestión de las Islas Malvinas (Falkland Islands).

Piccone, M., Mangini, M. (2014). De la "desalinización" a la regionalización del reclamo argentino por la soberanía sobre las Islas Malvinas. *Derecho Público*, 6: 247-255.

Pitta, S. (2020). Argentina bicontinental y oceánica. *Nodal*, 9 de abril. Disponible en: https://www.nodal.am/2020/04/argentina-bicontinental-y-oceanica-por-sandra-pitta/ (acceso: 19.07.2024).

Poder Judicial Formosa (2022). Este año, toda documentación oficial deberá llevar la leyenda "Las Malvinas son Argentinas". Disponible en: http://www.jusformosa.gov.ar/transparencia-y-acceso-a-la-informacion/informacion-de-interes/1689-este-ano-toda-documentacion-oficial-debera-llevar-la-leyenda-las-malvinas-son-argentinas (acceso: 2.01.2023).

Ramírez, I. (2017). La grieta narrativa. *Más poder local*, 33: 6-7.

Resolución 31 (2022). Ministerio de Transporte. Leyenda "las islas Malvinas son argentinas" – medios de transporte público de pasajeros. *Boletín Nacional*, 4.04.2022.

Rodríguez, M., Touzón, P. (2019). *La grieta desnuda: El macrismo y su época*. Buenos Aires: Capital Intelectual.

Rufer, M. (2012). Politics of Memory. *InterAmerican Wiki: Terms – Concepts – Critical Perspectives*. Disponible en: https://uni-bielefeld.de/einrichtungen/cias/wiki/p/politics-of-memory.xml (acceso: 31.12.2022).

Schenkel, É. (2019). *Turismo social en América Latina. Aprendizajes de las experiencias regionales*. Barcelona: Alba Sud.

Soriano, O. (1983). Desde París Alain Rouquie. *Humor*, 101: 44-50.

Suárez, C. et al. (2000). "Tras su manto de neblina..." Las Islas Malvinas como creación escolar. *Revista de Teoría y Didáctica de las Ciencias Sociales*, 5: 25-59.

Tecnópolis (2022). El mar como territorio. Conocer, explorar y preservar. Disponible en: https://www.tecnopolis.gob.ar/elmarcomoterritorio/ (acceso: 3.01.2023).

Torras, V., Palmás Zaldua, L., Perelman, M. (2016). Memoria, verdad y justicia como política de Estado. Análisis de políticas públicas implementadas durante los gobiernos kirchneristas (2003-2015) respecto de los delitos de lesa humanidad ocurridos en la última dictadura argentina. *Friedrich-Ebert-Stiftung*. Disponible en: https://library.fes.de/pdf-files/bueros/argentinien/12772.pdf (acceso: 30.12.2022).

PART IV

MIGRATION AND VIOLENCE

http:/orcid.org/0000-0003-0824-7764
Daniel Manchinelly
dmanchinelly@gmail.com

LA MIGRACIÓN IRREGULAR Y SU ACCESO A LA SALUD EN ESTADOS UNIDOS DURANTE LA PANDEMIA POR COVID-19

Irregular migration and access to health care in the United States during the COVID-19 pandemic

Abstract

The objective of this study is to analyze health care access by irregular migrants in the COVID-19 pandemic in the United States during 2020. The government of this country, under the presidency of Donald Trump, abandoned the human rights approach, which severely affected this population. This situation resulted in a lack of full access to health care for these individuals due to various obstacles, indicating that they had a high probability of contracting COVID-19. The methodological approach was based on the analysis of documents and the use of databases from the Global Health Security Index, the National Center for Health Statistics and the Center for Disease Control and Prevention (CDC). We find that limited access to health care for this segment of the population increased their health vulnerability compared to other social groups as a result of the public policies of President Donald Trump's administration.

Keywords: access to health care, irregular migration, COVID-19

Resumen

El objetivo es analizar el acceso a la salud por parte de la población en condición migratoria irregular durante la pandemia por COVID-19 en Estados Unidos durante 2020. El gobierno de este país, bajo la presidencia de Donald Trump, abandonó el enfoque de los derechos humanos, lo cual afectó gravemente a esta población. Situación que llevó a que estas personas carecieran de un acceso pleno a la salud debido a diversos obstáculos, lo que sugiere que tuvieron altas probabilidades de adquirir COVID-19. La estrategia metodológica se basó en el análisis documental y la utilización de bases de datos del *Global Health Security Index*, del *National Center for Health Statistics* y del *Center for Disease Control and Prevention*, CDC. Se concluye que el acceso a la salud de esta población los puso en una situación de vulnerabilidad sanitaria más profunda que a otros grupos sociales a raíz de la política de carga pública de la administración del presidente Donald Trump.

Palabras claves: acceso a la salud, migración irregular, COVID-19

Introducción

A continuación, se analiza el acceso a la salud por parte de la población migrante irregular residente en Estados Unidos durante 2020. Este país es el principal territorio de destino de la migración internacional en el mundo, esto incluye también a la población migrante irregular. Esto implicó que, durante la pandemia por COVID-19 en 2020, muchas personas en esta condición migratoria necesitasen acceder a los servicios médicos. Cabe señalar que este documento analiza el año 2020, por lo que el proceso de vacunación que han experimentado muchos países en el mundo durante 2021 queda afuera del objetivo general.

Según la Organización Internacional para las Migraciones (OIM) (2021), Estados Unidos se mantiene como el principal país de destino en el mundo, ya que cerca de 50 millones de migrantes internacionales se han establecido en este país, provenientes de América Latina y el Caribe (43.2%), Asia (29.9%), Europa (11.7%) y África (5.6%). A raíz de la pandemia por COVID-19, la llegada de personas del extranjero disminuyó, así como la cantidad de visas emitidas y las detenciones registradas en la frontera sur. Esto quiere decir que la migración internacional, que incluye tanto la regular como la irregular, se desaceleró durante el 2020; no obstante, el flujo migratorio se recuperó en 2021. Respecto a la población irregular, la OIM (2021) calcula que entre 11 y 11.4 millones de personas residen en este país bajo esta condición.

La OIM (2019b: 116) considera que la migración irregular es el "movimiento de personas que se realiza al margen de las leyes, regulaciones o acuerdos internacionales que rigen la entrada o salida del Estado de origen, tránsito o destino". Para este organismo, son tres situaciones por las que las personas pueden estar en una condición irregular: al ingresar a un país por canales irregulares, al permanecer al interior del país de forma irregular y al trabajar de forma irregular en el país (OIM, 2021). A su vez, este mismo organismo se refiere a la condición migratoria de la persona como un punto del tiempo, por lo que no es una característica intrínseca de la propia persona. Por último, establece que la migración irregular también incluye a las personas cuya situación migratoria cambia de regular a irregular, por ejemplo, al vencer su visado o permiso de trabajo (OIM, 2021).

Por otra parte, el acceso a la salud se define como la "no discriminación, accesibilidad física, accesibilidad económica (asequibilidad) y accesibilidad de la información" (OIM, 2013: 18). Además, para Sánchez-Torres (2015), el acceso a la salud se puede analizar desde tres aristas: como parte del proceso de implementación de la política pública, como un componente de la política pública integral de la salud y como el eslabón que une los procesos de oferta de los servicios de salud y de demanda de la población. Según lo anterior, el acceso a la salud se considera un elemento para la política pública de salud que parte del uso pleno de los bienes y servicios y que procura la disminución de las barreras a su accesibilidad.

Ahora bien, la estrategia metodológica se basó en el análisis de documentos académicos y gubernamentales, así como de otros redactados por organizaciones de la sociedad civil. Asimismo, se utilizaron datos del *Global Health Security Index*, del *National Center for Health Statistics* y del *Center for Disease Control and Prevention*, CDC y se hizo una descripción de los datos más relevantes para el propósito del documento.

Primero se expone el contexto de la población migrante irregular y su acceso a la salud en Estados Unidos antes de la pandemia por COVID-19. En esta parte, se detalla la parte cuantitativa de esta población y se analiza el acceso a la salud de este país a través del *National Center for Health Statistics* y del *Global Health Security Index*. Después, se hace una revisión del acceso a la salud de esta población durante el contexto de la pandemia por COVID-19 con base en los datos del *Center for Disease Control and Prevention*, CDC. Finalmente, se concluye la existencia de un carácter restrictivo en la administración de Donald Trump, el cual afectó el acceso a la salud de las personas en condición migratoria irregular.

El contexto de la población migrante irregular y su acceso a la salud en Estados Unidos

Estados Unidos es el país con la mayor población migrante viviendo en su territorio, aproximadamente 44.8 millones de personas que han nacido afuera del país (Budiman, 2020)[1]. Este territorio es el principal destino de los migrantes de la región de las Américas y de otras partes del mundo (OIT, 2016). De hecho, los corredores migratorios más grandes del mundo corresponden a la región de América Latina y el Caribe y Asia en dirección hacia Estados Unidos, lo que se llama la migración Sur-Norte (OIM, 2019a). El período de mayor ingreso de este tipo de migrantes a Estados Unidos fue entre 1990 y 2007, el cual disminuyó un 14% (1.7 millones de personas) a partir de 2017, debido a que el principal grupo de migrantes proveniente de México ha decrecido con el paso del tiempo (en la misma medida en que han aumentado los flujos de migrantes centroamericanos y asiáticos) (Budiman, 2020). No obstante, como se puede observar en la Tabla 1, México continúa siendo el principal país de origen de los migrantes que residen en Estados Unidos, al tener un 25% del total, mientras que los demás provienen de China (6%), India (6%), Filipinas (4%) y El Salvador (3%). Por otra parte, solamente el 53% de los migrantes internacionales hablan de inglés forma fluida y aquellos que provienen de México constituyen el grupo con menor fluidez en el idioma (34%), seguido de Centroamérica (35%), el sureste asiático (50%) y Sudamérica (56%) (Budiman, 2020).

Tabla 1. Países y regiones de origen de los migrantes en Estados Unidos

País	Porcentaje
México	25%
China	6%
India	6%
Filipinas	4%
El Salvador	3%

Fuente: Elaboración propia con base en Budiman, 2020.

[1] Esta información se refiere a la población migrante internacional que incluye a los migrantes regulares y a un estimado de los migrantes irregulares.

La pandemia por COVID-19 en 2020 obligó a que los flujos migratorios hacia Estados Unidos disminuyeran debido a las medidas implementadas, tales como el distanciamiento social y el cierre de fronteras. En la Figura 1 se puede observar una comparación, de enero a septiembre de 2019 y 2020, respecto al número de aprehensiones mensuales de personas migrantes en la frontera con México reportadas por las autoridades estadounidenses. Esta gráfica puede servir de *proxy* (información aproximada a falta de datos directos) para estimar el flujo migratorio irregular hacia los Estados Unidos, ya que hay que tomar en cuenta la existencia de aquellos que ingresan y permanecen de forma exitosa en este país. En esta gráfica se puede observar que mayo de 2019 fue el mes con el mayor número de detenciones, mientras que abril de 2020, con el menor. Además, el flujo migratorio se recuperó con ímpetu en septiembre de 2020, incluso rebasando las cantidades de detenciones de personas del año anterior. Lo que es evidente es la disminución repentina del flujo migratorio en 2020 en comparación con 2019, con una recuperación paulatina hasta su estabilización.

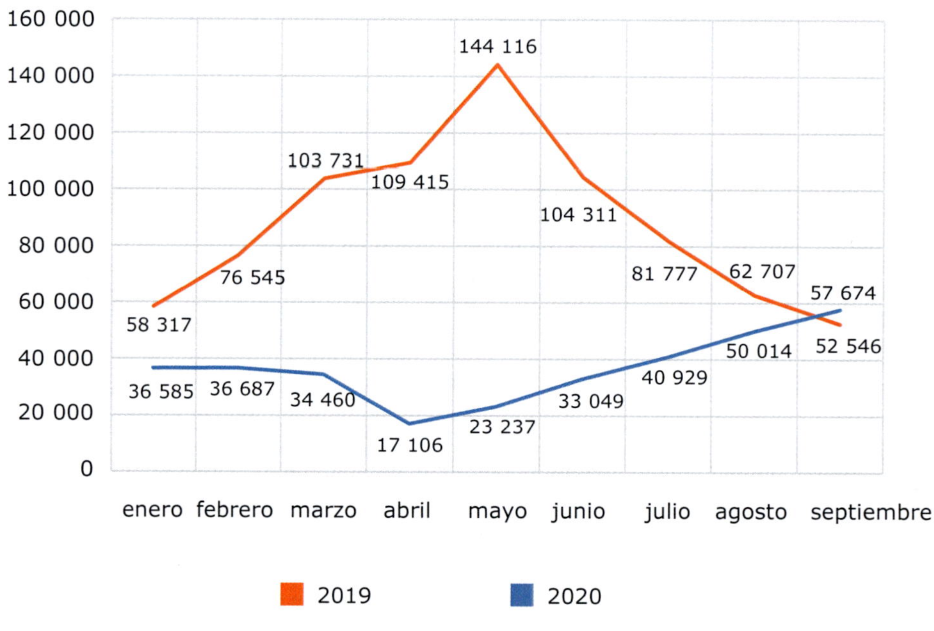

Figura 1. Aprehensiones mensuales de personas migrantes en la frontera, 2019 y 2020

Fuente: Elaboración propia con datos de U.S. Customs and Border Protection (2021)[2].

Desde la crisis económica de 2008, la entrada de la población migrante irregular a los Estados Unidos se ha detenido sin una disminución marcada (Gelatt, Zong, 2018; Pas-

---

[2] Son datos registrados por dos instituciones: Office of Field Operations y U.S. Border Patrol. Se incluyen menores de edad acompañados, unidades familiares, adultos y menores de edad no acompañados. Se incluyen todas las nacionalidades capturadas, aunque las personas provenientes de México, El Salvador, Guatemala y Honduras representan el principal grupo de migrantes capturados.

sel, Cohn, 2019)[3]. Esta paralización se debe a que las llegadas de la población mexicana han disminuido, pues muchas personas en situación irregular están regresando a México (Passel, Cohn, 2019). Esta situación se puede deber a las detenciones en el interior de Estados Unidos en el marco de la política antiinmigrante, como efecto de dicha crisis económica, y de un mercado laboral restringido (Canales, Meza, 2018). Sin embargo, desde 2007, está aumentando paulatinamente la migración irregular procedente de El Salvador, Guatemala y Honduras, y también la procedente de la India y Venezuela (Passel, Cohn, 2019).

La Figura 2 muestra las estimaciones de Passel y Cohn de la población migrante irregular. Podemos ver un crecimiento durante la década de 1990 y principios del siglo XXI y, en seguida, una disminución ligera, pero continua en el tiempo[4]. En 2017, se estiman 10.5 millones de personas migrantes irregulares, de las cuales el 51% provienen de México (4.9 millones de personas) y se ha calculado que alrededor de un 66% ha vivido en el país por más de 10 años, mientras que solo un 20% ha vivido hasta por 5 años (Passel, Cohn, 2019)[5].

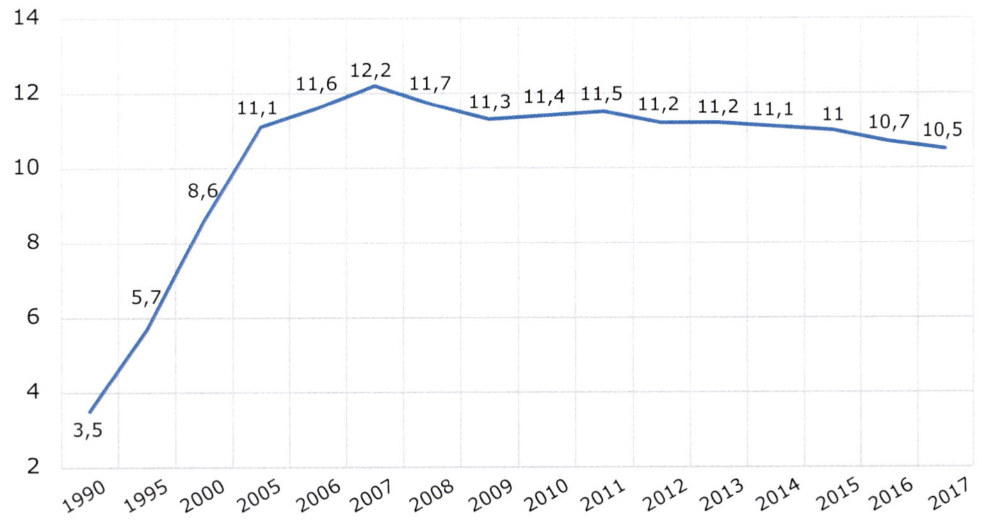

Figura 2. Millones de personas migrantes irregulares en Estados Unidos por año

Fuente: Passel, Cohn, 2019.

3 En el año 2019 las autoridades estadounidenses detuvieron a más personas provenientes de Centroamérica que de México (Budiman, 2020).

4 Passel (2019) ha estimado la población migrante irregular desde 1979, cálculo que realiza con el total de migrantes viviendo en Estados Unidos menos el número de migrantes viviendo legalmente, aunque esta operación es más compleja, ya que incluye otros datos oficiales.

5 Para Gelatt y Zong (2018), son 11.3 millones, de las cuales 53% proviene de México. Por eso se estima que son entre 10 millones y 12 millones de migrantes no autorizados (Capps, Van Hook, Gelatt, 2020).

En relación a la salud, su cobertura por medio de seguros privados principalmente varía entre los grupos étnicos de los Estados Unidos. Según datos del National Center for Health Statistics (2016), que muestra información previa al gobierno del presidente Donald Trump, hay un contraste entre la población sin seguro médico de origen hispano y la población no hispana, la cual incluye a la población blanca, afroamericana y asiática. Como se puede apreciar en la Figura 3, en los años 2005, 2010 y 2015 la población hispana es la que presenta mayor carencia de cobertura médica en personas de 18 a 64 años. A pesar de la disminución en 2015 de esta variable en todas las poblaciones, el porcentaje de la población hispana (27.2%) es mayor que el de la población blanca (8.8%), afroamericana (14.5%) y asiática (7.3%), lo que muestra una disparidad en el acceso a la cobertura médica. Estos datos, si bien no muestran la situación del acceso a la salud en la población migrante irregular, ofrecen un aproximado a su situación. De hecho, es más factible que los migrantes irregulares carezcan de seguro médico que los ciudadanos estadounidenses (Artiga, Rae, 2020).

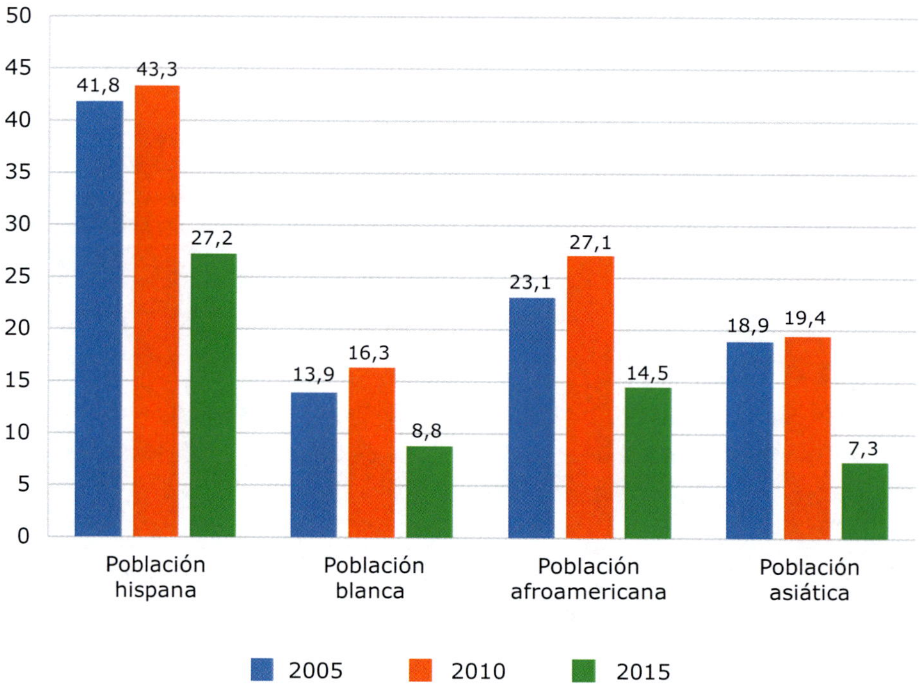

Figura 3. Porcentaje de las poblaciones sin cobertura médica en personas entre 18 y 64 años en Estados Unidos

Fuente: Elaboración propia con datos de National Center for Health Statistics (2016).

Como se puede observar en la Figura 3, también se debe considerar la disparidad en el acceso a la salud entre la población empobrecida y la no empobrecida, así como entre la población residente en pequeños poblados y la residente en las ciudades principales

(Agency of Healthcare Research and Quality, 2019). Esto abre la posibilidad de que la condición socioeconómica y el lugar de residencia también impidan el acceso a la salud de la población migrante irregular.

Ahora bien, hay un agregado de barreras que contribuyen a que las personas en condición migrante irregular no puedan acceder plenamente a los servicios médicos. Para Gelatt y Koball (2014) hay cinco obstáculos, a saber: retos en los trámites administrativos y en la documentación, errores administrativos, lenguaje y diferencias culturales, desafíos logísticos y de información y miedo de aplicar a programas públicos[6].

Según Gelatt y Koball (2014), la primera barrera se refiere a que los trámites son poco claros, además, varían en cada estado y no siempre se cuenta con la documentación requerida (como el número de seguridad social). La segunda barrera señala que los documentos referentes a la situación migratoria no corresponden con los documentos que los manuales administrativos describen, asimismo, el registro administrativo permite solamente un apellido, mientras que la población migrante, la mayoría de las veces, tienen dos apellidos, lo que genera duplicidades y, por último, los recortes presupuestarios en la administración pública reducen la capacidad de ofrecer un buen servicio. La tercera barrera indica que la distancia comunicativa entre personas que hablan idiomas diferentes, actitudes culturales en los roles de género y en la familia y la desconfianza hacia el gobierno puede complicar el entendimiento. La cuarta barrera se refiere a la dificultad de acudir a las instituciones de salud de forma presencial, ya sea porque estas personas no tienen licencia de conducir, por la insuficiencia del transporte público o porque los horarios de atención no se compaginan con los horarios laborales. Y, por último, la quinta barrera se presenta cuando la población migrante no busca el acceso a la salud por miedo a su deportación y a la de sus familiares que se encuentran en condición irregular.

En este sentido, hay daños en la salud por la discriminación que padecen las personas en condición migrante irregular y, en consecuencia, esta población cuenta con escasa atención médica en general (Ayón, 2015; Bernstein et al., 2019). Asimismo, a razón de un contexto discriminatorio en el que es probable la deportación, la depresión aparece en la familia y puede agravarse al no contar con acceso a la salud mental (Artiga, Lyons, 2018). Por otro lado, se considera que la principal barrera es la lingüística, ya que conlleva a errores en el diagnóstico y el tratamiento, así como a mutuos malentendidos entre paciente y médico; incluso, la barrera del lenguaje puede afectar a los migrantes en vías de regularización y a los migrantes regulares y, por último, es más difícil defender el derecho a la salud al no hablar inglés (Ku, Jewers, 2013).

Sin embargo, se ha encontrado que la salud de la población migrante irregular es mejor que la de los estadounidenses, pero hay más evidencia científica de un daño continuo y mayor en la salud mental de los migrantes, relacionado con el estatus estigmatizado, el miedo a la deportación y otros factores que generan desasosiego y pesadumbre (Dedania, Gonzales, 2019; National Academies of Sciences, Engineering, and Medicine,

---

[6] En este sentido hay otros autores que destacan barreras parecidas, por ejemplo, Yoshikawa et al. (2019), consideran que las barreras para las familias en condición migrante irregular se relacionan con la baja posibilidad de elegibilidad y el consecuente efecto paralizante (esto es ni siquiera intentar aplicar a un programa para el acceso a la salud), miedo a la deportación y separación familiar al solicitar el servicio, dificultad en la movilidad y transportación a los centros de salud y la diferencia lingüística y cultural.

2015). Hay estudios que señalan que las mujeres migrantes irregulares sufren peor salud que las mujeres estadounidenses; por ejemplo, se ha encontrado que presentan mayor mortalidad neonatal, síndrome de alcohol fetal y síndrome respiratorio; además, inician el cuidado prenatal más tarde y realizan menos visitas al médico para este tratamiento; asimismo, normalmente, no tienen alguna cobertura de salud y, por último, tienen menor acceso a los servicios preventivos médicos (Hasstedt, Desai, Ansari-Thomas, 2018; Committee Opinion, 2015).

Ahora bien, el hecho de que la población migrante irregular muestre mejor salud que los estadounidenses se llama la paradoja migrante (*immigrant paradox*) o paradoja epidemiológica (*epidemiological paradox*) (National Academies of Sciences, Engineering, and Medicine, 2015). Esto significa que, a pesar de que Estados Unidos gasta en salud más que otros países miembros de la OCDE (como Suiza y Noruega), tiene problemas de salud como altos índices de cáncer, VIH/sida, diabetes y padecimientos del corazón, entre otras enfermedades, por lo que existe la posibilidad de que los migrantes vengan de contextos más favorables para su salud (National Academies of Sciences, Engineering, and Medicine, 2015)[7]. No obstante, esta población, al carecer de un seguro privado de servicios médicos tienen menos acceso a la salud en los Estados Unidos, lo que genera daños a su salud a largo plazo.

Desde el inicio del gobierno del presidente Donald Trump, el número de personas sin seguro médico ha aumentado, en especial en la población hispana, por lo que las ventajas de la Ley de Asistencia Asequible se detuvieron (Artiga, Toldbert, Orgera, 2020). De hecho, se ha estimado que aproximadamente 7.1 millones de personas migrantes irregulares carecen de seguro médico en los Estados Unidos (Page, Flores-Miller, 2020). El problema de acceso a la salud se puede observar en el Índice Global de Seguridad Sanitaria (Global Health Security Index), creado entre el Johns Hopkins Center for Health Security y The Economist Intelligence Unit, y que califica de 0 a 100, donde 100 son las mejores condiciones institucionales para la salud. Según este índice, señalado en la Tabla 2, Estados Unidos ocupa el primer lugar a nivel mundial en seguridad sanitaria. Resalta que obtiene las mejores calificaciones en prevención, detección, respuesta, salud y normatividad. Por otro lado, cabe recordar que este índice se basa en la medición de la capacidad institucional y legal y, por lo tanto, puede ser menoscabado por las decisiones políticas durante una crisis sanitaria, como ocurrió durante la pandemia por COVID-19. Una prueba de esto es que Estados Unidos ocupó, en febrero de 2021, el primer lugar en número de fallecidos por esta enfermedad: 501.181 personas al 25 de febrero de 2021, según datos de la página del Centro de Control y Prevención de Enfermedades (Centers for Disease Control and Prevention, CDC).

---

[7] También hay que considerar que los migrantes sanos son los que llegan a Estados Unidos (selección positiva), y que este país tiene una cultura culinaria que perjudica muchas veces la salud de las personas migrantes (National Academies of Sciences, Engineering, and Medicine, 2015). Más bien, la alimentación en las posiciones sociales inferiores de la estructura social se basa en prácticas y significados que son poco saludables, determinados por un capital cultural y económico propio de estas posiciones sociales.

Tabla 2. Estados Unidos según el Índice Global de Seguridad Sanitaria

	Preven-ción	Detec-ción	Respue-sta	Salud	Normati-vidad	Riesgo	Total
Puntos	83.1	98.2	79.7	73.8	85.3	78.2	83.5
Puesto	1	1	2	1	1	19	1

Fuente: Elaboración propia con datos del Índice Global de Seguridad Sanitaria, 2019.

En el Índice Global de Seguridad Sanitaria 2019, la categoría de salud es construida por seis indicadores: capacidad para asegurar la salud en clínicas, hospitales y centros comunitarios de atención médica, respuesta médica y despliegue de personal, acceso a los servicios médicos, comunicación con los trabajadores médicos durante una emergencia sanitaria, prácticas de control de infecciones y disponibilidad de equipos y, finalmente, capacidad para probar y aprobar nuevas medidas médicas. El puntaje por cada indicador se muestra en la Tabla 3.

Tabla 3. Indicadores de la categoría salud para Estados Unidos

Indicadores	Puntos	Puesto
Capacidad para asegurar la salud en clínicas, hospitales y centros comunitarios de atención médica	60.4	12/195
Respuesta médica y despliegue de personal	66.7	2/195
Acceso a los servicios médicos	25.3	175/195
Comunicación con los trabajadores médicos durante una emergencia sanitaria	100.0	1/195
Prácticas de control de infecciones y disponibilidad de equipos	100.0	1/195
Capacidad para probar y aprobar nuevas medidas sanitarias médicas	100.0	1/195

Fuente: Elaboración propia con información del Índice Global de Seguridad Sanitaria, 2019.

Como se puede observar en la Tabla 3, el indicador de acceso a los servicios médicos obtuvo una puntuación de 25.3, que contrasta con las de 100 puntos de los últimos tres indicadores. De hecho, el acceso a la salud podría estar más restringido conforme se contrasten estos indicadores con los grupos étnicos estigmatizados con bajos ingresos, como la población migrante irregular[8].

---

8 No obstante, según el Índice de Política de Integración Migratoria 2020 (MIPEX, 2020), realizado por el CIDOB (Barcelona Centre for International Affairs) y el MPG (Migration Policy Group), la dimensión de salud de Estados Unidos obtuvo 79 puntos de 100 con una calificación cualitativa de "ligeramente favorable". Considera este índice que Estados Unidos ofrece servicios de atención médica accesibles a todos los tipos de migrantes, prestando más atención que otros países a este

Por último, hay que tomar en cuenta que las asociaciones civiles en Estados Unidos son agencias facilitadoras que apoyan a las personas migrantes y a sus familias para que puedan gozar de los beneficios gubernamentales de los servicios médicos. En este sentido, Gelatt y Koball (2014) consideran que estas organizaciones construyen lazos de comunicación con esta población, ofreciendo información sobre los requerimientos para recibir servicios de salud y, además, construyen redes de apoyo con otras asociaciones civiles, con empresas con fines lucrativos y con instituciones gubernamentales nacionales, subnacionales o locales. Asimismo, estos autores destacan que estas asociaciones proporcionan un contacto lingüístico y cultural propicio para poder comunicar los requisitos de los programas públicos al contar con traductores y traducciones al idioma español. Además, el movimiento social Black Lives Matter ha contribuido en la defensa de los derechos humanos, entre los que se encuentra el derecho a la salud, de poblaciones como la migrante irregular (Migration Policy Institute, 2020).

En suma, la población migrante irregular de Estados Unidos compuesta por personas provenientes de México, Guatemala, El Salvador y Honduras principalmente, carece de acceso a la salud. En primer lugar, se ha detectado que el grupo hispano es el que está menos asegurado en comparación con los otros grupos sociales, es decir, padece de la exclusión de los servicios médicos, lo que nos puede ofrecer una idea aproximada de la situación de las personas en condición irregular. En segundo lugar, esta población padece de varios obstáculos al intentar acceder a la salud que perturban su bienestar, barreras que se relacionan con su situación indocumentada. En tercer lugar, aunque Estados Unidos tiene instituciones de alta calidad en los servicios de salud, según el Índice Global de Seguridad Sanitaria, tiene un acceso a la salud deleznable. También hay que tomar en cuenta el contexto antimigratorio que aumentó durante el gobierno de Donald Trump, el cual complicó aún más el acceso a la salud de estas personas. En este ambiente social la pandemia por COVID-19 llega a Estados Unidos.

COVID-19 y el acceso a la salud por parte de la población migrante irregular en Estados Unidos

Hay que considerar que, en las últimas tres décadas, y en especial durante el gobierno de Donald Trump, se ha reforzado la vigilancia, la detección y la devolución de personas en condición migrante irregular en los Estados Unidos, es decir, se ha acentuado la política migratoria de tipo restrictivo, la cual ha impactado el acceso a la salud por parte de la población migrante irregular. Hay un elemento que parece decisivo en dicha falta de acceso, que además forma parte de dicha política migratoria restrictiva: las consecuencias de la puesta en marcha de la clasificación de la carga pública (*public charge*) por parte del gobierno estadounidense de Donald Trump (Artiga, Tolbert, Orgera, 2020; Bernstein et al., 2019). Esta situación acentuó la percepción de que los grupos migrantes (como los

---

tema. No obstante, hay suficiente evidencia científica que muestra que los migrantes irregulares padecen de malestares de la salud debido al acceso limitado a los servicios médicos, principalmente durante el gobierno de Donald Trump.

latinos y los musulmanes) han sido los principales objetivos del racismo y la discriminación desde que Donald Trump ganó en las elecciones presidenciales, de manera que la vida cotidiana de estas personas se ha vuelto más ardua por el miedo y la incertidumbre (Artiga, Ubri, 2017)[9].

En efecto, en 2018, el gobierno de Donald Trump incluyó el término de *carga pública* para clasificar a los migrantes irregulares que residen en Estados Unidos con el fin de excluirlos de cualquier servicio público, incluyendo los servicios médicos (KFF, 2019; Parmet, 2019). Se define la carga pública como un "extranjero que recibe uno o más beneficios públicos durante más de 12 meses en total dentro de cualquier período de 36 meses" (KFF, 2019: 2). De manera que el gobierno requiere saber no solo si la persona ha utilizado recursos públicos, sino también cuál es el estatus legal, la edad, el estado de salud, el estatus familiar, los recursos financieros, la educación y las habilidades laborales, todo esto para estimar si la persona migrante es una carga pública o no (Parmet, 2019; Bernstein et al., 2020). A través de esto, se espera determinar si el migrante es autosuficiente económicamente, con respecto al gasto que hace el Estado por medio de los servicios que aquel utiliza, nombrando a los migrantes que no pueden pagar los servicios de salud como carga pública (Parmet, 2019).

Sin embargo, la denominación *carga pública* presenta algunos problemas, a saber: implica una estigmatización oficial hacia las personas migrantes irregulares, reforzando la discriminación y el racismo; se contradice con otras leyes, agregando más dificultades a un sistema de salud de por sí complejo, y, sobre todo, provoca el aumento del número de personas no aseguradas en los años siguientes (Parmet, 2019). Asimismo, esto promueve la baja en el uso de los programas públicos (KFF, 2018), interrumpe la atención preventiva y afecta a los proveedores de atención médica (Orris, Grady, Mann, 2019). A su vez, afecta a las personas migrantes en vías de regularización y, principalmente, a las personas migrantes irregulares, aunque no incluye a las personas refugiadas ni a quienes buscan asilo político (KFF, 2019). Ahora bien, la carga pública no afecta la atención de emergencia, el cuidado a las mujeres embarazadas ni el cuidado a los menores de edad (Bernstein et al., 2020). Por último, la carga pública comenzó a aplicarse en febrero de 2020, cuando comenzaba la pandemia por COVID-19, lo que provocó en los primeros meses la inasistencia de las personas migrantes irregulares a las instalaciones de salud por miedo a la deportación (McFarling, 2021).

Cabe resaltar que, en el grupo étnico latino, el COVID-19 se esparció rápidamente. El sistema de salud reportó durante 2020 que el 42.6% de pacientes latinos dieron positivo, frente al 17.6% de los pacientes afrodescendientes y el 8.8% de los pacientes blancos (Page, Flores-Miller, 2020). En particular, la pandemia de COVID-19 impactó a la población latina mucho más que a otros grupos étnicos, ya que, además de tener menos personas con acceso a la salud por medio de un seguro, fue una población muy golpeada por el desempleo, lo que provocó que menos tuvieran seguro médico a través del trabajo (Artiga, Toldbert, Orgera, 2020). Por otra parte, esta situación afectó más a las mujeres migrantes en condición irregular, como efecto de la interseccionalidad que padecen

[9] A pesar de que los menores de edad tienen acceso a la salud por medio de varios programas, se ha encontrado que su participación en ellos ha disminuido, porque los adultos tienen miedo a ser deportados, situación que afecta, además, la educación de estos menores de edad (Artiga, Ubri, 2017; KFF, 2020).

como grupo vulnerable (UNMujeres, 2020), lo que pudo haber provocado una profundización de la *feminización de la pobreza* en un grupo migrante en Estados Unidos.

Cabe destacar que la falta de datos por grupo étnico puede ofrecer un acercamiento a la situación de la población migrante irregular[10]. Esto significa que, cuando se carece de información directa sobre un fenómeno, se hace uso de información indirecta o aproximada (*proxy*). En este caso, se parte de lo siguiente: si la mayoría de la población migrante irregular proviene de países como México, Guatemala, El Salvador y Honduras, entonces observar la situación de la población hispana en Estados Unidos puede ofrecer una idea aproximada de su situación[11]. A partir de lo anterior, las barras con valor positivo en la Figura 4 señalan que el grupo étnico está experimentando un porcentaje alto de fallecidos por COVID-19 relativo al porcentaje de la población. Por el contrario, la barra con valor negativo indica que el grupo étnico está experimentando un porcentaje bajo. Por lo tanto, la Figura 4 ilustra que la población hispana tiene una proporción mayor de muertes por COVID-19 en comparación con la forma en que estas se distribuyen dentro de la población estadounidense. Como se puede observar, el grupo étnico hispano es el que más ha padecido fallecimientos por COVID-19 al obtener 15%, los afroamericanos 9.7% y los blancos -23.4% (Centers for Disease Control and Prevention, CDC, 2021a)[12].

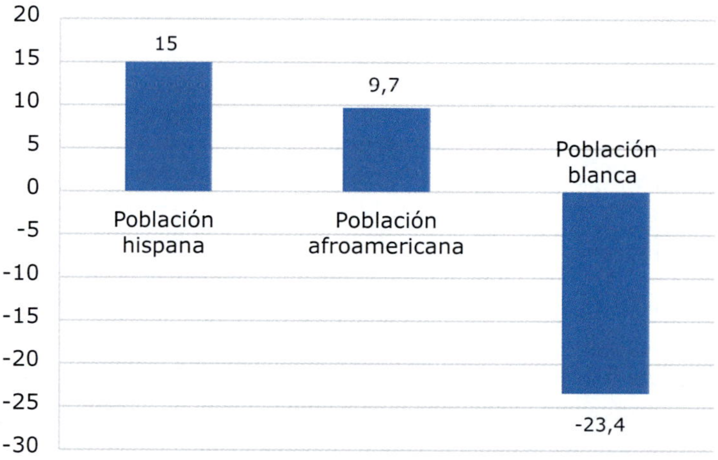

Figura 4. Carga porcentual de fallecimientos por COVID-19 por población hispana, afroamericana y blanca

Fuente: Elaboración propia con datos de los Centers for Disease Control and Prevention, CDC.

[10] Hay variables que se acercan al fenómeno que se está investigando, pero falta una variable más exacta; por ejemplo, se utiliza el Producto Interno Bruto (PIB) como una variable relacionada con el bienestar humano de una sociedad, pero evidentemente el PIB no se traduce en el bienestar humano.

[11] Hay que destacar que esto implica sesgos en la información, a saber: utilizar la información de la población hispana implica que se incluye a los ciudadanos estadounidenses de origen hispano, a las personas hispanas con estatus migratorio regular y a las personas hispanas con estatus migratorio irregular.

[12] Los Centro de Control y Prevención de Enfermedades (CDC, 2021a: 1) considera que "Los porcentajes de muertes por COVID-19 por raza y origen hispano se calcularon dividiendo el número de muertes por COVID-19 para cada raza y grupo de origen hispano por el número total de muertes por COVID-19. Es posible que los porcentajes no sumen 100 debido al redondeo".

Ahora bien, el hecho de que la carga porcentual de muertes por COVID-19 sea mayor en la población hispana (como muestra la Figura 4) señala que hay una serie de determinantes que interviene en el riesgo de adquirir COVID-19. Para los Centers for Disease Control and Prevention, CDC (2021b) estos determinantes son: las expresiones discriminatorias (en atención médica, vivienda, educación, justicia penal y finanzas), las barreras al acceso a la atención médica (falta de cobertura médica, problemas con el transporte para acudir al centro de salud, problema en utilizar los servicios de los cuidados infantiles y la dificultad de compaginar los horarios laborales con los horarios de las consultas médicas), la ocupación en trabajos fundamentales (como en la atención médica, granjas, fábricas, tiendas y supermercados, transporte público, entre otros), las brechas en la educación, en los ingresos y en la repartición de la riqueza (entre menor sea el nivel educativo, los empleos que se consiguen tienen mayor exposición al COVID-19) e inconvenientes con la obtención de vivienda (ya que vivir en condiciones de hacinamiento impide mantener el distanciamiento social)[13].

En este sentido, para Clark et al. (2020), los efectos de la pobreza, acceso limitado a la salud y el miedo a las consecuencias legales ponen a la población migrante irregular en riesgo de adquirir COVID-19. Para estos autores, esto se debe a varias razones, a saber: en primer lugar, estos migrantes dependen de una red de hospitales y clínicas que ofrecen servicios gratuitos, pero no son suficientes y, además, carecen de recursos para atender a pacientes con COVID-19; en segundo lugar, el tener acceso restringido a los servicios médicos, principalmente a la medicina preventiva, resulta en el aumento de riesgos para la salud como obesidad, hipertensión y diabetes (de hecho, las personas provenientes de México, el Caribe y Centroamérica son proclives a estos padecimientos); en tercer lugar, varios de estos migrantes pueden estar en mayor riesgo al experimentar un malestar psicológico mayor relacionado con la pobreza, el trauma del proceso migratorio y el poco apoyo social, lo que genera depresión y ansiedad (esto puede aumentar en contexto de crisis económica y sanitaria como el producido por la pandemia por COVID-19); y, por último, estas personas desarrollan labores económicas que dependen de la comunicación cara a cara, como lo son la construcción, los servicios de comida y la manufactura, entre otras áreas, trabajos esenciales en los que se tiene más riesgo de adquirir esta enfermedad.

Lo expuesto anteriormente hace muy probable que este grupo no cumpla con las recomendaciones de salud para evitar el contagio por COVID-19. Por consiguiente, el grupo hispano está sobrerrepresentado en los fallecimientos por COVID-19 cuando se compara con los otros grupos sociales, siendo el grupo mexicano el más afectado. En este sentido, según Délano (2020), la población migrante en condición irregular de origen mexicano durante la pandemia por COVID-19 padeció de precariedad en la salud, un resultado directo de la discriminación y también de ausencia de garantías de los derechos humanos. Además, este autor estima que un gran porcentaje de esta población carece de acceso a la salud y que los empleadores normalmente no protegieron la salud de estas personas. Para Délano (2020), también hay barreras lingüísticas y culturales que

---

[13] Además, los Centers for Disease Control and Prevention, CDC (2021b: 1), considera que "las estrategias comunitarias para desacelerar la propagación del COVID-19 podrían ocasionar daños no intencionados, como la pérdida de salario, menor acceso a servicios, y aumento del estrés, para ciertos grupos minoritarios raciales y étnicos". Lo que complica la situación para estos grupos sociales.

impidieron su acceso a los servicios médicos, lo que aumentó la desinformación y el miedo a ser deportados al ir al hospital o a la clínica (donde las autoridades migratorias no pueden detener a los migrantes). Por último, buena parte de esta población vive en hacinamiento, por lo que resultó imposible cumplir con las medidas de distanciamiento social (Délano, 2020).

En los Estados Unidos, las personas en condición migratoria irregular sufrieron, durante los primeros meses de 2020, dificultades en acceder a las pruebas y tratamientos contra COVID-19 porque no fueron elegibles para los programas federales o porque no pudieron pagar los servicios privados (Capps, Gelatt, 2020). En específico, los estados que tuvieron más personas sin seguro a los servicios médicos fueron California (1.6 millones), Texas (1.4 millones), Florida (710,000) y Nueva York (540,000) (Capps, Gelatt, 2020). Asimismo, se ha reportado que, en los centros de detención migratorio del ICE, aproximadamente 6.000 personas se enfermaron de COVID-19 en los primeros meses, por lo que esta agencia de seguridad limitó sus operaciones contra la población migrante irregular (Loweree, Reichlin-Melnik, Ewing, 2020)[14]. En abril de 2020 había 30 737 personas detenidas en estos centros con riesgo de contagio (Chishti, Bolter, 2020). De hecho, se ha detectado que los confinamientos individuales que el ICE impuso a las personas detenidas en sus instalaciones fueron insuficientes para combatir la pandemia, aislamiento que, además, perjudicó la salud mental de estas personas (Fox, Gallagher, Boyd, 2020). Ante esta situación, algunos jueces federales ordenaron al ICE que dejara libre a las familias, las mujeres embarazadas, las personas mayores de 55 años y aquellos con enfermedades crónico-degenerativas (Chishti, Bolter, 2020). Además de esto, estas autoridades deportaron personas con COVID-19; incluso, los gobiernos de Guatemala y de Haití encontraron que las personas repatriadas tenían esta enfermedad (Chishti, Bolter, 2020), lo que demuestra que no se les hizo la prueba clínica y no se les atendió en una emergencia sanitaria, a pesar de estar en territorio estadounidense, lo que implica una transgresión a los derechos a la salud conforme al marco de los derechos humanos.

Ahora bien, hay que destacar que muchas personas en situación migratoria irregular tienen empleos llamados esenciales que permitieron a los ciudadanos estadounidenses sobrevivir durante la pandemia por COVID-19 (Congressional Research Service, 2020). Hay personas migrantes en el sector salud, en los supermercados, en las farmacias, en restaurantes y en servicios de comida, en la manufactura, en la agricultura, en los servicios personales, en hogares y en servicios de limpieza y mantenimiento (Gelatt, 2020). Básicamente, hay dos realidades que padecieron las personas migrantes en condición irregular, por un lado, fueron identificados como trabajadores esenciales que contribuyeron para que muchos ciudadanos estadounidenses estuvieran en cuarentena y, por otro, estos trabajadores migrantes carecieron de medidas de protección laborales contra COVID-19, perciben poco dinero, carecen de acceso a los servicios básicos y padecen de discriminación (Sáenz, 2020).

Frente a este escenario, las autoridades estadounidenses realizaron varias acciones a principios de 2020. Por medio del gobierno federal, destinaron 100 billones de dólares

---

[14] A mediados del mes de marzo de 2020, el ICE anunció que reajustaría sus protocolos de detención de personas migrantes en situación irregular, pero no hay evidencia de que la población detenida haya disminuido, lo que significa que esta institución de seguridad interna continuó realizando operaciones de detención contra estas personas (Chishti, Bolter, 2020).

para pagar a los proveedores de los servicios de salud para que estos pudieran atender a más personas y 1.3 billones para los centros comunitarios de salud para que extendieran sus servicios. Además, por medio de una inversión de 2 billones de dólares, permitió que el programa Medicaid también pudiera cubrir a las personas que no estuvieran aseguradas (Capps, Gelatt, 2020). Varios estados aceptaron expandir la cobertura de sus programas de salud durante la emergencia sanitaria para que todas las personas pudieran acceder, sin importar su condición migratoria irregular. Estos estados fueron: California, Colorado, Connecticut, Delaware, Illinois, Maine, Massachusetts, Michigan, New York, Oregon, Pennsylvania y Washington (Broder, Mohyeddin, Cheer, 2020). De hecho, Illinois se convirtió en el primer estado en ofrecer cobertura médica a las personas migrantes irregulares; mientras que Colorado expandió la cobertura para las personas con escasos recursos con base en la Ley de Asistencia Asequible y Washington extendió la elegibilidad de las personas para el programa Asistencia Temporal para Familias Necesitadas (*Temporary Assistance for Needy Families*, TANF) (Broder, Mohyeddin, Cheer, 2020).

Cabe señalar que el estado de Nueva York es la entidad que más ha asegurado el acceso a la salud para la población migrante en condición irregular en los Estados Unidos (Beck et al., 2017). Desde 2014, el gobierno estatal organizó con varios actores clave el aumento de la cobertura del sistema público y privado de salud (Barrios-Paoli, 2020). No obstante, Nueva York fue uno de los estados con mayores desigualdades en la salud entre los diferentes grupos étnicos y donde la población latina padeció más contagios y fallecimientos (Page, Flores-Miller, 2020). Además, se reveló que la condición desigual de salud de los migrantes en condición irregular en Nueva York se agravó más por los efectos de la crisis económica y la exclusión de esta población de la ayuda económica del gobierno federal (Community Resource Hub, 2020)[15].

Por último, cabe destacar que el gobierno de los Estados Unidos bajo la presidencia de Joseph Biden elaboró una estrategia de vacunación en la que se incluyeron a todas las poblaciones vulnerables como la migración irregular. Se llevaron a cabo medidas como la identificación demográfica y territorial de estas poblaciones, el aseguramiento de la gratuidad de la vacuna, el combate contra las barreras de acceso a la vacuna, el fomento a la igualdad en la distribución de la vacuna, la priorización en el sector trabajador de la población migrante irregular, el amparo de la privacidad (en el sentido de que la información sobre el estatus migratorio no se utilizará para llevar a cabo deportaciones) y la sanitización de los lugares de detención migratoria (President Joseph Biden, 2021). Aunque el gobierno federal ha sostenido la importancia de que la población migrante irregular debe recibir vacunas sin costo alguno, se han presentado algunas barreras que son las que ya existían antes de la pandemia por COVID-19 (Congressional Research Service, 2021).

En suma, por medio de los datos sobre el grupo étnico hispano (o latino) se pudo deducir que las personas en condición migrante irregular presentaron vulnerabilidad

[15] Un relato expresa: "Estoy preocupado porque mi papá perdió su trabajo y mi mamá es la única que trabaja. Trabaja en una lavandería automática. Está arriesgando su salud para trabajar y tengo miedo de que mis padres se enfermen porque también son indocumentados" (Community Resource Hub, 2020: 16). Otro relato expresa: "COVID-19 nos ha impactado económica y emocionalmente. Ahora tengo que convertirme en la jefa de casa ya que mis padres son indocumentados y les costará buscar trabajo" (Community Resource Hub, 2020: 24).

sanitaria en los Estados Unidos durante la pandemia por COVID-19. Con el gobierno de Donald Trump se radicalizó un contexto discriminatorio antinmigrante, cristalizado en la puesta en marcha de la clasificación de las personas por medio de la etiqueta de carga pública (*public charge*), totalmente contrario a los principios de los derechos humanos. En consecuencia, emergió un efecto desalentador que se agregó a otras barreras al acceso a la salud que ya existían con anterioridad. Lo anterior hizo difícil acatar las recomendaciones de las instituciones de salud para evitar el contagio por COVID-19. Ahora bien, aunque el gobierno estadounidense invirtió grandes cantidades de recursos económicos y varios estados ampliaron la cobertura médica, esto no fue suficiente.

Conclusiones

Por lo menos en 2020, las políticas migratorias en Estados Unidos fueron restrictivas, lo que implicó que aumentara la vulnerabilidad sanitaria en la población migrante irregular. Específicamente, la política de la carga pública impulsada durante la administración de Donald Trump tuvo un efecto desalentador que implicaba la autoexclusión de esta población de los centros de salud. También, es necesario considerar que la apertura al acceso a la salud para estas personas dependió en mayor medida de las decisiones de los estados que del gobierno federal. La discusión sobre si una persona de otro país debe recibir servicios médicos está sustentada bajo un legalismo que es una postura con base en la diferencia de lo que es legal e ilegal. En este sentido, hay que tomar en cuenta que los marcos jurídicos son los que crean la figura de migrante irregular, alejándose de la defensa de los derechos humanos para argumentar la legalidad en el acceso al país con base en la soberanía. Esto significa que hay una postura jurídica que se dirige a defender los derechos de los ciudadanos, con sesgos en la defensa de los derechos de las personas de otras nacionalidades que se movilizan de forma irregular en los países. De manera que la condición de ciudadanía o no ciudadanía en Estados Unidos es la que puede otorgar o no el acceso a los servicios de salud.

Considerar a las personas ciudadanas o no con base en un marco jurídico fomenta el supuesto de que las personas tienen una identidad naturalizada respecto a su condición irregular migrante, como si fuera parte intrínseca de su identidad. No obstante, su condición irregular es producto del marco jurídico, con base en narrativas legalistas determinadas por condiciones históricas y culturales que, en el caso de Estados Unidos, se relacionan con su pasado como Estado esclavista durante el siglo XVIII y parte del siglo XIX bajo el discurso racista que ha sido una narrativa típica de los países coloniales europeos hacia sus colonias en América, África y Asia.

Por lo tanto, no hay migrantes irregulares *per se*, hay personas en condición irregular según un marco jurídico sujeto a modificación a partir de un conjunto de reglas y de fuerzas sociales y políticas de una coyuntura histórica y cultural. De esta manera, la irregularidad no es una situación que dependa de las personas, por el contrario, depende de las posturas discursivas del Estado en lo formal (y en lo informal), que adquieren consistencia en las leyes y en el esfuerzo de su aplicación de parte de las instituciones.

Bibliografía

Agency for Healthcare Research and Quality (2019). *2019 National Healthcare Quality and Disparities Report*. Agency for Healthcare Research and Quality. Disponible en: https://www.ahrq.gov/research/findings/nhqrdr/nhqdr19/index.html (acceso: 9.11.2021).

Artiga, S., Ubri, P. (2017). *Living in an Immigrant Family in America: How Fear and Toxic Stress are Affecting Daily Life, Well-Being and Health*. KFF. Disponible en: https://www.kff.org/racial-equity-and-health-policy/issue-brief/living-in-an-immigrant-family-in-america-how-fear-and-toxic-stress-are-affecting-daily-life-well-being-health/ (acceso: 9.11.2021).

Artiga, S., Lyons, B. (2018). *Family Consequences of detention/deportation: Effects on finances, health and well-being*. KFF. Disponible en: https://www.kff.org/racial-equity-and-health-policy/issue-brief/family-consequences-of-detention-deportation-effects-on-finances-health-and-well-being/ (acceso: 9.11.2021).

Artiga, S., Tolbert, J., Orgera, K. (2020). *Hispanic People are Facing Widening Gaps in Health Coverage*. KFF. Disponible en: https://www.kff.org/policy-watch/hispanic-people-facing-widening-gaps-health-coverage/ (acceso: 9.11.2021).

Artiga, S., Rae, M. (2020). *Health and Financial Risks for Noncitizen Immigrants due to the COVID-19 Pandemic*. KFF. Disponible en: https://www.kff.org/racial-equity-and-health-policy/issue-brief/health-financial-risks-noncitizen-immigrants-covid-19-pandemic/ (acceso: 9.11.2021).

Ayón, C. (2015). *Economic, Social and Health Effects of Discrimination on Latino Immigrant Families*. Migration Policy Institute. Disponible en: https://www.migrationpolicy.org/research/economic-social-and-health-effects-discrimination-latino-immigrant-families (acceso: 9.11.2021).

Barrios-Paoli, L. (2020). *Improving Immigrant Access to Health Care in New York City: A report from the Mayor's Task Force on Immigrant Health Care Access*. Nueva York.

Beck, T. et al. (2017). Medical Care for Undocumented Immigrants. *Clinics in Office Practice*, 44(1): 33-45. Disponible en: https://www.primarycare.theclinics.com/article/S0095-4543(16)30062-8/fulltext (acceso: 22.11.2021).

Bernstein, H. et al. (2019). *One in Seven Adults in Immigrant Families Reported Avoiding Public Benefit Programs in 2018*. Urban Institute. Disponible en: https://www.urban.org/research/publication/one-seven-adults-immigrant-families-reported-avoiding-public-benefit-programs-2018 (acceso: 22.11.2021).

Broder, T., Mohyeddin, I., Cheer, S. (2020). *'State and Local Immigrants' Rights Developments December 2019-August 2020*. National Immigration Law Center. Disponible en: https://www.nilc.org/wp-content/uploads/2020/09/State-and-Local-Immigrant-Rights-Developments-2020-09.pdf (acceso: 22.11.2021).

Budiman, A. (2020). *Key findings about U.S. immigrants*. Pew Research Center. Disponible en: https://www.pewresearch.org/fact-tank/2020/08/20/key-findings-about-u-s-immigrants/ (acceso: 22.11.2021).

Canales, A., Meza, S. (2018). Tendencias y patrones de la migración de retorno en México. *Migración y Desarrollo*, 16(30): 123-155.

Capps, R., Gelatt, J. (2020). *Barriers to COVID-19 Testing and Treatment. Immigrants without Health Insurance Coverage in the United States*. Migration Policy Institute. Disponible en: https://www.migrationpolicy.org/research/covid-19-testing-treatment-immigrants-health-insurance (acceso: 23.11.2021).

Capps, R., Van Hook, J., Gelatt, J. (2020). *Millions of U.S. Citizens Could Be Excluded under Trump Plan to Remove Unauthorized Immigrants from Census Data*. Migration Policy Institute. Disponible en: https://www.migrationpolicy.org/news/millions-us-citizens-could-be-excluded-under-plan-remove-unauthorized-immigrants-census (acceso: 23.11.2021).

CDC (2021a). *Health Disparities*. Centers for Disease Control and Prevention, 1 de septiembre. Disponible en: https://www.cdc.gov/nchs/nvss/vsrr/covid19/tech_notes.htm (acceso: 22.11.2021).

CDC (2021b). *Health Equity Considerations and Racial and Ethnic Minority Groups*. Centers for Disease Control and Prevention, 19 de abril. Disponible en: https://stacks.cdc.gov/view/cdc/91049 (acceso: 22.11.2021).

Chishti, M., Bolter, J. (2020). *Vulnerable to COVID-19 and in Frontline Jobs, Immigrants Are Mostly Shut Out of U.S. Relief*. Migration Policy Institute. Disponible en: https://www.migrationpolicy.org/article/covid19-immigrants-shut-out-federal-relief (acceso: 23.11.2021).

Clark, E. et al. (2020). Disproportionate impact of the COVID-19 pandemic on immigrant communities in the United States. *PLOS Neglected Tropical Diseases*, 14(7): 1-9. Disponible en: https://journals.plos.org/plosntds/article?id=10.1371/journal.pntd.0008484 (acceso: 23.11.2021).

Congressional Research Service (2020). *Unauthorized Immigrants' Eligibility for COVID-19 Relief Benefits*. Congressional Research Service. Disponible en: https://crsreports.congress.gov/product/pdf/R/R46339 (acceso: 19.11.2021).

Committee Opinion (2015). *Health Care for Unauthorized Immigrants*. Committee on Health Care for Underserved Woman. Disponible en: https://www.acog.org/-/media/project/acog/acogorg/clinical/files/committee-opinion/articles/2015/03/health-care-for-unauthorized-immigrants.pdf (acceso: 19.11.2021).

Community Resource Hub (2020). *Excluded in the Epicenter. Impacts of the COVID crisis on working class immigrant, Black and Brown New Yorkers*. Make the Road New York. Disponible en: https://communityresourcehub.org/resources/excluded-in-the-epicenter-impacts-of-the-covid-crisis-on-working-class-immigrant-black-and-brown-new-yorkers/ (acceso: 19.11.2021).

Dedania, R., Gonzales, G. (2019). Disparities in Access to Health Care Among US-Born and Foreign-Born US Adults by Mental Health Status. *AJPH Research*, 109(53): 221-227. Disponible en: https://ajph.aphapublications.org/doi/full/10.2105/AJPH.2019.305149 (acceso: 19.11.2021).

Délano, A. (2020). Mexican Communities in the United States during the Pandemic: Precarity, Mutualism and Solidarity en El Colegio de México. En: *Vulnerable Populations and Support Networks in Mexico and the United States*. México: El Colegio de México.

Fox, S., Gallagher, E., Boyd, J.W. (2020). When the treatment is torture: ICE must stop using solitary confinement for Covid-19 quarantine. *STAT. Reporting from the frontiers of health ad medicine*. Disponible en: https://www.statnews.com/2020/08/07/ice-must-stop-using-solitary-confinement-for-covid-19-quarantine/ (acceso: 6.08.2024).

Gelatt, J. (2020). *Immigrant Workers. Vital to the U.S. COVID-19 Response, Disproportionately Vulnerable*. Migration Policy Institute. Disponible en: https://www.migrationpolicy.org/research/immigrant-workers-us-covid-19-response (acceso: 19.11.2021).

Gelatt, J., Koball, H. (2014). *Immigrant Access to Health and Human Services*. Urban Institute. Disponible en: https://www.urban.org/research/publication/immigrant-access-health-and-human-services-final-report (acceso: 19.11.2021).

Gelatt, J., Zong, J. (2018). *A profile of the Unauthorized Immigrant Population in the United States, Fact Sheet*. Migration Policy Institute. Disponible en: https://www.migrationpolicy.org/research/profile-unauthorized-immigrant-population-united-states (acceso: 19.11.2021).

Hasstedt, K., Desai, S., Ansari-Thomas, Z. (2018). *Immigrant Women's Access to Sexual and Reproductive Health Coverage and Care in the United States*. The Commonwealth Fund. Disponible en: https://www.commonwealthfund.org/publications/issuebriefs/2018/nov/immigrant-womens-access-sexual-reproductive-health-coverage (acceso: 18.11.2021).

KFF (2018). Proposed Changes to 'Public Charge' Policies for Immigrants: Implications for Health Coverage. *Fact Sheet*. Disponible en: https://www.chicago.gov/content/dam/city/depts/mayor/Office%20of%20New%20Americans/PDFs/Public_Charge_Policy_Change.pdf (acceso: 22.11.2021).

KFF (2019). *Changes to "Public Charge" Inadmissibility Rule: Implications for Health and Health Coverage*. KFF. Disponible en: https://www.kff.org/racial-equity-and-health-policy/fact-sheet/public-charge-policies-for-immigrants-implications-for-health-coverage/ (acceso: 18.11.2021).

KFF (2020). *Health Coverage of Immigrants*. KFF. Disponible en: https://www.kff.org/racial-equity-and-health-policy/fact-sheet/health-coverage-of-immigrants/ (acceso: 17.11.2021).

Ku, L., Jewers, M. (2013). *Health Care for Immigrant Families*. Migration Policy Institute. Disponible en: https://www.migrationpolicy.org/pubs/COI-HealthCare.pdf (acceso: 17.11.2021).

Loweree, J., Reichlin-Melnik, A., Ewing, W. (2020). *The Impact of COVID-19 on Noncitizens and Across the U.S. Immigration System*. American Immigration Council. Disponible en: https://www.americanimmigrationcouncil.org/research/impact-covid-19-us-immigration-system (acceso: 16.11.2021).

McFarling, U. (2021). *Fearing deportation, many immigrants at higher risk of Covid-19 are afraid to seek testing or care. STAT*. Disponible en: https://lowninstitute.org/headlines/fearing-deportation-many-immigrants-at-higher-risk-of-covid-19-are-afraid-to-seek-testing-or-care/ (acceso: 16.11.2021).

Migration Policy Institute (2020). *Top 10 Migration Issues of 2020*. Migration Policy Institute. Disponible en: https://www.migrationpolicy.org/programs/migration-information-source/top-10-migration-issues-2020 (acceso: 16.11.2021).

MIPEX (2020). *Migrant Integration Policy Index 2020*. Disponible en: https://www.mipex.eu/key-findings (acceso: 22.11.2021).

National Academies of Sciences, Engineering, and Medicine (2015). *The Integration of Immigrants into American Society*. The National Academies Press. Disponible en: https://

www.nap.edu/catalog/21746/the-integration-of-immigrants-into-american-society (acceso: 16.11.2021).

National Center for Health Statistics (2016). *Health, United States, 2015: With Special Feature on Racial and Ethnic Health Disparities*. National Center for Health Statistics. Disponible en: https://stacks.cdc.gov/view/cdc/39108 (acceso: 16.11.2021).

OIM (2013). *Migración Internacional, salud y derechos humanos*. OIM. Disponible en: https://publications.iom.int/books/migracion-internacional-salud-y-derechos-humanos-0 (acceso: 16.11.2021).

OIM (2019a). *Informe sobre las migraciones en el mundo 2020*. OIM. Disponible en: https://publications.iom.int/books/informe-sobre-las-migraciones-en-el-mundo-2020 (acceso: 16.11.2021).

OIM (2019b). *Glossary on Migration*. OIM. Disponible en: https://publications.iom.int/system/files/pdf/iml_34_glossary.pdf (acceso: 16.11.2021).

OIM (2021). *Portal de Datos Mundiales sobre la Migración*. 5 de marzo. Una perspectiva global. Disponible en: https://migrationdataportal.org/es/themes/migracion-irregular#definicion (acceso: 16.11.2021).

OIT (2016). *La migración laboral en América Latina y el Caribe. Diagnóstico, estrategia y líneas de trabajo de la OIT en la Región*. Oficina Regional para América Latina y el Caribe. Disponible en: https://www.ilo.org/americas/publicaciones/WCMS_502766/lang-es/index.htm (acceso: 16.11.2021).

Orris, A., Grady, A., Mann, C. (2019). *Public Charge Rule Would Have Significant, Negative Impact on Immigrants' Health Care and the Safety-Net Delivery System*. Commonwealth Fund. Disponible en: https://www.commonwealthfund.org/blog/2018/public-charge-rule-negative-impact-immigrants-health-care (acceso: 16.11.2021).

Page, K., Flores-Miller, A. (2020). Lessons We've Learned: Covid-19 and the Undocumented Latinx Community. *The New England Journal of Medicine*, 384(1). Disponible en: https://www.nejm.org/doi/full/10.1056/NEJMp2024897 (acceso: 15.11.2021).

Parmet, W. (2019). The Worst of Health: Law and Policy at the Intersection of Health and Migration. *Indiana Health Law Review*, 16(2): 211-233. Disponible en: https://papers.ssrn.com/sol3/papers.cfm?abstract_id=3406170 (acceso: 15.11.2021).

Passel, J., Cohn, D. (2019). *Mexicans decline to less than half the U.S. unauthorized immigrant population for the first time*. Pew Research Center. Disponible en: https://www.pewresearch.org/fact-tank/2019/06/12/us-unauthorized-immigrant-population-2017/ (acceso: 17.11.2021).

Passel, J. (2019). *Measuring illegal immigration: How Pew Research Center counts unauthorized immigrants in the U.S.* Pew Research Center. Disponible en: https://www.pewresearch.org/fact-tank/2019/07/12/how-pew-research-center-counts-unauthorized-immigrants-in-us/ (acceso: 17.11.2021).

President Joseph Biden (2021). *National Strategy for the COVID-19 response and pandemic preparedness*. The White House. Disponible en: https://www.whitehouse.gov/wp-content/uploads/2021/01/National-Strategy-for-the-COVID-19-Response-and-Pandemic-Preparedness.pdf (acceso: 19.11.2021).

Sáenz, R. (2020). Immigrants in the United States en Seminario Migración, Desigualdad y Políticas Públicas en El Colegio de México. *Vulnerable Populations and Support Networks in Mexico and the United States*. México: El Colegio de México.

Sánchez-Torres, D. (2015). Accesibilidad a los servicios de salud: debate teórico sobre determinantes e implicaciones en la política pública de salud. *Revista Médica del IMSS*, 55(1): 82-89. Disponible en: http://revistamedica.imss.gob.mx/editorial/index.php/revista_medica/rt/printerFriendly/1135/1917 (acceso: 20.11.2021).

UNMujeres (2020). *Addressing the impacts of the COVID-19 pandemic on women migrant workers*. UNMujeres. Disponible en: https://reliefweb.int/sites/reliefweb.int/files/resources/guidance-note-impacts-of-the-covid-19-pandemic-on-women-migrant-workers-en.pdf (acceso: 20.11.2021).

U.S. Customs and Border Protection (2021). *Southwest Border Migration FY 2020*. Disponible en: https://www.cbp.gov/newsroom/stats/sw-border-migration-fy2020 (acceso: 20.11.2021).

Yoshikawa, H. et al. (2019). *Approaches to Protect Children's Access to Health and Human Services in an Era of Harsh Immigration Policy*. New York University. Disponible en: https://steinhardt.nyu.edu/ihdsc/research/initiatives/approaches-protect-childrens-access-health-and-human-services (acceso: 20.11.2021).

http:/orcid.org/0000-0001-6133-4328

Érica Sarmiento

erisarmiento@gmail.com

LOS CUERPOS DESECHABLES EN LAS FRONTERAS: ESTUDIOS DE MIGRACIÓN FORZADA, LAS RELACIONES ENTRE ESTADOS UNIDOS Y AMÉRICA LATINA

Disposable bodies at the borders: a study on forced migration and the U.S.-Latin American relations

Abstract

The article seeks to analyse forced migrations, prioritizing displacements from the Northern Triangle region to Mexico and the United States, based on publications in digital media and reports from civil and governmental organizations published during Donald Trump's administration. The sources analysed demonstrate the extent to which governmental discourses and practices can criminalize migratory flows and how the application of a policy of border militarization can transform the image of the immigrant into a constant threat. In this migration tragedy, human security becomes less important than securitization, and the deportations and imprisonment of children stand for thousands of lives that become disposable bodies at the borders.

Keywords: forced migrations, Central America, U.S. policies, disposable bodies, borders

Resumen

El artículo tiene como objetivo realizar un análisis de las migraciones forzadas, priorizando los desplazamientos de la región del Triángulo Norte hacia México y Estados Unidos, a partir de publicaciones en medios digitales e informes de organizaciones civiles y gubernamentales publicados durante el periodo de la administración de Donald Trump. Las fuentes analizadas demuestran hasta qué punto los discursos y las prácticas gubernamentales pueden criminalizar los flujos migratorios y cómo la aplicación de una política de militarización de las fronteras puede transformar la imagen del inmigrante en una amenaza constante. En esta tragedia migratoria, la seguridad humana pasa a ser menos importante que la securitización y las deportaciones y el encarcelamiento de niños representan miles de vidas que se convierten en cuerpos desechables en las fronteras.

Palabras claves: migraciones forzadas, América Central, políticas estadounidenses, cuerpos desechables, fronteras

Reflexiones sobre la política migratoria de Estados Unidos

Las migraciones forzadas representan, en el siglo XXI, uno de los grandes desafíos de orden moral que deben enfrentar los Estados nación en medio de la que se considera la mayor crisis humanitaria de la actualidad. Miles de personas abandonan sus lugares de origen, en largos y tortuosos viajes, ya sea por tierra o por mar, ante la mirada perpleja de los ciudadanos que se sienten, en su mayoría, amenazados por estos exiliados del sistema global.

La declaración del estado de emergencia mundial con la promulgación de la "guerra contra el terrorismo" tras los acontecimientos del 11 de septiembre de 2001 en Estados Unidos marcó un hito en la reconfiguración del panorama geopolítico mundial posterior a la Guerra Fría. Estos acontecimientos sirvieron de pretexto para autorizar no solo los paroxismos de la securitización "antiterrorista", la vigilancia y la represión política, sino también los más diversos tipos de guerras e invasiones y campañas de contrainsurgencia a escala mundial.

Según Monica Hirst (2007: 176), desde entonces hemos asistido a una profundización del vínculo entre las intervenciones militares y las crisis humanitarias, estimulada por una agenda de amenazas globales que justifica las respuestas violentas que tienen un impacto directo en las poblaciones civiles. También se ha hecho frecuente la inclusión de procedimientos y enfoques militarizados para hacer frente a las emergencias humanitarias, ya sea por sus ventajas logísticas o por desviaciones motivacionales que limitan el sentido apolítico de la acción humanitaria.

En este contexto, la securitización comienza a ganar protagonismo y a ser un importante aliado en las políticas antiinmigración. Se puede decir que este es el proceso por el cual un actor con cierto poder e influencia construye un fenómeno percibido como una amenaza existencial. En otras palabras, considerar un determinado fenómeno como una amenaza depende de la percepción y de los intereses que los actores del sistema internacional persiguen. Como tal, la amenaza puede caer en consideraciones subjetivas. Esta situación no es ajena a la inmigración como fenómeno social si pensamos que los Estados, los individuos y las instituciones pueden considerar un fenómeno migratorio como algo positivo o negativo en función de sus percepciones e identidades. Un ejemplo de esto son los casos de flujos migratorios masivos que representan un reto para los Estados (Buzan, Hansen, 2012).

Cuando el poder del Estado actúa fuera de su dominio territorial y de su soberanía, y materializa así la soberanía del imperio, hablamos de la externalización de las fronteras, del hipernacionalismo y de la militarización. En el escenario americano no hay mayor ejemplo que la política estadounidense que ha marcado el gobierno del republicano Donald Trump que ha tenido como bandera en las campañas electorales las políticas antiinmigración. Por ejemplo, en su campaña electoral de 2016, Trump repitió varias veces, sin ahorrar palabras: "Quiero construir el muro, tenemos que construir el muro (...) México pagará el muro, aunque no lo sepa". La construcción del prometido muro, "grande y suntuoso", que iba a tener 3142 kilómetros de extensión, nunca se materializó. Las obras se limitaron a 507 kilómetros de barrera, en su mayor parte constituida a partir de obstáculos ya existentes. Cabe decir que el verdadero muro de Trump fue otro, uno mucho menos notorio, pero con un impacto directo en millones de personas, la mayoría de ellas centroamericanas: el acuerdo con México en 2019 para evitar la entrada de inmigrantes a Estados Unidos (Sánchez, 2020). Las palabras dirigidas a los migrantes mexicanos por Trump, etiquetándolos como población criminal, han tenido eco en muchas partes del mundo. De esa forma, el dirigente máximo de los Estados Unidos criminalizó los flujos migratorios y permitió el avance de una política de la gubernamentalidad migratoria globalizada que articula el derecho al movimiento como clave fundamental de producción de desigualdades en la orden capitalista contemporánea.

En los discursos de Trump, xenófobos y racistas, la doctrina de la supremacía blanca, vieja conocida, se hace presente una vez más para proteger las fronteras de la entrada de las consideradas *subrazas* situadas por debajo del Río Bravo, entre ellas, los latinoamericanos, en su inmensa mayoría centroamericanos, pero también los haitianos que llevaron sus cuerpos de piel negra. A pesar de ser un país formado por inmigrantes de diferentes naciones, las políticas identitarias que defendían la superioridad racial siempre han formado parte de la historia estadounidense, de la formación de la nación, así como de las luchas y la resistencia de los grupos considerados inferiores. Así, los inmigrantes, especialmente grupos como los mexicanos o los asiáticos, siempre han sido objetivos discriminatorios, pero también se convirtieron, en muchos momentos, en tejedores de resistencia en diferentes situaciones de opresión que unen a todos los grupos (Lepore, 2020: 768).

Volviendo a la cuestión de la frontera estadounidense, nuestra comprensión de esta parte de la elaboración del concepto de frontera, basado en parte en los argumentos del antropólogo Nicholas de Génova. Pensamos en la frontera como un espacio vivo de relaciones sociales y de formas de trabajo vivo y muerto que sostienen su propio mantenimiento en un proceso dinámico que implica una constante producción y reproducción. También afirma de Génova (2020):

> (...) si entendemos las fronteras como productos del trabajo, podemos ver también que son un tipo de producto que acaba siendo utilizado o desplegado como "herramientas" (o incluso armas). En otras palabras, las fronteras se convierten en medios de producción para la creación y el mantenimiento de las diferencias en el espacio. Estas diferencias espaciales engendradas por las fronteras – o, más precisamente, esas actividades de producción de fronteras – están relacionadas en primer lugar con el poder soberano de los Estados-nación y con la forma en la cual el nacionalismo divide el mundo entero y subdivide a la humanidad en poblaciones separadas. Por supuesto, esto no es un hecho transhistórico de la condición humana. La división de mundo en estados definidos territorialmente es bastante reciente, históricamente hablando, pero aún más reciente es el Estado-nación como presunta forma ubicua de la vida política, y, en cierto modo, esta proliferación de la forma de la nación se entiende mejor como el principal producto de la era de la descolonización.

Según este autor, la insurgencia mundial de las luchas anticoloniales ha roto la estructura del colonialismo y, por lo tanto, ha provocado la reconfiguración política de la geopolítica mundial en la que el modelo de Estado nación, como característica específica del orden mundial poscolonial, se ha convertido en la norma y la forma universal de organización política. Esto significa que el mundo actual está más dividido que nunca por fronteras militarizadas y vigiladas. En este sentido, las fronteras son medios de producción para el mantenimiento de las diferencias en el espacio y contribuyen al proyecto nacionalista según el cual el Estado nación debe producir una población a su imagen y semejanza. En estas fronteras, las personas se vuelven invisibles y, cuando no es posible hacerlas invisibles porque son muchas, se criminalizan. Los que llegan a la frontera mexicano-estadunidense emigran por tierra, es una migración continental de los pueblos del sur hacia el norte y se enfrentan a la explotación y a los discursos discriminatorios y racistas del imperio.

Según Aníbal Quijano (2005), la idea de raza es una construcción mental que expresa la experiencia básica de la dominación colonial y que, desde entonces, impregna las dimensiones más importantes del poder mundial, incluyendo su racionalidad específica: el eurocentrismo. Este eje tiene, pues, un origen y un carácter colonial, pero ha demostrado ser más duradero y estable que el colonialismo, en cuya matriz se estableció. Implica, en consecuencia, un elemento de colonialidad en el modelo hegemónico de poder actual (Calazans, 2019: 12). Esto se aplicaría al caso de las fronteras, entendidas no solo como espacios de decolonialidad del saber y del ser[1], sino también como lugares de articulación, de estrategias de supervivencia y resistencia.

Esta frontera, además de discriminar y seleccionar a los que deben entrar, también funciona como una especie de depósito que forma un ejército de reserva de mano de obra acumulando vidas disponibles que se aprovechan según las necesidades del mercado y sus contratistas. Además, los activistas de derechos humanos han advertido que los cárteles de la droga ejercen control sobre el flujo de inmigrantes indocumentados. Según ellos, con la crisis económica provocada por la pandemia de coronavirus, la falta de empleo y el cierre de pequeños negocios en las ciudades fronterizas, los narcotraficantes han pasado a dominar la migración en el año de 2020 (Mendoza, 2020). De este modo, la exclusión se hace necesaria para que, en algún momento, se pueda utilizar. En la frontera con Estados Unidos hay mucha mano de obra disponible para quien quiera aprovecharla. El acto de violencia pretende anular al otro a través de diversos dispositivos que remiten a la muerte, a la violencia sexual sobre las mujeres migrantes, a la violencia sobre los territorios y a la violencia sobre los cuerpos en tránsito. Los migrantes comienzan a vivir en la frontera, en un "no lugar", señalados como delincuentes o como vulnerables, a través de los discursos que se construyen sobre su transitoriedad y destierro.

---

[1] La colonialidad del conocimiento está representada por el carácter eurocéntrico del conocimiento moderno y su articulación a formas de dominación colonial/imperial. Esta categoría conceptual se refiere específicamente a las formas de control del conocimiento asociadas a la geopolítica global perfilada por la colonialidad del poder. En este sentido, el eurocentrismo funciona como un *locus* epistémico desde el que se construye un modelo de conocimiento que, por un lado, universaliza la experiencia local europea como modelo normativo a seguir y, por otro, designa sus dispositivos de conocimiento como los únicos válidos. La colonialidad del ser entiende la modernidad como una conquista permanente en la que el constructo "raza" viene a justificar la prolongación de la no ética de la guerra, que permite el derrocamiento total de la humanidad del otro (Quintero et al., 2019).

El Triángulo Norte[2], México y Estados Unidos bajo la administración Trump: violaciones de los derechos de los migrantes

Podemos citar muchos ejemplos de la criminalización y la imagen del inmigrante como una amenaza. Una de ellas se encuentra en la página web oficial del Servicio de Inmigración y Aduanas de los Estados Unidos (ICE, por sus siglas en inglés), que informó en primera página el 20 de octubre de 2020 de la detención de más de 100 "extranjeros fugados". El uso de términos que resuenan negativamente, como extranjeros, muestra la consideración que el gobierno estadounidense tiene de los inmigrantes, independientemente de su condición. La representación del otro, según Roger Chartier (1991: 173-191), nos hace ver una ausencia, lo que supone una clara distinción entre lo que se representa y lo representado. A través de las representaciones, los individuos dan sentido a la realidad en su entorno social, pero los ideales, los intereses y las ideologías acaban siendo apoyados por los grupos que tienen el poder de pensar y proyectar los discursos.

En ese mismo sitio web, los funcionarios del Servicio de Inmigración argumentan que protegen a los ciudadanos estadounidenses de la delincuencia transfronteriza y la inmigración ilegal que amenazan la seguridad pública[3]. Al tratar oficialmente la inmigración como ilegal, el gobierno de EE.UU. está condenando a todos los inmigrantes, cometan o no delitos. No hay duda de que la seguridad del Estado es más importante que la seguridad humana.

El Servicio de Inmigración y Control de Aduanas de Estados Unidos, la misma agencia que dice proteger a sus ciudadanos, recibe constantes denuncias de violaciones de los derechos humanos contra los migrantes, que, al parecer, no han cometido ningún delito, salvo el hecho de salir de sus países. Más de 30 mujeres migrantes han presentado dos demandas colectivas contra diferentes autoridades de seguridad y migratorias en Estados Unidos alegando abusos en las prácticas médicas realizadas sin el consentimiento de las pacientes. En más de 160 páginas, 14 mujeres detenidas en el Centro de Detención de Irwin, en Georgia, denunciaron haber sufrido abusos y malos tratos. Alegaron que fueron sometidas a procedimientos invasivos sin su consentimiento, como histerectomías, inyecciones anticonceptivas y procedimientos ginecológicos sin indicación médica. Las migrantes informaron que, desde el año 2018, ya venían denunciando el comportamiento abusivo del médico a los vigilantes, a los funcionarios, al equipo sanitario del centro y también a los agentes del ICE. Según las denunciantes, empezaron a sufrir represalias por quejarse del comportamiento del médico[4]. La mutilación de los cuerpos femeninos negros y latinos forma parte de la muerte de las fronteras. El impedimento de su reproducción es un ejemplo de la colonialidad del poder, el Sur invade el Norte y debe ser contenido de manera cuantitativa.

En los últimos años ha aumentado el número de mujeres y niñas desplazadas que recorren muchas de las carreteras de América Latina. Si el peligro y la violencia acom-

---

[2] El triángulo norte comprende Guatemala, Honduras y El Salvador.

[3] *Ice announces arrest of more than 100 at large aliens*. Disponible en: https://www.ice.gov/news/releases/ice-announces-arrests-more-100-large-aliens (acceso: 11.04.2020).

[4] *Milenio*, 23 de diciembre de 2020. Disponible en: www.milenio.com/internacional/estados-unidos/mujeres-migrantes-presentan-demandas-colectivas-ice (acceso: 11.04.2020).

pañan diariamente a los miles de cuerpos masculinos en sus viajes migratorios, para los cuerpos femeninos los riesgos son aún mayores. En las sociedades patriarcales, hechas para ejercer la dominación masculina de muchas maneras, los cuerpos femeninos, vistos físicamente como más frágiles, se definen en consecuencia como objetos más fáciles de poseer, disponibles para su explotación de muchas maneras, enfrentándose a diferentes formas de violencia a lo largo del proceso de migración. En un informe de Amnistía Internacional (AI) (2010) en el que se analiza el caso de las mujeres migrantes que cruzan México hacia Estados Unidos, se afirma que el riesgo de ser agredidas sexualmente es tan alto que los traficantes las obligan a ponerse una inyección anticonceptiva antes de iniciar el viaje. El informe también afirma que "existe la creencia generalizada (...) de que hasta seis de cada diez mujeres y niños migrantes son violados". Son experiencias que a menudo se silencian y que, si no fuera por los activistas de derechos humanos, las organizaciones civiles, los movimientos sociales y los medios de comunicación favorables a los inmigrantes, todo o casi todo quedaría en silencio.

Los centros de detención son una de las cuestiones dramáticas que rodean la experiencia migratoria, especialmente para los centroamericanos que se dirigen a Estados Unidos. De hecho, muchos lugares denominados "estaciones migratorias" esconden en realidad espacios en los que se priva a las personas de su libertad y de condiciones dignas de supervivencia, asemejándose mucho más a sistemas penitenciarios que a centros de acogida de inmigrantes. A partir de esta realidad, tres organizaciones civiles, Sin fronteras, Fundar y ASILEGAL publicaron en enero de 2019 un informe sobre los centros de detención en México. Según el documento, en el periodo de 2010 a 2016, México casi triplicó las detenciones de migrantes, pasando de 70 102 detenciones a 190 000. Estos datos son importantes porque ponen de manifiesto hasta qué punto México está transformando su condición de país de tránsito a la de país de interceptación de migrantes (Sin fronteras, Fundar y ASILEGAL, 2019: 09). En este caso, observamos la externalización de la frontera estadounidense en territorio mexicano, siendo este país una extensión de las políticas migratorias estadounidenses, al interceptar, detener e impedir la entrada de migrantes, principalmente centroamericanos, que llegan a sus fronteras.

> En un lapso no mayor de 50 años la detención migratoria se ha consolidado como régimen de vigilancia y control de la movilidad humana a nivel global. Miles de personas que migran en condición irregular, al no poder cubrir los requisitos administrativos migratorios inalcanzables de otros países, se ven forzadas a viajar en condiciones de precariedad y peligro. Por añadidura, una vez interceptadas por las autoridades migratorias son puestas en detención para, en la mayoría de los casos, ser devueltas a sus países (Sin fronteras, Fundar y ASILEGAL, 2019: 8).

Toda la arbitrariedad del gobierno mexicano hacia los migrantes, especialmente en los últimos años, tiene una explicación. En 2019, México se convirtió en un enorme muro que impide que los migrantes entren en territorio estadounidense. En enero de ese mismo año, comenzó el llamado programa *Quédate en México*, luego de que el presidente Donald Trump amenazara con imponer aranceles a los productos mexicanos. Desde entonces, el gobierno del presidente mexicano, Andrés Manuel López Obrador, ha enviado a su Guardia Nacional a las fronteras sur y norte, lo que ha permitido a Estados Unidos remitir a más de 70,000 personas[5] a territorio mexicano (Arroyo, 2020).

La Comisión Nacional de los Derechos Humanos, junto con las casas y albergues para migrantes, en diciembre de 2020, escribieron una carta en la que expresaron su preocupación por la militarización del Instituto Nacional de Migración (INM) en México, se opusieron a esta y destacaron la falta de diálogo, vinculación y apertura a favor de los derechos humanos de las personas en el contexto de la migración. En la carta, además, denunciaron que 18 entidades federativas habían nombrado a militares para dirigir las representaciones y oficinas del Instituto.

Las organizaciones han dejado claro que no pretenden devaluar los méritos militares de las personas nominadas para ocupar cargos en las entidades federativas del país, pero que es necesario que la perspectiva de los Derechos Humanos y del Derecho Internacional Humanitario prevalezca siempre sobre la seguridad, porque la perspectiva de la seguridad apoya la idea de criminalizar a los grupos de migrantes, lo que agrava aún más su situación de vulnerabilidad (Serna Dugue, 2020).

En la carta, las ONGs señalan que la falta de diálogo, apertura y vinculación entre el Instituto Nacional de Migración y las casas y albergues de migrantes, terminan por crear condiciones desventajosas, no solo para conseguir apoyo humanitario para la comunidad en situación de migración internacional, sino también en la defensa y protección de los derechos humanos. México ya no es solo un país de origen y tránsito de migrantes, sino también un país de destino, por lo que organizaciones civiles llaman la atención sobre la importancia de que las instituciones del Estado sean más humanizadas y empáticas (Serna Dugue, 2020).

Por otro lado, el tema del aumento de la participación del ejército en el gobierno del presidente Andrés Manuel López Obrador ha desatado críticas de diversos sectores de la sociedad mexicana. En la sección de Política y Sociedad del periódico mexicano *El Economista*, en un artículo titulado "México 2020, los eventos que destacaron", el autor del texto, Roy Campos (2020), destaca la relevancia que ha alcanzado el ejército mexicano, como nunca antes se había visto en la historia del país. El artículo argumenta que López Obrador se apoyó en el ejército no solo para atender asuntos relacionados con la seguridad, ya que es la base de la Guardia Nacional, sino que también le encomendó la tarea de construir el nuevo aeropuerto, controlar las aduanas, etc.

La deshumanización del otro forma parte de la lógica de la exclusión, de la práctica de borrar esas vidas en tránsito. La caza y captura de migrantes se convierte en algo común, en una acción política de los gobiernos, pero también se naturaliza a través del lenguaje utilizado en los medios de comunicación. En septiembre de 2019, la web de *Quadratín*, de la Ciudad de México, titula así su noticia: "Vergüenza nacional que Trump felicite por cacería migrante". Dicha cacería se refiere a los 27,000 soldados de la Guardia Nacional Mexicana enviados a la frontera sur de México para impedir la entrada de migrantes. Un verdadero muro humano. De este modo, la Guardia Nacional, un órgano creado para proteger a los ciudadanos, se convierte en un instrumento para intimidar y violentar a los inmigrantes (*Qadratín*, 2020). No hay vergüenza en decir que se va a "capturar a los migrantes", porque estas vidas, al llegar a las fronteras mexicanas, ya están condenadas.

---

[5] Datos de la Organización Mundial de la Salud, disponible en: https://www.who.int/ (acceso: 11.04.2020).

La violación de los derechos humanos no tiene límites en toda la administración Trump. A través de órdenes ejecutivas, cambios en la dirección de las políticas departamentales y diversos ajustes técnicos, el gobierno de Estados Unidos ha construido una nueva barrera burocrática que, en la práctica, ha desmantelado y reconstruido gran parte del sistema de inmigración estadounidense, reformado por última vez en 1996, tal y como muestra el informe del *Migration Policy Institute* (Selee, Ruíz, 2020). Limitar el acceso a los visados de trabajo, vetar la entrada de determinadas nacionalidades al país, reducir las cuotas de refugiados y aumentar las trabas a las solicitudes de asilo son algunas de las trabas legales heredadas de la administración Trump.

Las cuestiones raciales y antimigrantes siempre han estado en la vanguardia de la administración Trump y sus estrategias autoritarias para mantener el poder. En uno de los pasajes del *best seller Cómo mueren las democracias*, los autores Steven Levitsky y Daniel Ziblatt describen lo siguiente sobre el líder ejecutivo:

> El presidente hizo una crítica indirecta al poder judicial en agosto de 2017 cuando indultó al controvertido exsheriff de Arizona Joe Arpaio, condenado por violar una orden de un tribunal federal que le prohibía practicar enfoques de perfil racial. Arpaio era un aliado político y un héroe para muchos de los partidarios antiinmigrantes de Trump. Como hemos señalado, el poder constitucional de indulto del jefe del Ejecutivo es ilimitado, pero históricamente los presidentes lo han ejercido con gran moderación, buscando el asesoramiento del Departamento de Justicia y sin conceder nunca indultos para protegerse o para obtener beneficios políticos. Trump ha violado audazmente esas normas. No solo no consultó con el Departamento de Justicia, sino que el indulto fue claramente político: un gesto popular hacia su base (Levitsky, Ziblatt, 2018: 32)[6].

Como es sabido, la región de Arizona, el lugar donde el mencionado exsheriff violó la orden del tribunal federal, representa una de las principales zonas de paso de la frontera entre México y Estados Unidos. Es un destino ya conocido por muchos migrantes que llegan con destino cierto al pueblo de Altar, situado a hora y media de la frontera mexicana con el vecino del norte, donde esperan la ayuda de los contrabandistas para burlar la vigilancia policial, las patrullas fronterizas y los funcionarios de inmigración, pero allí también muchas familias han sido detenidas, la mayoría de ellas procedentes del Triángulo Norte. Solo en el mes de noviembre de 2018, más de 600 migrantes fueron detenidos en la frontera de Arizona con México, informó la Patrulla de Origen (CBP) (Agencia EFE, 2018). En medio de toda la tragedia anunciada, puede ocurrir algo aún peor: cuando llegan al desierto de Arizona, muchos migrantes se pierden, son robados, no llegan a ninguna parte, mueren de sed, hambre y agotamiento. Entre los migrantes están los llamados "niños del desierto", niños que, solos o acompañados, realizan la

---

[6] En portugués: "O presidente fez críticas indiretas ao Judiciário em agosto de 2017, ao perdoar o controverso ex-xerife Joe Arpaio, do Arizona, condenado por violar uma ordem da corte federal que o impedia de praticar abordagens por perfil racial. Arpaio era um aliado político e um herói para muitos apoiadores anti-imigrantes de Trump. Como já observamos, o poder constitucional de indulto do chefe do Executivo é ilimitado, mas, historicamente, os presidentes o têm exercido com grande comedimento, buscando aconselhar-*se junto* ao Departamento de Justiça e jamais concedendo perdões por autoproteção ou ganho político. Trump violou com ousadia essas normas. Não só ele não consultou o Departamento de Justiça, mas o perdão foi claramente político – um gesto popular para sua base".

dramática travesía en busca de América. Unicef advierte de la gravedad de la situación y de los riesgos a los que están sometidos los menores, como robos, agresiones sexuales, tráfico de personas y de órganos (Unicef, s.f.).

Un tema muy impactante y de gran repercusión ha sido el encarcelamiento de niños inmigrantes. Las autoridades migratorias de Estados Unidos separaron a más de 1500 menores de sus padres en la frontera con México al inicio del gobierno del presidente Donald Trump y el total desde julio de 2017 ha superado los 5400, dijo la Unión Americana de Libertades Civiles (ACLU apud *La Jornada*, s.f.).

La Unión Americana de Libertades Civiles explicó que el gobierno informó a sus abogados que 1556 menores fueron separados de sus familias entre el 1 de julio de 2017 y el 26 de junio de 2018, cuando un juez federal ordenó entonces que los niños bajo custodia del gobierno fueran reunidos con sus padres. Muchos voluntarios que trabajan con la ACLU buscaron a los familiares de los niños puerta a puerta en Guatemala y Honduras, así como investigadores designados por los tribunales recorrieron en moto las comunidades rurales guatemaltecas y se presentaron en los tribunales hondureños para realizar búsquedas en los registros públicos (Dickerson, 2020).

Todos los esfuerzos voluntarios para reunir a estas familias, en la tragedia que marcará a muchas generaciones, se ven dificultados por las acciones del gobierno estadounidense. La administración Trump ha omitido datos y ha disminuido criminalmente el número de niños perdidos separados de sus padres. Cuando reveló la existencia de un grupo mayor, la administración Trump se resistió durante meses a proporcionar datos sobre los niños, argumentando que no era necesario porque ya habían sido liberados de los albergues y centros de acogida supervisados por el gobierno federal bajo el cuidado de "patrocinadores", que suelen ser parientes o amigos de la familia. En ese momento, los padres de los niños ya habían sido deportados. Sin embargo, el Tribunal Federal de Estados Unidos intervino en junio de 2019 y ordenó al gobierno que reconociera estas separaciones adicionales. Los nuevos datos aportados aumentan además el número total de menores separados en más de 5500, incluyendo los casos en los que el gobierno justifica la separación por los antecedentes penales de uno de los padres.

El gobierno estadounidense presentó, por primera vez, en junio de 2018, el recuento de familias separadas por orden judicial, momento en el que se indicó que aproximadamente 2700 menores habían sido arrancados a la fuerza de sus padres al cruzar Estados Unidos. Tras meses de búsqueda por parte de un comité directivo, formado por abogados de bufetes privados y diversas organizaciones de defensa de los inmigrantes, todas estas familias fueron finalmente localizadas y se les ofreció la oportunidad de reunirse.

Sin embargo, en enero de 2019, un informe de la Oficina del Inspector General del Departamento de Salud y Servicios Humanos (HHS) confirmó que había un mayor número de niños separados de sus padres. Esto se debió a dos cuestiones: la primera, según el informe, el gobierno de Estados Unidos, en el marco de un programa piloto entre junio y noviembre de 2017, ya había separado a las familias, incluso antes de iniciar su política de tolerancia cero, llamada política de inmigración "ilegal". La segunda, en el marco de la política de tolerancia cero, la administración Trump ordenó a los inspectores presentar cargos penales contra todos los que cruzaran la frontera sin autorización, incluidos los padres que luego fueron separados de sus hijos y puestos bajo custodia judicial. Sin embargo, cabe señalar que algunos padres e hijos que cruzaron la frontera por puertos de entrada legales también acabaron separados[7].

Algunas de las familias identificadas decidieron que sus hijos estarían más seguros en Estados Unidos que en sus países de origen y optaron por dejar a los menores con familiares residentes en territorio estadounidense. La administración Trump ha utilizado las decisiones de los migrantes deportados para argumentar que no es necesario identificar y localizar a todos los padres, ya que no quieren llevarse a sus hijos a sus países (Dickerson, 2020). Aunque muchas familias han optado por dejar a sus hijos con amigos o familiares en Estados Unidos, ciertamente ninguna de ellas viajó con la intención de renunciar a sus hijos. Para muchos, no hay opción de regresar y, para los niños, la única opción de llegar a ser adultos y tener un futuro es crecer fuera de sus países.

La separación de padres e hijos demuestra la criminalización y la victimización de la migración, el uso de los cuerpos de los niños como forma de castigar a familias, generaciones y sociedades enteras que luchan contra las desigualdades estructurales que afligen a sus países y, al mismo tiempo, se resisten a las barreras antiinmigración de Estados Unidos. Según la organización Colectiva Infancia, un grupo de académicos y artistas que trabajan con niños migrantes, los cuerpos de los niños se utilizan como campo de batalla:

> Los niños, los cuerpos de los niños, sus subjetividades e identidades, son el campo de batalla que se ha elegido por un régimen de ultraderecha, de supremacía racial, para restaurar, reclamar las fronteras nacionales y sobre todo castigar a poblaciones migrantes que están huyendo de condiciones que escapan de sus posibilidades, pero frente a las cuales no son pasivas (Rea, 2019).

Es evidente que estos flujos migratorios tienen su origen en las condiciones estructurales de cada país. En el caso de los centroamericanos, se les priva de la posibilidad de permanecer en sus países. La población que vive en condiciones de pobreza y marginación, además de carecer de bienes económicos para subsistir, está privada de bienes socioculturales y vive una gran privación política. En condiciones reales, carecen de ciudadanía y de mecanismos para identificarse con sus gobiernos, sus instituciones y el resto de la población. La delincuencia y la violencia social se producen principalmente a través de grupos urbanos armados que dominan barrios enteros debido a la ausencia de instituciones gubernamentales y privadas que integren positivamente a los ciudadanos, especialmente a los niños y jóvenes. A pesar de vivir formalmente bajo gobiernos democráticos, las estructuras de la administración pública de El Salvador, Guatemala y Honduras carecen de presupuestos y proyectos educativos y de integración social (Manaut, 2015). De este modo, la opción por la organización violenta en bandas armadas es el único vínculo de identidad que tienen muchos de los jóvenes nacidos en estos países que desarrollan una economía neoextractivista, con un uso depredatorio de los recursos naturales, el uso de la fuerza y la violencia del Estado para contener las movilizaciones sociales e incluso para contener a los migrantes, como es el caso de la

---

[7] Es importante recordar que el decreto antiinmigración en Estados Unidos surgió en 2017. Donald Trump firmó un decreto que restringía la entrada de inmigrantes de varios países, la mayoría de ellos de origen musulmán, para sostener la tesis de proteger a la nación de "inclinaciones terroristas". Paralelamente, el gobierno amplió la deportación y el encarcelamiento de los inmigrantes considerados ilegales.

frontera sur de México con Guatemala, una política de muerte, sin duda, que excluye a los ciudadanos de poder subsistir y vivir sin violencia dentro de su propio Estado. Las personas no pueden regresar debido a las amenazas que sufren por parte de los grupos armados y los Estados no quieren hacerse cargo de estas vidas, así que son descartadas y la migración es el símbolo de este desalojo.

Deportaciones, resistencia fronteriza y la llegada de un nuevo enemigo: COVID-19

Además del drama de la separación de sus familias, a los inmigrantes les esperan otras situaciones dramáticas: la deportación y todo el peligro que ello conlleva. Desde enero de 2019, el gobierno de Estados Unidos, según datos oficiales analizados por Reuters, ha ordenado a 13,000 migrantes menores de 18 años, entre ellos más de 400 bebés, que esperen con sus familias en México las audiencias de los tribunales migratorios estadounidenses.

A lo largo de la frontera, los bebés y los niños viven en ciudades con altos índices de delincuencia, amparados en refugios y tiendas de lona, hacinados o viviendo en la calle, esperando durante semanas o meses una audiencia de asilo en Estados Unidos. Debido a las condiciones insalubres, el riesgo de contraer enfermedades es muy alto y preocupa a las familias, especialmente a las que padecen enfermedades crónicas (Somos migrantes).

En 2020, con la crisis y la emergencia sanitaria a nivel global, con el aumento del COVID-19, las dificultades para los migrantes solo aumentaron. La "caza y captura" en la frontera está de nuevo en pleno apogeo y, según la prensa mexicana, está alcanzando su récord en estimaciones que superan la última década. Según la Oficina de Aduanas y Protección de Fronteras (CBP, por sus siglas en inglés), en octubre y noviembre de 2020 fueron detenidos más de 140,000 migrantes. De esa cifra, 82,979 eran mexicanos; entre ellos, más de 76,000 eran adultos solteros, 2335 viajaban en unidades familiares y 4220 eran menores no acompañados. La información de la CBP destaca que ni el COVID-19 ni el cierre de las fronteras han impedido que otros 397,000 migrantes intenten cruzar la frontera entre México y Estados Unidos desde que comenzó la pandemia (Ríos, 2020). La pandemia no ha hecho más que facilitar el lado de la política antiinmigración. El Título 42, un reglamento establecido por la Casa Blanca en el mes de marzo de 2020, permitió a la Oficina de Aduanas y Protección de Fronteras (CBP) expulsar a los extranjeros arrastrados a través de la frontera argumentando situación de emergencia sanitaria por COVID-19 (Agencia EFE, 2020a).

Si algunos indocumentados fueron capturados, detenidos y deportados, otros, ya dentro de las fronteras estadounidenses, sustentan economías. En marzo de 2020, las remesas enviadas a México, por los migrantes en los Estados Unidos, alcanzaron el valor de 4,016 millones de dólares, la mayor cifra desde las remesas de 1995. Estos invisibles salvaron muchas vidas en la pandemia (Mendoza, 2020).

En cuanto a los menores, la organización Kids in Need of Defense ha informado que el Departamento de Seguridad Nacional de Estados Unidos (DHS, por sus siglas en inglés) ha expulsado a más de 8800 menores no acompañados debido a la pandemia. En diciembre de 2020, la organización presentó un informe al presidente electo, Joe Biden, en el que se detallaban los procedimientos para proteger a los menores no acompañados. El documento afirma que el gobierno estadounidense debe garantizar el respeto de los derechos y la seguridad de los menores, especialmente durante la emergencia sanitaria. También pide al nuevo gobierno que detenga las deportaciones de menores no acompañados.

Si, por un lado, las fronteras nacionales solo aumentan su vigilancia con la emergencia sanitaria, por otro lado, la frontera epidemiológica recrudece la vigilancia de los activistas de derechos humanos, defensores de la población migrante. Estas se convirtieron fronteras perjudiciales para los inmigrantes, obviamente. En mayo de 2019, un grupo de organizaciones nacionales e internacionales de la sociedad civil[8] presentó una solicitud de acción urgente al dr. Felipe González, relator especial de las Naciones Unidas sobre los Derechos Humanos de los Migrantes, y también envió información a la Comisión Interamericana de Derechos Humanos (CIDH) sobre las condiciones de los centros de detención y la situación de las personas que fueron liberadas sin las medidas necesarias para garantizar sus derechos humanos (PRAMI, 2020).

Las organizaciones denunciaron la violación sistemática de los derechos humanos de los migrantes y solicitantes de asilo detenidos, así como las condiciones precarias en las que se encuentran las estaciones migratorias y el alto riesgo de contagio del COVID-19 al que están expuestos estos colectivos. En las estaciones migratorias, las personas se enfrentan a la desnutrición, a la escasa atención médica, al encarcelamiento, a los malos tratos físicos y psicológicos y al aislamiento. Estas condiciones han sido denunciadas durante años por las organizaciones proinmigrantes.

Las autoridades mexicanas han aprovechado la pandemia para deportar a personas previamente detenidas o liberarlas en condiciones extremadamente precarias. Esto supone un grave riesgo de ser sometido a la política de contención, detención y deportación en México. Muchas vidas fueron descartadas en el fragor de la pandemia, en comunión con la política estadounidense.

En este contexto, ¿qué pidieron las organizaciones al relator especial de las Naciones Unidas y a la Comisión Internacional de Derechos Humanos? Les pidieron que solicitaran al Estado mexicano lo siguiente:

- Información sobre posibles nuevas entradas de personas en las estaciones migratorias, así como el número de personas detenidas en todas las estaciones del país y las condiciones de detención.
- La liberación inmediata y en condiciones adecuadas de las personas que siguen detenidas, de acuerdo con el llamamiento de diversos organismos de derechos humanos.
- Información sobre las condiciones en las que han sido desplazadas las personas detenidas en los centros de detención migratoria, su paradero y las deportaciones que han tenido lugar.

---

[8] Entre las que se encuentran el Centro de Derechos Humanos Fray Matías de Córdova, Asylum Access México, la Fundación para la Justicia y el Estado Democrático de Derecho, FM4 Paso Libre, el Programa de Asuntos Migratorias de la Universidad Iberoamericana Ciudad de México, el Instituto para las Mujeres en la Migración y el Centro por la Justicia y el Derecho Internacional (CEJIL).

- La adopción urgente de protocolos de liberación de detenidos que garanticen sus derechos humanos, especialmente los de los más vulnerables, con especial atención a los derechos a la salud, la vivienda, el agua, el derecho a solicitar y recibir asilo y el respeto al principio de no devolución (PRAMI, 2020).

Estas solicitudes e informes se produjeron en mayo de 2020, al inicio de la pandemia de COVID-19. En marzo de ese año, las personas detenidas por el Servicio de Inmigración y Control de Fronteras (ICE) se pusieron en huelga en un centro del condado de York (Pensilvania) para llamar la atención sobre su situación (Agencia EFE, 2020b). El 31 del mismo mes, un juez federal pidió la liberación de 10 inmigrantes, detenidos en tres condados de Pensilvania, entre ellos el de York, debido a su estado de salud y calificó la detención de "injusta y posiblemente bárbara" (Edison Hayden, 2020). En diciembre, el medio digital Latinus informó de que 500 inmigrantes retenidos en centros de detención estadounidenses contrajeron el virus, según las cifras publicadas por el ICE. Las elevadas tasas de infección recibieron duras críticas por parte de congresistas demócratas y grupos de defensa de los derechos de los inmigrantes. Los argumentos siguen siendo los mismos: se podrían evitar muertes e infecciones si se liberara a los inmigrantes (Agencia EFE 2020c). Según el Southern Poverty Law Center, el ICE detiene principalmente a personas por delitos civiles y no por delitos violentos, y muchos inmigrantes no han cometido ningún delito. En la actualidad, la agencia mantiene detenidas a unas 35,000 personas, entre ellas 6000 que solicitan asilo por haber sido amenazadas en sus países de origen. El 31 de marzo, la parte hispánica del Congreso (Gostanian, 2019) instó al ICE a liberar a los inmigrantes detenidos en relación con la situación de la pandemia (Edison Hayden, 2020).

La gente seguirá moviéndose porque emigrar es un derecho humano, aunque muchos no lo sepan o no quieran saberlo. El equipo de migración del nuevo gobierno de EE.UU. lo advirtió al tomar posesión en 2021: la infraestructura está muy dañada y no será tan rápido retomar los procesos de asilo porque el daño que han dejado los cuatro años de políticas de la administración Trump ha sido enorme. Será necesario reunir a los funcionarios y establecer procesos para aumentar la revisión de casos en los puertos fronterizos (Clarembaux, 2020). Curiosamente, nada es tan rápido cuando el tema que se discute es el de los seres humanos desprovistos de todo y en una condición extremadamente vulnerable.

La vicepresidenta de Estados Unidos, Kamala Harris, estuvo en Guatemala y México en junio de 2021 para abordar temas desafiantes que nunca se salen de la agenda de la región. La inmigración sigue siendo un poderoso termómetro de la política exterior del gobierno de Estados Unidos, teniendo en cuenta que miles de ciudadanos estadounidenses no ven con buenos ojos una política migratoria abierta, aunque esté regulada. El gobierno de Biden sigue apoyando el aumento de la presencia militar en las fronteras de México y del Triángulo Norte y la externalización de las mismas, aún sabiendo que las fuerzas armadas de estos países operan sin mecanismos de control ni transparencia, además de la carga histórica que arrastran de violaciones de derechos humanos. En palabras de Kamala Harris en su visita oficial a Guatemala: "Estados Unidos seguirá aplicando las leyes y protegiendo su frontera (...) si vienen a nuestras fronteras serán rechazados, así que no animemos a nuestros amigos, vecinos y familiares a embarcarse en un viaje muy peligroso. No vengas, no vengas" (Univisión, 2021).

El gobierno de Joe Biden, a pesar de intentar distanciarse de las políticas antimigratorias de su predecesor, sigue confiando en una medida establecida por Donald Trump para evitar que miles de migrantes lleguen a la frontera entre México y Estados Unidos: el Título 42 sigue vigente como justificación para la deportación inmediata de las personas que intentan entrar en el país violando las restricciones de viaje o de forma ilegal. El pasado 12 de octubre de 2022, cerca de 6000 migrantes venezolanos fueron deportados vía el Título 42 a cinco puntos fronterizos mexicanos. Dicho compromiso fue asumido por México a cambio de que Estados Unidos otorgara 24,000 visas humanitarias para ciudadanos de Venezuela y 65,000 visas temporales H2B para mexicanos, centroamericanos y haitianos (Breña, 2022).

Como la medida habla de la expulsión y no de la deportación, los migrantes no tienen derecho a presentar su caso ante la justicia estadounidense y la mayoría son devueltos a México en cuestión de horas. La justificación del gobierno de Biden para seguir aplicando la determinación de Trump es que la medida le da tiempo a la actual administración para implementar cambios más profundos en el sistema migratorio estadounidense (Alonso, 2021).

En definitiva, la pandemia ha reforzado las políticas antimigratorias relacionadas con las deportaciones, devolviendo los cadáveres desechables, continuando la securitización de las fronteras, la selectividad migratoria y la injerencia de EE.UU. en los asuntos internos de los países con un gran flujo migratorio hacia EE.UU., es decir, México y Centroamérica.

Conclusión

Las políticas antimigratorias del gobierno de Donald Trump, en alianza con el gobierno mexicano de Andrés Manuel López Obrador, se han marcado en la historia como una terrible sucesión de violaciones de derechos humanos de las personas migrantes que no han aliviado ni en una época de pandemia. A pesar de todas las violaciones cometidas en nombre de la seguridad de una nación, los migrantes han seguido resistiendo, enfrentándose a la pandemia y al doble muro (el de hormigón y el epidemiológico). A lo largo de la administración Trump, las resistencias tomaron diferentes formas: hubo huelgas de hambre para protestar por las condiciones de los centros de detención de migrantes en medio de la pandemia; los migrantes regresaron a las peligrosas pistas, víctimas del tráfico de personas, incluso después de ser deportados de Estados Unidos, o permanecieron en las fronteras en condiciones adversas y de mínima supervivencia, permaneciendo en el "no lugar", a la espera de una oportunidad para entrar, porque no pueden regresar a sus países.

La violencia espacial y la biopolítica del castigo se combinan para producir un peculiar espacio carcelario, como pueden ser los centros de detención migratoria, en el que las personas consideradas excedentes, indeseables o ilegales son gobernadas mediante la abdicación de cualquier responsabilidad sobre sus vidas y su bienestar. A pesar de la existencia de políticas migratorias y de un discurso de protección y de defensa de los migrantes, las acciones del Estado mexicano, por ejemplo, han ido en sentido contrario, su política sigue la lógica de la securitización, de la contención selectiva, resultando así una réplica de la política migratoria de su vecino del norte, basada en las detenciones y deportaciones.

Las fuentes analizadas demostraron cómo es posible criminalizar a los migrantes a través del discurso de la ilegalidad y potenciar la militarización de las fronteras desde la aparición del contexto pandémico. Como analiza de Génova (2020), las fronteras se convierten en un medio de producción para la creación y el mantenimiento de las diferencias en el espacio y están relacionadas con el poder de los Estados nación. Estos espacios fronterizos, tanto en el sur de Estados Unidos como en el sur de México, se convierten en lugares de cuerpos desechables a la espera de ser aceptados y seleccionados por estos Estados. Los informes de las organizaciones no gubernamentales denuncian constantemente las condiciones infrahumanas en las que se encuentran los migrantes en sus diferentes situaciones migratorias, ya sea en los centros de migración o de detención, en tránsito, detenidos en la frontera o con deportaciones. La crisis sanitaria ha servido como un instrumento más para que los Estados nación salvaguarden sus fronteras y aumenten la militarización de sus territorios, a pesar de que son conscientes de los derechos de los solicitantes de refugio, conscientes de que la salud es un beneficio para todos y no un privilegio de algunas nacionalidades.

Bibliografía

Agencia EFE (2018). Mais de 600 sao detenidos na fronteira do Arizona em 48 horas. *Agencia Brasil*, 15 de noviembre de 2018. Disponible en: https://agenciabrasil.ebc.com.br/internacional/noticia/2018-11/mais-de-600-imigrantes-sao-detidos-na-fronteira-do-arizona-em-48-horas (acceso: 1.01.2024).

Agencia EFE (2020a). COVID-19, un obstáculo para revertir reglas de Trump contra inmigrantes. *Los Ángeles Times*, 14 de diciembre.

Agencia EFE (2020b). Cientos de migrantes detenidos en EU están en huelga de hambre. *Milenio*, 31 de diciembre.

Agencia EFE (2020c). 500 migrantes presos en centros de detención de EU tienen COVID-19. *Latinus*, 31 de diciembre. Disponible en: https://latinus.us/2020/12/31/500-migrantes-presos-centros-detencion-tienen-covid-ice/ (acceso: 3.11.2020).

Agencia Quadratín México (2023). National shame that Trump congratulates migrant hunting: PRD. *Quadratín*, 24 de septiembre. Disponible en: https://mexico.quadratin.com.mx/verguenza-nacional-que-trump-felicite-por-caceria-migrante-prd/ (acceso: 19.06.2024).

Alonso, L. (2021). Governo Biden se apoia em medida de Trump para expulsar imigrantes durante a pandemia. *Folha de São Paulo*, 24 de febrero. Disponible en: https://www1.folha.uol.com.br/mundo/2021/02/governo-biden-se-apoia-em-medida-de-trump-para--expulsar-imigrantes-durante-a-pandemia.shtml (acceso: 3.11.2020).

Amnistía Internacional (2010). *Víctimas invisibles*, 28 de abril. Migrantes en movimiento en México. Madrid.

Arroyo, L. (2020). Biden y López Obrador acercan posiciones sobre inmigración. *El País*, 21 de diciembre.

Breña, C.M. (2022). México y Estados Unidos abren un nuevo tiempo para regular y humanizar la migración en su frontera. *El País*, 12 de octubre. Disponible en: https://elpais.com/mexico/2022-10-12/mexico-y-estados-unidos-abren-un-nuevo-tiempo-para-regular-y-humanizar-la-migracion-en-su-frontera.html (acceso: 3.11.2020).

Buzan, B., Hansen, L. (2012). *A evolução dos estudos de segurança internacional*. São Paulo: UNESP.

Campos, R. (2020). México 2020, los eventos que destacaron, *El Economista*, 30 de diciembre.

Calazans, M.E., Malomalo, B., Piñeiro, E.S. (2019). Apresentação. En: M. Esteves de Calazans, B. Malomalo, E. da Silva Piñeiro (orgs.). *As desigualdades de gênero e raça na América Latina no século XXI*. Porto Alegre: RS: Editora Fi.

Chartier, R. (1991). O mundo como representação. *Estudos Avançados*, 5(11): 173-191.

Clarembaux, P. (2020). ¿Cambios en inmigración? No tan pronto: el equipo de Biden afirma que la "infraestructura está muy dañada". *Univisión*, 22 de diciembre. Disponible en: https://www.univision.com/noticias/inmigracion/el-equipo-de-biden-afirma-que-cambios-en-migracion-tardaran-la-infraestructura-esta-muy-danada?mi_u=3cba2af0f4bb-4da8ddc38d7196be8c850183ff9e&utm_source=sf&utm_medium=email&utm_campaign=digmktg_noticiasdec22&utm_term=na&utm_content=tp3 (acceso: 3.11.2020).

Dickerson, C. (2020). Los padres de 545 niños separados en la frontera no han podido ser encontrados. *The New York Times*, 22 de octubre. Disponible en: https://www.nytimes.com/es/2020/10/22/espanol/545-ninos-migrantes-separacion.html (acceso: 3.11.2020).

Edison Hayden, M. (2020). Nativist Hate Groups Want to Keep People in ICE Detention Despite COVID-19 Threat. SPLC, 9 de abril. Disponible en: https://www.splcenter.org/hatewatch/2020/04/09/nativist-hate-groups-want-keep-people-ice-detention-despite-covid-19-threat (acceso: 3.11.2020).

De Génova, N. (2020). Producción de fronteras poscoloniales, ilegalidad migrante y la política de la incorregibilidad. Desinformémonos, 23 de diciembre. Disponible en: https://desinformemonos.org/produccion-de-fronteras-poscoloniales-ilegalidad-migrante-y-la-politica-de-la-incorregibilidad/ (acceso: 3.11.2020).

Gostanian, A. (2019). Congressional Hispanic Caucus calls on ICE to release detainees amid COVID-19 crisis. *NBC News*, 12 de noviembre. Disponible en: https://www.nbcnews.com/news/latino/congressional-hispanic-caucus-calls-ice-release-detainees-amid-covid-19-n1173286 (acceso: 3.11.2020).

Hirst, M. (2017). Conceitos e práticas da ação humanitária latino-americana no contexto da securitização global. *Estudios Internacionales*, Edição Especial 50 anos, 143-179.

La Jornada (s.f.). Más de 5,400 niños migrantes han sido separados de sus padres en la era Trump. Disponible en: https://www.jornada.com.mx/sin-fronteras/2019/10/25/mas-de-5-400-ninos-migrantes-han-sido-separados-de-sus-padres-en-la-era-trump-6098.html (acceso: 3.11.2020).

Lepore, J. (2020). *Estas verdades: a história da formação dos Estados Unidos*. Rio de Janeiro: Intrínseca.

Levitsky, S., Ziblatt, D. (2018). *Como as democracias morrem*. Rio de Janeiro: Editora Zahar.

Manaut, R.B. (2015). Centroamérica Geopolítica, Militarización y crisis humanitária. *Revista Del Centro Andino de Estudios Internacionales*, 15: 212-239.

Mendoza, G. (2020). México a la sombra de la pandemia y cuatro temas más. *La opinión*, 30 de diciembre. Disponible en: https://laopinion.com/2020/12/30/2020-mexico-a-la-sombra-de-la-pandemia-y-cuatro-temas-mas/ (acceso: 3.11.2020).

PRAMI (2020). Organizaciones presentan acciones ante Naciones Unidas y CIDH frente a violaciones a derechos humanos de personas migrantes detenidas en México. *Blog incidencia ibero*, 28 de mayo. Disponible en: https://blog.incidencia.ibero.mx/2020/05/direccion-de-incidencia/organizaciones-presentan-acciones-ante-naciones-unidas-y-cidh-frente-a-violaciones-a-derechos-humanos-de-personas-migrantes-detenidas-en-mexico/(acceso: 3.11.2020).

Quadratin (2019). *Vergüenza nacional que Trump felicite por cacería migrante: PRD*. Partido de la Revolución Democrática, 20 de diciembre. Disponible en: https://mexico.quadratin.com.mx/verguenza-nacional-que-trump-felicite-por-caceria-migrante-prd (acceso: 3.10.2021).

Quijano, A. (2005). Colonialidade do Poder, Eurocentrismo e América Latina. En: E. Lander (org.). *A colonialidade do saber: eurocentrismo e ciências sociais. Perspectivas latino-americanas*. Buenos Aires: CLACSO, Consejo Latinoamericano de Ciencias Sociales.

Quintero, P., Figueira, P., Elizalde, P.C. (2019). *Uma breve história dos estudos decoloniais*. Masp Afterall.

Rea, D. (2019). Los niños migrantes como campo de batalla. *Pie de página*, 3 de agosto. Disponible en: https://piedepagina.mx/los-ninos-migrantes-como-campo-de-batalla/ (acceso: 3.11.2020).

Ríos, C. (2020). Se dispara la "caza" de migrantes en la recta final de la era Trump. *Milenio*, 17 de diciembre. Disponible en: https://www.milenio.com/politica/se-dispara-captura-de-migrantes-en-la-recta-final-de-la-era-trump (acceso: 3.11.2020).

Sánchez, G. (2020). *La política migratoria de Trump: qué ha hecho y quién ha sufrido*. elDiario.es, 1 de noviembre. Disponible en: https://www.eldiario.es/desalambre/politica-migratoria-trump-hecho-sufrido_1_6375282.html (acceso: 3.11.2020).

Selee, A., Ruíz Soto, A.G. (2020). *Construcción de un nuevo sistema migratorio regional: Redefiniendo la cooperación entre Estados Unidos con México y Centroamérica*. Migration Policy Intitute, diciembre. Disponible en: https://www.migrationpolicy.org/research/construccion-nuevo-sistema-migratorio-regional (acceso: 3.11.2020).

Serna Dugue, S. (2020). *México: rechazan el nombramiento de personas con perfil militar para dirigir albergues de migrantes*. AA, 2 de diciembre. Disponible en: https://www.aa.com.tr/es/mundo/m%C3%A9xico-rechazan-el-nombramiento-de-personas-con-perfil-militar-para-dirigir-albergues-de-migrantes/2062482 (acceso: 3.11.2020).

Sin fronteras, Fundar y ASILEGAL (2019). *La Detención Migratoria: un análisis desde el odelo penitenciario y gasto público*. Ciudad de México.

Somos migrantes (2019). No más niños migrantes en el paranoico mapa gringo. *Somos migrantes*, 15 de octubre. Disponible en: http://www.somosmigrantes.com/2019/10/15/no-mas-ninos-migrantes-en-el-paranoico-mapa-gringo/ (acceso: 3.11.2020).

Unicef (s.f.). *Los peligros de los niños que cruzan el desierto para entrar en los Estados Unidos*. Unicef. Disponible en: https://www.unicef.es/noticia/los-peligros-de-los-ninos-que-cruzan-el-desierto-para-entrar-en-los-estados-unidos (acceso: 3.11.2020).

Univisión (2021). *"No vengan": Harris advierte en Guatemala que quienes lleguen a la frontera serán devueltos*. Univisión, 7 de junio. Disponible en: https://www.univision.com/noticias/america-latina/harris-dice-que-los-lideres-deben-devolver-la-esperanza-a-guatemala-y-que-los-migrantes-deben-evitar-el-peligroso-viaje (acceso: 3.11.2020).

http:/orcid.org/0000-0002-5796-4164

Zulia Orozco Reynoso

zulia.orozco@uabc.edu.mx

SEGURIDAD PÚBLICA EN BAJA CALIFORNIA, MÉXICO: LOS NUEVOS RETOS DERIVADOS POR EL COVID-19

Public safety in Baja California, Mexico: New challenges resulting from COVID-19

Abstract

Baja California has been facing a severe security crisis for several decades. The objective of this study is to describe the crime rates before, during and after the pandemic in the state. The question guiding the research is: did the COVID-19 pandemic alter the incidence of crime in the state? Among the findings, a threefold reading was obtained: two stable trends (a drop in injuries and rapes and a rise in intentional homicides) and a standard deviation related to the pandemic (kidnappings and robberies).

Keywords: Baja California, violence, COVID-19, crime trends

Resumen

Baja California enfrenta desde hace varias décadas una severa crisis de inseguridad. El objetivo de la investigación consiste en describir la incidencia delictiva antes, durante y después de la pandemia en la entidad. La pregunta que guía la investigación es: ¿la pandemia por COVID-19 alteró la incidencia delictiva en el estado? Entre los hallazgos se encontró una triple lectura: dos tendencias estables (baja en lesiones y violaciones y alza en homicidios dolosos) y una desviación estándar relacionada con la pandemia (secuestros y robos).

Palabras claves: Baja California, violencia, COVID-19, tendencia delictiva

Introducción

Baja California enfrenta desde hace varias décadas una severa crisis de inseguridad relacionada con la presencia de la delincuencia organizada transnacional (Orozco, Lorenzen, 2018). Aunque la ciudad fronteriza de Tijuana ha sido una de las ciudades más afectadas históricamente, tras la pandemia por COVID-19, prácticamente todos los municipios del estado se vieron afectados por la violencia criminal. En ese sentido, el objetivo de este capítulo consiste en describir la incidencia delictiva antes (2018-2019), durante y después de la pandemia (2020-2021) y establecer si esta alteró la incidencia delictiva en el estado.

Sin lugar a duda, Baja California (México) es uno de los estados más afectados por la violencia criminal en el México contemporáneo (Velázquez, 2017). Se localiza en la esquina noroeste del país y su capital es Mexicali. La entidad está integrada por siete municipios: Tijuana, Tecate, Mexicali, Rosarito, Ensenada, San Felipe y San Quintín, los dos últimos de conformación reciente. También la entidad colinda hacia el norte con California, estado de la Unión Americana que se posiciona como la quinta economía a nivel mundial (Ximénez de Sandoval, 2018; Díez, 2018).

De acuerdo con el INEGI (2020), Baja California registró en 2020 un total de 3,769,020 habitantes (49.6% mujeres). En promedio, la población estatal cuenta con 30 años de edad y 9.8 años de escolaridad. En cuanto a la inseguridad, el 80% de la incidencia delictiva registrada oficialmente en el estado se distribuye principalmente entre Tijuana y Mexicali.

Durante 2020, Tijuana registró 1,922,523 habitantes (49.6% mujeres), posicionándose como el municipio más poblado del estado, y también del país. De acuerdo con INEGI (2020), el municipio de Tijuana está más poblado que, por ejemplo, la alcandía de Iztapalapa o los municipios de Zapopan, León o Puebla, por mencionar algunos ejemplos (Jaramillo, 2021).

También la edad media de la población en la ciudad fronteriza es de 29 años (un año más joven que la media estatal) y el 98% cuenta con educación. De esta población, casi el 50% cuenta con educación básica, mientras que el 20% tiene educación superior. Por otro lado, la Población Económicamente Activa (PEA) en la ciudad es del 67.3%; en ese sentido, aproximadamente uno de cada dos cuenta con auto para trasladarse, mientras que ocho de cada diez cuentan con una lavadora y nueve de cada diez con refrigerador, siendo estos enseres de alto costo, aunque considerados básicos entre la población (INEGI, 2020).

Por otro lado, Mexicali registró una población de 1,049,792 habitantes (49.6% mujeres) siendo la segunda ciudad más poblada del estado durante 2020, aunque registró un descenso poblacional importante desde la última década. La edad media es de 31 años (un año mayor que la media estatal). De igual forma, la tasa de alfabetización es elevada, prácticamente la totalidad de la población cuenta con algún grado educativo, 45% cuenta con educación básica, mientras que cerca del 30% con educación media superior y el 25% con educación superior (INEGI, 2020).

A diferencia de Tijuana, según el INEGI (2020), prácticamente ocho de cada diez habitantes cuentan con un automóvil, en tanto que la población también supera a Tijuana en cuanto al acceso a lavadora (88%) y refrigerador (97%). Por otro lado, la PEA es ligeramente menor en comparación con Tijuana, puesto que en Mexicali se registra el 63.3%. Como se aprecia a través de las estadísticas señaladas, Mexicali registra una menor población, más educada y con una calidad de vida ligeramente mejor que los habitantes de Tijuana.

Regresando a Baja California, la entidad es reconocida a nivel internacional por muchas otras cosas, como, por ejemplo, su gastronomía autodenominada BajaMed, siendo el Chef Javier Plascencia el icono de esta corriente gastronómica (Hernández, 2017). También se le reconoce por los vinos y los viñedos en el municipio de Ensenada, posicionándose en los últimos años como un atractivo destino turístico nacional e internacional (Draper, 2017; Mendoza, 2019). Otra característica que destaca en la región, es la industria maquiladora internacional que se instaló en el estado, aunque principalmente en Tijuana y Mexicali, tras la firma del Tratado de Libre Comercio con América del Norte en 1994 (Calixto, Dreshler, 2022; Solís, 2022).

Por otro lado, Baja California es ampliamente reconocida por su extraordinaria hospitalidad hacia migrantes procedentes de diversas latitudes del mundo (Ongay, 2009; Corona, 2018). De hecho, las zonas urbanas se han desarrollado exponencialmente en términos urbanos y demográficos (Carrillo, Piñera, 2011). La inmigración a la zona ha sido masiva, incluso durante la pandemia de COVID-19, donde se registraron caravanas de migrantes procedentes de distintos países de Centro y Sudamérica, África y Europa del Este (Lucero-Vargas, 2021). En el caso de Mexicali, en años recientes ha registrado un incremento en su población inmigrante (AFP, 2022).

Otra característica por la cual destaca la entidad, lamentablemente, es la inseguridad asociada a la delincuencia organizada (Arredondo et al., 2018). De tal forma que en la siguiente sección se describe con detalle la incidencia delictiva registrada en este estado.

Mirador de la violencia en Baja California, pre y poscoronavirus

A nivel hemisférico, México es el segundo país que registra la mayor incidencia de homicidios dolosos, solo por debajo de Brasil (UNODC, 2019). Sin embargo, no siempre esto fue así. De hecho, fue en 2007 cuando se disparó la violencia criminal, casi a la par de Brasil, en tanto que, en Colombia (país que ocupara el segundo lugar previo a México), disminuyeron significativamente los homicidios. En efecto, Colombia se posicionó en cuarto lugar, justo por debajo de Estados Unidos. De acuerdo con UNODC (2019), somos el único país en el hemisferio que registra una escalada desbordada, incontenible, de los homicidios dolosos desde 2016.

En 2016, durante la administración del Presidente Enrique Peña Nieto (2012-2018) se decidió eliminar el Subsidio para la Seguridad en los Municipios (Subsemun), programa implementado desde la administración de Felipe Calderón (2006-2012) que funcionó como un paliativo en la contención de la violencia (Jasso, 2019). Ese mismo año, 2016, se arrestó a uno de los líderes del Cartel de Sinaloa, Joaquín Guzmán Loera, por lo que el Cartel de Jalisco Nueva Generación (CJNG) aprovechó el vacío de poder para hacer alianzas con otras organizaciones delictivas, expandiendo significativamente su alcance (Zeta, 2017; Ahmed, 2017; Felbab-Brown, 2022).

En 2017, se extraditó y enjuició en una corte norteamericana a Guzmán Loera, cuestión que naturalmente trajo una reorganización de los liderazgos criminales en el país (Pozzi, 2019). Además, en 2016 comenzó a operar el Sistema de Justicia Penal Oral Adversarial, el cual no estaba totalmente cimentado en las 32 entidades federativas. Fue tal el desbalance en el proceso judicial en el país que los presuntos criminales salían rápidamente, casi como si estuviesen en una "puerta giratoria" (Velázquez, 2019).

La inestabilidad no paró ahí. De hecho, en 2018, tomó posesión el Presidente Andrés Manuel López Obrador (2018-2024), cuya administración se caracterizó por realizar cambios estructurales en múltiples ámbitos. En el caso de la seguridad pública, si bien en un primer momento se negó a tener militares en la calle, su discurso fue rebasado con hechos contradictorios al incrementarse el número de estos, al militarizar la seguridad y al anular la política y programas de seguridad pública. López Obrador delegó a los militares un gran presupuesto y los dotó de autoridad sobre la seguridad en el país (Serrano, 2019; Hernández, Romero, 2019; Brooks, 2020; Montenegro, 2021).

Desde 2015, en Baja California, al igual que en el resto del país, existe una tendencia al alza en homicidios dolosos. En efecto, en 2015 se registraron 821 víctimas fatales, mientras que, en 2017, fueron 2084. El punto más álgido de la década fue 2018 con 2798. Cabe mencionar que en 2019, el año previo al COVID-19, disminuyó el número de víctimas fatales a 2606, pero de nueva cuenta, en 2020, volvieron a incrementar (2628 casos), pese al encierro voluntario. La tendencia al alza continúo en 2021, cuando se registraron 2660 víctimas fatales como se aprecia en la figura 1.

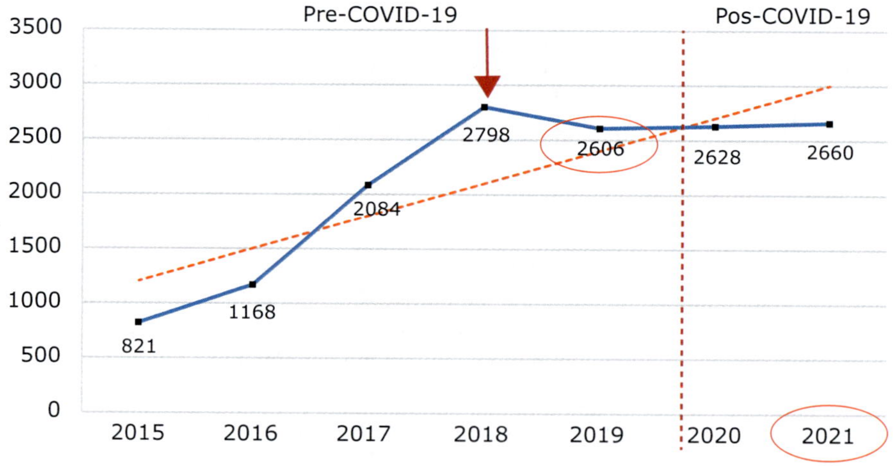

Figura 1. Homicidios dolosos en Baja California con tendencia al alza (2015-2021)

Fuente: Elaboración propia con información de la SSCBC.

La incidencia en robos violentos a lo largo del estado permaneció con tendencia estable (Figura 2), en contraste con las lesiones, delito que mantiene un descenso significativo (Figura 3). De hecho, las lesiones son el único delito que ha disminuido sistemáticamente a través de los años y que no se vio afectado por la influencia del COVID-19.

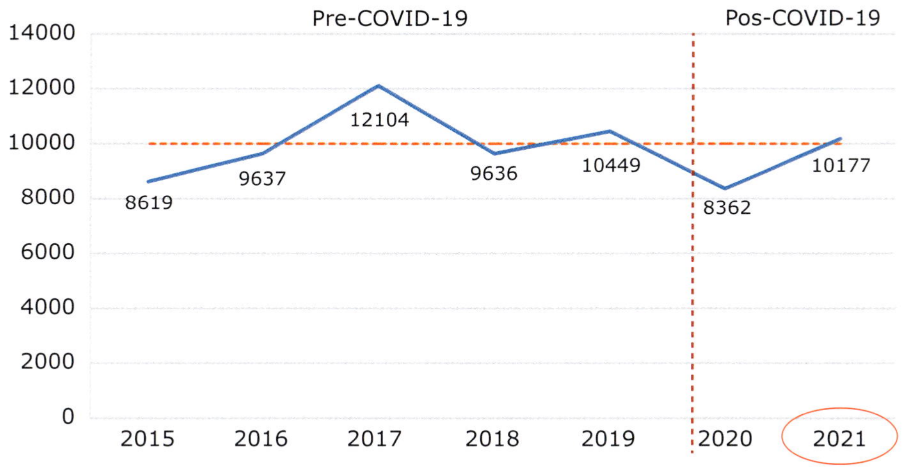

Figura 2. Robos en Baja California con tendencia estable (2015-2021)

Fuente: Elaboración propia con información de la SSCBC.

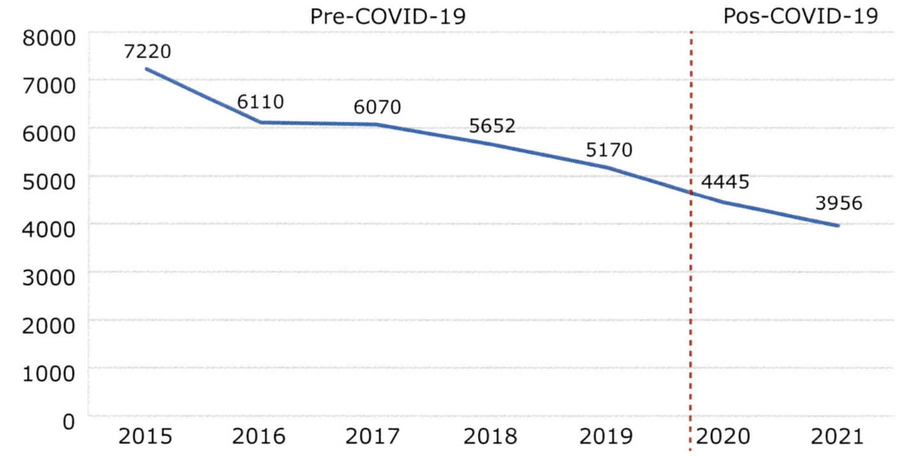

Figura 3. Lesiones en Baja California con tendencia a la baja (2015-2021)

Fuente: Elaboración propia con información de la SSCBC.

En cuanto al delito de secuestro, en 2019, se registró un descenso importante en números absolutos (Figura 4). Esto se puede explicar, quizá, desde la teoría del efecto cucaracha, pues células delictivas se trasladaron al estado vecino de Sonora, donde se incrementó considerablemente el secuestro (Milenio, 2022). Sin embargo, en términos generales, salvo en 2019, el delito de secuestro permanece con una tendencia estable en la entidad. De hecho, el año de la pandemia se registró un incremento importante (40%), que se mantuvo estable el año subsecuente, alcanzando la cifra récord del año 2018.

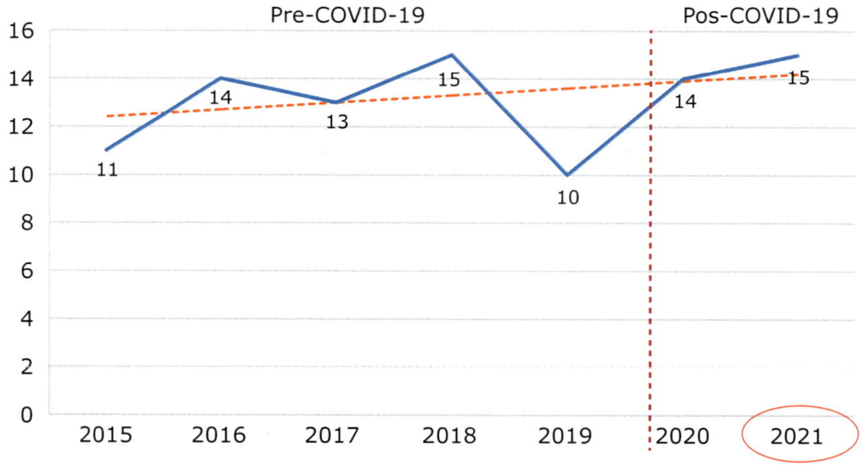

Figura 4. Secuestros en Baja California, con tendencia estable (2015-2021)

Fuente: Elaboración propia con información de la SSCBC.

Finalmente, el delito de violación se mantuvo estable, con una ligera tendencia hacia la baja. Como es de esperarse, debido al encierro voluntario, 2020 fue un año en el que se registró menor incidencia. Sin embargo, el año siguiente nuevamente incrementó, aunque no como en el año 2019 (Figura 5). En resumen, en Baja California sí hubo un cambio significativo en la incidencia delictiva asociada al encierro voluntario por COVID-19. Se puede señalar que, aunque la tendencia es hacia la baja, el cambio no es positivo en materia de secuestros y homicidios, delitos de alto impacto social que se incrementaron durante este momento.

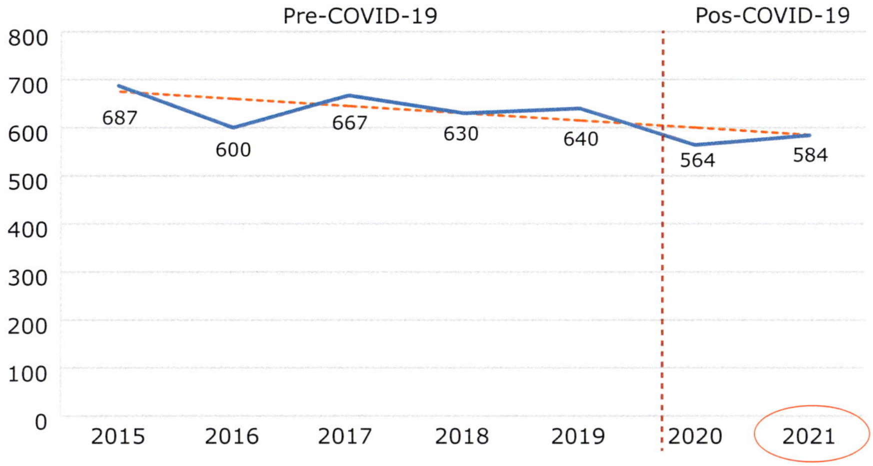

Figura 5. Violaciones en Baja California, con ligera tendencia a la baja (2015-2021)

Fuente: Elaboración propia con información de la SSCBC.

Las herramientas para contener el delito en Baja California

Tras el escenario anteriormente descrito, es inevitable cuestionar: ¿qué está haciendo la autoridad correspondiente para contener la inseguridad? ¿Qué políticas públicas se están implementado desde la federación y el estado para contrarrestar las acciones del crimen organizado en Baja California? Como se mencionó anteriormente, la administración de López Obrador finalmente militarizó la seguridad (El Financiero, 2022; Linthicum, 2022). A continuación, se revisarán algunas de las herramientas que son utilizadas desde la administración pública para hacer frente al grave problema de inseguridad.

Al interior del *Plan Nacional de Paz y Seguridad* se contempla como eje de trabajo el *Plan de Seguridad Pública* (Presidencia de la República, 2018), donde se plantean tres acciones específicas para proveer de seguridad a la sociedad mexicana:

1. Repensar la seguridad nacional y reorientar el papel de las Fuerzas Armadas.
2. Crear una Guardia Nacional (GN) y.
3. Establecer Coordinaciones Regionales.

Con relación al segundo punto, se pretendía que, para julio de 2020, una vez publicada en el Diario Oficial de la Federación la Ley de la Guardia Nacional por Decreto Presidencial, dicha guardia estuviera integrada por aproximadamente 90,000 elementos. Se consideró que la mayoría (51,000) serían militares, procedentes de la Secretaría de la Defensa Nacional; otros 10,000 marinos, procedentes de la Secretaría de Marina, más de 26,000 agentes procedentes de la Policía Federal, los cuales, por cierto, también tienen un origen castrense. Es decir, la Guardia Nacional tiene un sólido origen y formación militar; no obstante que a la figura se le pondere desde la tribuna política como una institución con perspectiva civil (Benítez, Gómez, 2021).

Como en muchos otros estados de la República Mexicana, para 2021, Baja California tuvo a lo largo de su territorio aproximadamente 2000 agentes de la Guardia Nacional. En un proceso por dominar el territorio bajacaliforniano y militarizar la seguridad, entre 2018 y 2021, se instalaron seis cuarteles, cinco Coordinaciones Regionales y una Coordinación Estatal (SEDENA, 2021). Sin embargo, los alcances reales de la Guardia Nacional fueron limitados e, incluso, arbitrarios en materia de seguridad pública.

De hecho, el primer antecedente de la Guardia Nacional en Baja California data de 2019. En efecto, incluso antes que el COVID-19 o que esta fuese una figura legalmente constituida con todo y presupuesto anual emitido, ya estaba circulando entre las principales calles de las ciudades más afectadas por la violencia en el estado. En efecto, el gobernador Jaime Bonilla Valdez (2019-2021), con la finalidad de contener la ola de violencia en el estado y particularmente en Tijuana, solicitó el apoyo de la Federación para que hiciera llegar algunos elementos de la aún naciente Guardia Nacional.

De tal forma que, en enero de 2019, llegaron los primeros elementos castrenses a patrullar el territorio bajacaliforniano (Fry, 2019). De inmediato se realizaron operativos conjuntos con las fuerzas de seguridad civil de orden municipal y estatal. Por lo anterior, no se aprecia el alcance que tuvo estrictamente la Guardia Nacional en las tareas de seguridad pública al interior de la entidad. El hecho es, como ya se observó, que los homicidios dolosos no disminuyeron significativamente, aún con el encierro voluntario por COVID-19 y con la llegada de la Guardia Nacional a Baja California.

Otro factor clave que no permite analizar con objetividad la tendencia de la violencia e inseguridad en la entidad es el cierre de los puertos terrestres de Estados Unidos. En efecto, con la intención de contener la expansión del COVID-19, Estados Unidos decidió cerrar sus puertos de entrada que colindan con México y Canadá. Sin lugar a duda, la decisión tuvo fortísimas repercusiones en ambos lados de la frontera, empezando por las económicas y sociales.

Por supuesto, los mercados ilegales también fueron influenciados, al igual que la organización y la división del trabajo al interior de las organizaciones delictivas transnacionales. De hecho, es posible que este reajuste de distribución del trabajo criminal del lado mexicano haya incrementado los homicidios dolosos, aunado a las respectivas confrontaciones entre las principales células delictivas del Cartel de Sinaloa: los hijos de Joaquín Guzmán Loera versus Ismael Zambada García (Proceso, 2021).

Al momento de escribir estas líneas no se cuenta con la incidencia delictiva del año 2022. Sin embargo, para conocer la tendencia respecto a la pregunta que guía nuestra investigación, así como para identificar el alcance que ha tenido a la Guardia Nacional en Baja California, se analizará detalladamente el primer bimestre de cada año entre 2019 y 2022.

Incidencia delictiva durante el primer bimestre (2019 a 2022)

De acuerdo con la información oficial, durante el primer bimestre de 2019, es decir, el momento en el que llegó la Guardia Nacional para pacificar Tijuana, se registraron 457 homicidios dolosos (Figura 6). Un año después, en 2020, considerando la presencia de la institución castrense y que, ciertamente la pandemia surgió un mes después, los homicidios dolosos se redujeron a 395. En ese sentido, el confinamiento voluntario definitivamente no fue un factor clave en el descenso de la violencia homicida porque en el primer bimestre de 2021, momento en que se seguía en confinamiento, los homicidios se incrementaron a 538 víctimas.

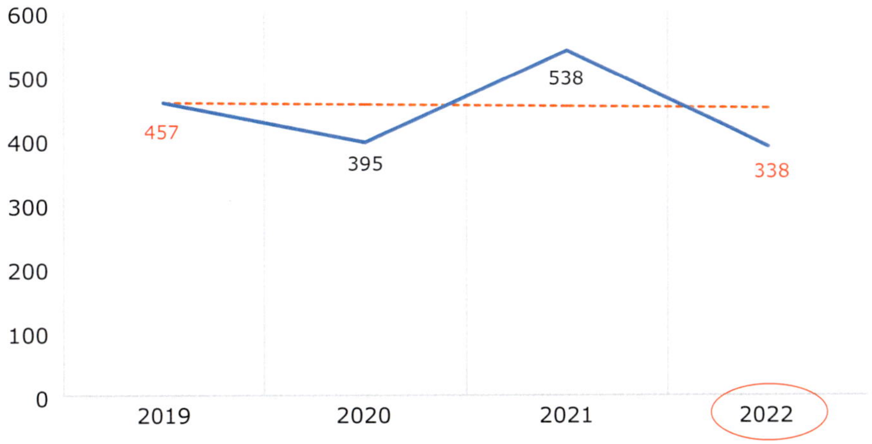

Figura 6. Homicidios en Baja California (enero-febrero, 2019 a 2022)

Fuente: Elaboración propia con información de la SSCBC.

El primer bimestre del 2021 fue el más violento del periodo analizado, al registrar 538 víctimas fatales. Lo cual, posiblemente, se deriva de la pandemia y específicamente del cierre de los puertos terrestres norteamericanos, lo que a su vez conllevó profundos ajustes al interior de las organizaciones delictivas como ya se observó. Se puede afirmar que el año 2021 fue clave en la reestructuración del mapa criminal en la entidad, siendo varios los municipios afectados por la violencia homicida (ej. Ensenada, Mexicali, Rosarito, Tecate), además del crónicamente afectado: Tijuana.

En cambio, para el primer bimestre del 2022 se registraron 388 víctimas fatales. De acuerdo con los datos oficiales, esta es la menor cifra de homicidios dolosos en el rango de los años estudiados. En términos generales, la tendencia del delito de homicidio ha permanecido estable a lo largo del primer bimestre durante los últimos cuatro años. En concreto, aún con la Guardia Nacional patrullando las calles y el encierro voluntario más duradero en la historia de Baja California, la tendencia de homicidios dolosos no registró un descenso significativo en los últimos años.

En el caso de robos con violencia en el estado, el bimestre con mayor incidencia fue el de 2020, cuando aún Naciones Unidas no decretaba la pandemia por COVID-19. Si bien el robo muestra una tendencia estable a lo largo de los años, se ha registrado una tendencia a la baja al pasar de 1753, en 2020, a 1554, en 2021, y 1 547, en 2022, como se observa en la Figura 7.

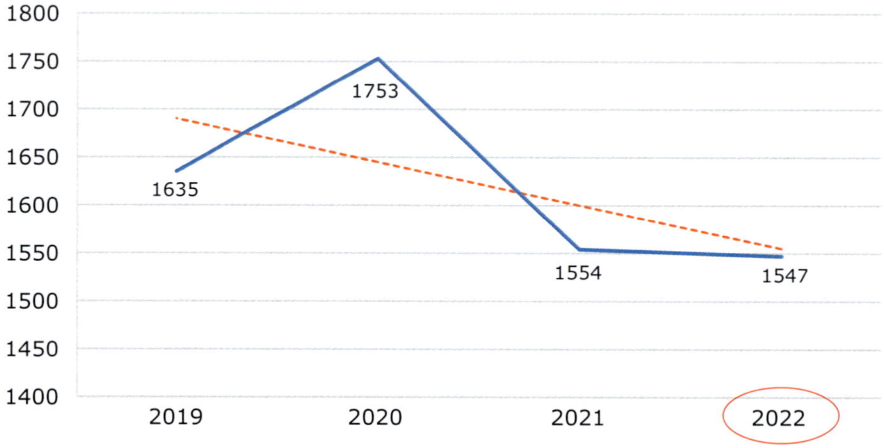

Figura 7. Robos en Baja California (enero-febrero)

Fuente: Elaboración propia con información de la SSCBC.

Los delitos que registran una tendencia a la baja en años recurrentes es el de lesiones (Figura 8) y violaciones (Figura 9). Aquí es importante apuntar que, para el caso de las lesiones, posiblemente estas no dejan de suceder; sin embargo, es posible que la población, ante los problemas de violencia e inseguridad, aunados a la disfuncionalidad institucional, desista de hacer la denuncia. Es decir, en este escenario es factible que los bajacalifornianos hayan minimizado la violencia cotidiana. Finalmente, la cifra negra es elevada en la entidad, al no registrarse ocho de cada 10 delitos.

En cuanto a violaciones, de acuerdo con la información oficial se registra una tendencia a la baja. El año en el que se registró la mayor incidencia fue 2020, momento cuando aún no había un encierro voluntario por COVID-19, pero cuando ya se contaba con la presencia de la Guardia Nacional en la entidad. Es decir, el primer bimestre del 2020 fue violento porque, salvo homicidios dolosos, el resto de los delitos se incrementaron significativamente en la entidad, no obstante la presencia de la Guardia Nacional que llegó el 2019.

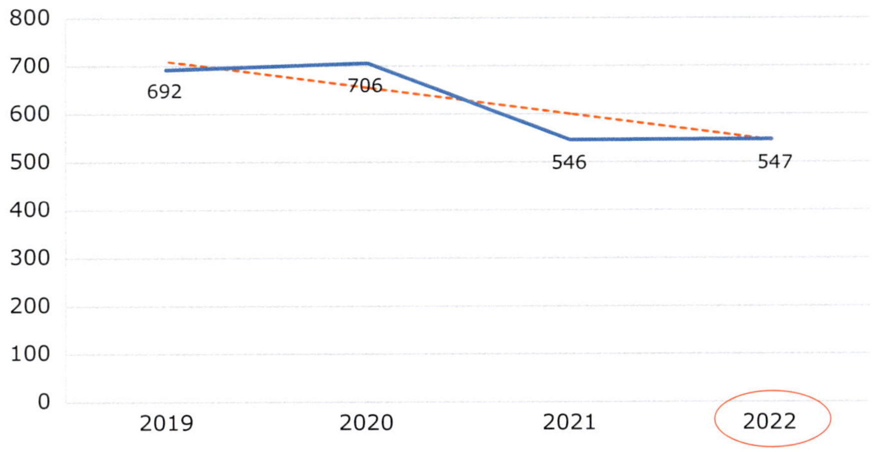

Figura 8. Lesiones en Baja California (enero-febrero)

Fuente: Elaboración propia con información de la SSCBC.

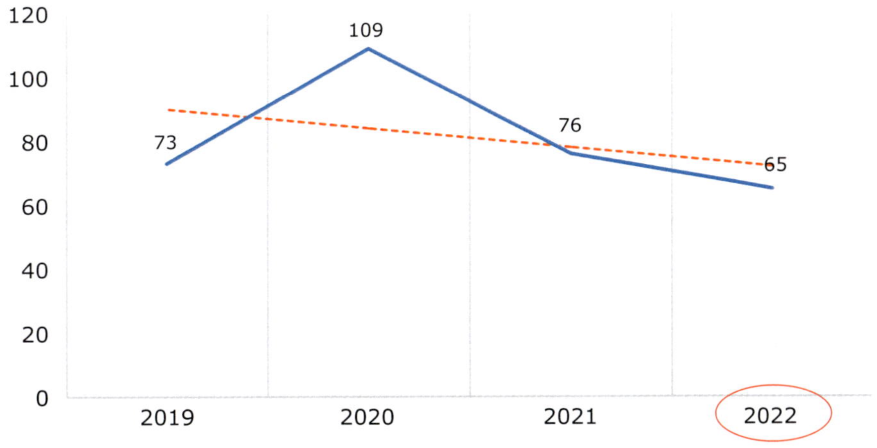

Figura 9. Violaciones en Baja California (enero-febrero)

Fuente: Elaboración propia con información de la SSCBC.

En ese sentido, la presencia de la Guardia Nacional no ha sido un factor relevante para la provisión de seguridad de los ciudadanos. De hecho, salvo lesiones, que ya era un delito con una clara tendencia a la baja, el resto de los delitos permanecieron estables o, bien, se incrementaron de forma significativa a través de los años, como sucedió con el secuestro y los homicidios dolosos.

Algunas consideraciones finales

Se pensaría que, tras el cambio de la política pública en materia de seguridad, aunada a la presencia de 6000 elementos de la Guardia Nacional distribuida a lo largo del estado, se alcanzaría la reducción de los homicidios dolosos en la entidad (Rosangel, 2021). Sin embargo, hoy en día sabemos que la estrategia falló puesto que la tendencia y la violencia permanecen estables, incluso cuando miles de personas permanecieron encerradas en sus casas de forma voluntaria.

En efecto, con excepción de las violaciones y las lesiones, el resto de los delitos incrementaron su incidencia en Baja California. Las desviaciones estándar que se registraron fueron en torno al delito de robo con violencia que, en una primera instancia, disminuyó en 2020 (8362 víctimas) y, un año después, en 2021 (10,177 víctimas), regresó a los niveles previos de la pandemia. También se registró una desviación para el caso de los secuestros, donde se encuentra una distinción importante entre 2019 (10 víctimas) y 2020 (14 víctimas).

En ese sentido, podemos afirmar que los delitos directamente influenciados por la situación derivada del COVID-19 en Baja California fueron robos y secuestros. El tema no es menor cuando son delitos de alto impacto social; aunado al incremento de homicidios dolosos relacionados al crimen organizado. En efecto, tal vez el COVID-19 y sus consecuencias secundarias no fueron un detonador que agudizara aún más la violencia homicida; sin embargo, si coadyuvó el incremento de la inseguridad y el miedo entre los ciudadanos bajacalifornianos.

De tal forma que, se puede hacer una triple lectura de la incidencia delictiva en el estado durante el contexto del COVID-19. En efecto, existen dos tendencias que se mantuvieron estables antes, durante y después de la pandemia: por un lado, la tendencia hacia la baja de lesiones y violaciones y, por otro, la tendencia hacia el alza de homicidios dolosos. El desequilibrio se registró exclusivamente con secuestros (2019-2020) y robos (2020-2021) en la entidad.

El escenario no fue alentador para los bajacalifornianos en ese momento, pues, además de permanecer en vilo debido a las finanzas profundamente afectadas por la dinámica en torno al COVID-19 y la reorganización de los mercados internacionales, aunado al estrés colectivo por temor a perder la vida por el virus, se sumó, por si fuera poco, la inseguridad *real* tras el incremento significativo, aún con la presencia de miles de militares en las calles, de los delitos de alto impacto social: robo, secuestro y homicidio doloso.

Si bien en términos generales toda la población se vio profundamente afectada por el escenario de violencia descrito, en este marco podemos distinguir algunos bloques de víctimas que se vieron más afectados que otros, por ejemplo, empresarios y comerciantes fueron especialmente perjudicados por la ola de robos y secuestros en la entidad. Sin embargo, hay un bloque, que, si bien no fue objeto específico de análisis de este artículo, definitivamente fue profundamente afectado y por ello es importante señalarlo y nunca minimizarlo: la violencia que sufrieron las mujeres durante el encierro voluntario por COVID-19, muchas veces silenciada por un temor fundado.

En ese sentido, en países con culturas y tradiciones machistas, las mujeres sufrieron un tsunami de violencia categorizada como intrafamiliar y sexual a través de la violación de sus derechos reproductivos. Baja California por supuesto no fue la excepción. De hecho, a partir de 2020, además de incrementarse la violencia en los hogares, también se incrementaron los feminicidios (Mosso, 2022).

A manera de conclusión podemos señalar que ni la Guardia Nacional ni la política de seguridad han sido suficientes para contener la violencia y los delitos de alto impacto social en Baja California. Con más de 6000 soldados en las calles, los homicidios dolosos, los robos y los secuestros permanecen estables e, incluso, con una tendencia al alza.

Es evidente que las acciones tomadas por los tres niveles de gobierno no son suficientes para contrarrestar la violencia crónica en la entidad y sus principales ciudades. En su justa dimensión, la política federal en materia de seguridad de la administración de Andrés Manuel López Obrador ha demostrado ser un fracaso, igual que la de sus antecesores.

El problema radica en que se centra la provisión de la seguridad en el personal militar y policial, cuando tendría que ser, en primera instancia, un valor común emanado desde y para la sociedad. Es decir, no hay mejor protección que la que pueda ofrecer el vecino, pero este sentir debe construirse desde una autoridad moral y legítima que, evidentemente, debe tener un alcance que se materialice rápidamente en justicia para los ciudadanos.

Al día de hoy se ponen parches y se implementan costosos paliativos en políticas inmediatistas que están lejos de ser una política de Estado. Un ciudadano educado, con oportunidades reales de desarrollo, con acceso a la cultura de forma cotidiana, difícilmente formará parte de la organización social del crimen. Una persona educada y con oportunidades reales es la mejor ecuación para hacer frente a la violencia criminal, aunque esto implique que antes el gobierno deje de violentar estructuralmente a sus ciudadanos y gire en torno al paradigma del desarrollo humano. Hoy en día, no hay desarrollo humano, como tampoco seguridad o acceso a la justicia, de tal forma que podemos concluir que, con o sin COVID-19, se tienen que hacer ajustes reales a las políticas y programas sociales en materia de seguridad y especialmente en materia de desarrollo humano.

Bibliografía

AFP (2022). Pequeña ciudad en el desierto se convierte en puerta de entrada para miles de migrantes en EEUU. *Swissinfo*. Disponible en: https://www.swissinfo.ch/spa/peque%C3%B1a-ciudad-en-el-desierto-se-convierte-en-puerta-de-entrada-para-miles-de-migrantes-en-eeuu/47654388 (acceso: 13.05.2024).

Ahmed, A. (2017). El Chapo, Mexican drug kingpin, is extradited to U.S. *The New York Times*. Disponible en: https://www.nytimes.com/2017/01/19/world/el-chapo-extradited-mexico.html (acceso: 13.05.2024).

Arredondo, J., Orozco, Z., Rodríguez O., Shirk, D. (2018). El resurgimiento del crimen violento en Tijuana, México. *Justice in Mexico*. Disponible en: https://justiceinmexico.org/el-resurgimiento-del-crimen-violento-en-tijuana-new-spanish-translation-of-justice-in-mexico-working-paper/ (acceso: 13.05.2024).

Benítez, R., Gómez, E. (2021). Fuerzas Armadas, Guardia Nacional y violencia en México. *Casede*. Disponible en: https://library.fes.de/pdf-files/bueros/mexiko/18167.pdf (acceso: 13.05.2024).

Brooks, D. (2020). *México: el inédito rol del ejército y la marina en el gobierno de AMLO (más allá de la seguridad pública)*. BBC. Disponible en: https://www.bbc.com/mundo/noticias-54850024 (acceso: 13.05.2024).

Calixto, M., Dreshler, A. (2022). Tijuana y San Diego: El camino para ser un tercer país Estados Unidos y México. *Expansión*. Disponible en: https://expansion.mx/economia/2022/01/26/tijuana-san-diego-la-zona-binacional-que-vale-260-000-mdd (acceso: 13.05.2024).

Carrillo, J., Piñera, D. (2011). *Baja California a cien años de la Revolución Mexicana 1910-2010*. México: El Colegio de la Frontera Norte – Universidad Autónoma de Baja California.

Corona, S. (2018). Un embudo migratorio llamado Tijuana. *El País*. Disponible en: https://elpais.com/internacional/2018/11/17/mexico/1542470785_844961.html (acceso: 13.05.2024).

Díez, B. (2018). Cómo logró California convertirse en la 5ª economía del mundo (y cuáles son algunos de los inconvenientes). *BBC News Mundo*. https://www.bbc.com/mundo/noticias-44204832 (acceso: 13.05.2024).

Draper, R. (2017). An unexpected wine sanctuary in Baja California. *The New York Times*. Disponible en: https://www.nytimes.com/2017/04/25/travel/travel-mexico-baja-california-wine-country.html (acceso: 13.05.2024).

El Financiero (2022). AMLO quiere que Guardia Nacional, Ejército y Marina hagan labores de seguridad pública después de 2024. *El Financiero*. Disponible en: https://www.elfinanciero.com.mx/nacional/2022/08/12/amlo-quiere-que-guardia-nacional-ejercito-y-marina-hagan-labores-de-seguridad-publica-despues-de-2024/ (acceso: 13.05.2024).

Felbab-Brown, V. (2022). *The foreign policies of the Sinaloa Cartel and CJNG – Part II: The Asia – Pacific*. Brookings. Disponible en: https://www.brookings.edu/opinions/the-foreign-policies-of-the-sinaloa-cartel-and-cjng-part-ii-the-asia-pacific/ (acceso: 13.05.2024).

Fry, W. (2019). México desplegará 15 mil soldados en la frontera con Estados Unidos. *The San Diego Union Tribune*. Disponible en: https://www.sandiegouniontribune.com/en-espanol/primera-plana/articulo/2019-06-26/mexico-desplegara-15-mil-soldados-en-la-frontera-con-estados-unidos (acceso: 13.05.2024).

Heras, A. (2022). Se convierte San Felipe en séptima demarcación de BC. *La Jornada*. Disponible en: https://www.jornada.com.mx/notas/2022/01/02/estados/se-convierte-san-felipe-en-septima-demarcacion-de-bc/ (acceso: 13.05.2024).

Hernández, G., Romero, C. (2019). La Guardia Nacional y la militarización de la seguridad pública en México. *URVIO, Revista Latinoamericana de Estudios de Seguridad*, 25.

Hernández, J. (2017). La cocina BajaMed es el sabor de Baja California. *Forbes*. Disponible en: https://www.forbes.com.mx/forbes-life/cocina-bajamed/ (acceso: 13.05.2024).

INEGI (2020). *México en Cifras. Baja California*. Disponible en: https://www.inegi.org.mx/app/areasgeograficas/?ag=02#collapse-Resumen (acceso: 13.05.2024).

Jaramillo, E. (2021). Tijuana la ciudad más poblada de México: INEGI. *Newsweek en Español*. Disponible en: https://newsweekespanol.com/2021/01/tijuana-es-la-ciudad-mas-poblada-de-mexico-inegi/ (acceso: 13.05.2024).

Jasso, C. (2019). El rescate de espacios públicos en México: una aproximación a la política pública de prevención situacional del delito. *Revista Criminalidad*, 61. Disponible en: https://redib.org/Record/oai_articulo3029827-el-rescate-de-espacios-p%C3%BAblicos-en-m%C3%A9xico-una-aproximaci%C3%B3n-a-la-pol%C3%ADtica-p%C3%BAblica-de-prevenci%C3%B3n-situacional-del-delito (acceso: 13.05.2024).

Linthicum, K. (2022). AMLO prometió poner fin a la guerra contra las drogas. En cambio, ha duplicado el número de tropas. *Los Angeles Times*. Disponible en: https://www.latimes.com/espanol/mexico/articulo/2022-08-20/prometio-una-ruptura-radical-con-la-estrategia-de-seguridad-militarizada (acceso: 13.05.2024).

Lucero-Vargas, C. (2021). El "Plan Operativo de Atención a la Población Migrante ante la COVID-19" y para su implementación en los albergues para migrantes en Tijuana, México. *Diarios del Terruño, Reflexiones sobre Migración y Movilidad. Segunda Época*, 12. Disponible en: https://www.revistadiariosdelterruno.com/lucero-vargas/ (acceso: 13.05.2024).

Mendoza, A. (2019). El vino producido en Ensenada extiende su prestigio con una gira por el sur de California. *The San Diego Union Tribune*. Disponible en: https://www.sandiegouniontribune.com/en-espanol/primera-plana/articulo/2019-11-05/el-vino-producido-en-ensenada-extiende-su-prestigio-al-sur-de-california (acceso: 13.05.2024).

Milenio (2022). Homicidio, secuestro y extorsión van al alza en Sonora: informa titular de Sedena. *Milenio*. Disponible en: https://www.milenio.com/politica/homicidio-secuestro-extorsion-alza-sonora-sonora (acceso: 13.05.2024).

Montenegro, J. (2021). Al Ejército, todo el poder; avanza la militarización de México. *Independent en Español*. Disponible en: https://www.independentespanol.com/noticias/militarizacion-mexico-amlo-fuerzas-armadas-b1971030.html (acceso: 13.05.2024).

Mosso, R. (2022). Feminicidios en Baja California. *Zeta*. Disponible en: https://zetatijuana.com/2022/05/feminicidios-en-baja-california/ (acceso: 13.05.2024).

Ongay, L. (2009). No soy mexicano, soy de Tijuana: juventud e identidad en la frontera norte de México. *Culturales*, 6(1). Disponible en: https://www.scielo.org.mx/scielo.php?script=sci_arttext&pid=S1870-11912010000100002 (acceso: 13.05.2024).

Orozco, Z., Lorenzen, M. (2018). Economía criminal y violencia en Tijuana. *Anuario Latinoamericano*, 6. Disponible en: https://journals.umcs.pl/al/article/view/8719 (acceso: 13.05.2024).

Pozzi, S. (2019). La justicia de EEUU condena a El Chapo a cadena perpetua por narcotráfico. *El País*. Disponible en: https://elpais.com/internacional/2019/07/17/actualidad/1563314499_836169.html (acceso: 13.05.2024).

Presidencia de la República (2018). *Estrategia Nacional de Seguridad Pública*. Disponible en: https://comisiones.senado.gob.mx/seguridad_publica/docs/SP/ESPR.pdf (acceso: 13.05.2024).

Proceso (2021). La guerra entre "El Mayo" y Los Chapitos por Baja California y Sonora. *Proceso*. Disponible en: https://www.proceso.com.mx/reportajes/2021/8/22/la-guerra-entre-el-mayo-los-chapitos-por-baja-california-sonora-270349.html (acceso: 13.05.2024).

Rosangel, S. (2021). Vigilan a BC más de 6 mil elementos militares y de la GN. *El Imparcial*. Disponible en: https://www.elimparcial.com/mexicali/mexicali/Vigilan-a-BC-mas-de-6-mil-elementos-militares-y-de-la-GN-20210627-0001.html (acceso: 13.05.2024).

SEDENA (2021). *Ejército Mexicano colabora em la construcción de instalaciones de la Guardia Nacional en el estado de Baja California*. Disponible en: https://www.gob.mx/sedena/prensa/ejercito-mexicano-colabora-en-la-construccion-de-instalaciones-de-la-guardia-nacional-en-el-estado-de-baja-california-285618?idiom=es-MX (acceso: 13.05.2024).

Serrano, M. (2019). La estrategia de seguridad de AMLO. ¿De la pacificación a la militarización? *Revista IUS*, 13(44).

Solís, G. (2022). Resurgent maquiladora are making Tijuana a boom town all over again. *KPBS*. Disponible en: https://www.kpbs.org/news/border-immigration/2022/01/05/resurgent-maquiladoras-are-making-tijuana-a-boom-town-all-over-again (acceso: 13.05.2024).

UNODC (2019). *Global study on homicide. United Nations*. Disponible en: https://www.unodc.org/unodc/en/data-and-analysis/global-study-on-homicide.html (acceso: 13.05.2024).

Velázquez, A.L. (2017). *Desplazamiento interno por violencia en México*. CNDH. Disponible en: https://www.corteidh.or.cr/tablas/r37820.pdf (acceso: 13.05.2024).

Velázquez, M. (2019). Se mantiene "puerta giratoria". *El Economista*. Disponible en: https://www.eleconomista.com.mx/politica/Se-mantiene-puerta-giratoria-20190331-0099.html (acceso: 13.05.2024).

Ximénez de Sandoval, P. (2018). California ya es la quinta mayor economía del mundo. *El País*. Disponible en: https://elpais.com/elpais/2018/05/09/opinion/1525882179_659426.html (acceso: 13.05.2024).

Zeta (2017). *CJNG gana terreno*. Disponible en: https://zetatijuana.com/2017/08/cjng-gana-terreno/ (acceso: 13.05.2024).

NOTAS BIOGRÁFICAS

Magdalena Lisińska es profesora adjunta en el Instituto de Estudios Americanos y la Diáspora Polaca de la Universidad Jaguelónica en Cracovia. Es doctora en Estudios Políticos (2018), máster en Estudios Americanos (2015) y máster en Relaciones Internacionales (2014). Su investigación se centra en la historia política de Argentina, el conflicto de las Malvinas/Falklands y el crimen organizado en América Latina. Recientemente, ha publicado "The Falklands/Malvinas as an Identity Dispute: A Constructivist Analysis of the British and Argentinian Positions" en *The International Spectator*. También es autora de dos monografías: *El país del Río de la Plata. Argentina desde el encuentro de dos mundos hasta la actualidad* (en polaco, Universitas 2022) y *Argentine Foreign Policy during the Military Dictatorship, 1976–1983. Between a Nationalist and Pragmatic Approach* (Palgrave Macmillan, 2019).

Monika Sawicka es profesora adjunta en el Instituto de Estudios Americanos y la Diáspora Polaca de la Universidad Jaguelónica en Cracovia. Es doctora en Estudios Políticos (2018), máster en Filología Portuguesa (2010) y máster en Relaciones Internacionales (2009) por la Universidad Jaguelónica. Su investigación se centra en la política exterior de Brasil y la América Latina contemporánea. Autora de dos monografías, entre ellas *Brazil's International Activism Roles of an Emerging Middle Power* (Routledge 2023), dos volúmenes editados centrados en los retos contemporáneos de América Latina y artículos sobre el activismo exterior de Brasil.

Slobodan S. Paiovic es doctor en Ciencias Históricas y Geográficas (área "América Latina Contemporánea") por el Instituto Universitario de Investigación Ortega y Gasset (Madrid, España). Trabajó en el Instituto de Política y Economía Internacional de Belgrado (investigador asociado), fue fundador y coordinador del Centro de Estudios de España e Iberoamérica (CEEI). Desde 2003, es docente de la Facultad de Geoeconomía de la Universidad Megatrend, ocupando también los cargos de coordinador del Sector para América Latina y el Caribe, decano, vicerrector de Cooperación Internacional, y fue rector de esa universidad (2014/2016). Ha sido profesor visitante en España, Bulgaria, Eslovenia, Grecia, Italia, Hungría, Argentina, Chile, México, Paraguay y Venezuela. Es Doctor Honoris Causa de la Universidad Nacional Kapodistríaca (Atenas) y miembro correspondiente de la Academia Paraguaya de la Historia en Asunción. Es autor y coautor de numerosos trabajos científicos, incluyendo estudios, ensayos y artículos publicados en revistas nacionales y extranjeras de referencia. Ha publicado doce libros (monografías y antologías) en el campo de su interés científico y ha recibido numerosos premios y reconocimientos nacionales e internacionales. Actualmente, es catedrático de la Facultad de Ciencias Sociales de Belgrado.

Johannes Maerk es director del Máster en Relaciones Internacionales y Política Urbana de la Universidad de Ciencias Aplicadas FH Campus de Viena. Es doctor en Filosofía Política por la Universidad de Innsbruck (Austria) y profesor en la Universidad de Viena y en la Academia Diplomática de Viena. Ha llevado a cabo estancias de investigación y docencia en diversas instituciones, incluyendo la Universidad Estatal de Río de Janeiro (UERJ) como becario no residente, la Universidad Nacional Autónoma de México (UNAM) como becario postdoctoral, la Universidad Simon Fraser (Vancouver), la Universidad de las Indias Occidentales (Jamaica), la Universidad de Barcelona y la Universidad de Varsovia, donde realizó estancias de investigación invitadas. Sus áreas de interés académico se centran en las ciencias sociales no occidentales y comparadas (pensamiento político, RRII), epistemología, relaciones Sur-Sur y cuestiones de desarrollo. Entre sus publicaciones se destacan los volúmenes editados *¿Existe una epistemología latinoamericana*? (Plaza y Valdés, 1999) y *¿Cómo democratizar la democracia?* (Plaza y Valdés, 2006), así como numerosos artículos sobre pensamiento político en América Latina y Canadá, Viena Roja y otros temas relacionados con sus intereses de investigación.

Miguel Ángel Urrego es doctor en Historia por la Universidad de Puerto Rico y El Colegio de México, miembro del Instituto de Investigaciones Históricas de la Universidad Michoacana de San Nicolás de Hidalgo (Morelia, México); especialista en historia cultural y política de América Latina; miembro del Sistema Nacional de Investigadores (nivel II); Coordinador de la Red para el Estudio de las izquierdas en América Latina (REIAL). Sus publicaciones más recientes son: *Marx, el marxismo y los decoloniales. Tergiversaciones, olvidos y reacomodos* (Morelia, 2021) y *Extrema derecha, populismo y fascismo en América Latina, una lectura en perspectiva global* (Morelia, 2023).

Andrés Musacchio es investigador del Instituto de Estudios Históricos, Económicos, Sociales e Internacionales del CONICET, profesor de Historia Económica Argentina y de Historia de las Relaciones Internacionales en la Facultad de Ciencias Económicas de la Universidad de Buenos Aires. Investigador invitado en el Instituto de Economía Mundial de Kiel, en el Instituto Iberoamericano de Berlín, en la Universidad de Economía de Viena y en la Universidad de Ciencias Aplicadas de Mainz. Docente invitado en diversas universidades de Argentina, América Latina y Europa. Especialista en problemáticas vinculadas a la historia económica y a las relaciones económicas internacionales, el endeudamiento externo y a los procesos de transformación económica y social. Coautor de seis libros y de más de un centenar de artículos académicos sobre los temas de especialización apuntados, así como de múltiples artículos de divulgación y periodísticos.

Jürgen Kaiser se desempeña como consultor del Programa Mundial de Alimentos en el ámbito de la conversión de deuda en seguridad alimentaria. Anteriormente, ocupó el cargo de coordinador político en la red erlassjahr.de (2002-2021) y fungió como asesor en materia de flujos financieros y alivio de la deuda en el Programa de las Naciones Unidas para el Desarrollo (2005-2006). Además, participó como miembro del grupo de trabajo de la UNCTAD sobre la reestructuración de la deuda soberana y contribuyó como coautor en la elaboración de la Guía y hoja de ruta para la reestructuración de la deuda soberana de la UNCTAD (2015). Asimismo, formó parte de la comisión de auditoría designada por el presidente ecuatoriano para la reevaluación del endeudamiento externo del país (2007/2008). Posee una diplomatura en Geografía y un máster en Planificación Regional. Entre sus publicaciones en inglés destacan "Making the Global Financial System More Resilient – A Regional/Group-wise Approach to Sovereign Debt Workouts" (FES International Policy Analysis, mayo de 2017), "One Made it out of the Debt Trap. Lessons from the London debt Agreement of 1953 for Current Debt Crises" (FES Diálogo sobre la Globalización, junio de 2013) y "Taking stock of proposals for more ordered debt workouts" en B. Herman, J.A. Ocampo, S. Spiegel (eds.), *Overcoming Developing Country Debt Crises* (Oxford University Press, 2010).

Isabella Spies Agraz trabaja como investigadora asociada en el Foro Ludwig Erhard (LEF) de Economía y Sociedad de Berlín. Estudió Ciencias Políticas y Relaciones Internacionales en el Hunter College, CUNY de Nueva York, la Universidad Libre de Berlín y la Universidad Jaguelónica de Cracovia. Sus intereses de investigación incluyen la seguridad feminista y la política económica, así como los estudios latinoamericanos. Como parte de su trabajo de investigación en el LEF, actualmente se centra en particular en la economía social de mercado en el contexto de la globalización.

Ieva Giedraitytė es profesora en la Universidad de Vilna. Tiene un máster en Estudios Latinoamericanos y un doctorado en Ciencias Políticas. Con más de diez años de experiencia en investigación y docencia, ha trabajado con organismos de cooperación al desarrollo de la UE, centrándose en América Latina. Su investigación abarca los estudios latinoamericanos, en particular los centroamericanos, la acción exterior de la UE en la cooperación al desarrollo y los órdenes globales. Su trabajo más reciente analiza los órdenes regionales en el siglo XXI. En la actualidad, está examinando las políticas de Estados Unidos hacia Centroamérica.

Katherine Cheung García obtuvo un máster con matrícula de honor en Seguridad Internacional y Desarrollo por la Universidad Jaguelónica de Cracovia. Anteriormente, se licenció en Antropología por la Universidad Central de Venezuela (UCV), donde realizó una destacada disertación sobre las relaciones entre China y América Latina durante la era de Hugo Chávez en el Departamento de Antropología Política. Ha traducido y escrito sobre la intersección entre literatura, filosofía e historia, y filosofía política comparada y desarrollo en los contextos de América Latina, Haití, Venezuela y China.

Rajko Petrović es doctor en Estudios Políticos por la Facultad de Ciencias Políticas de Belgrado e investigador asociado empleado en el Instituto de Estudios Europeos de Belgrado, Serbia. Sus áreas de interés científico y de investigación se refieren a las condiciones políticas y sociales en España, Portugal y países latinoamericanos. Hasta el momento ha publicado dos extensas monografías en los campos observados: *España – supresión del secesionismo* (en serbio, Catena Mundi 2022) y *Sistemas políticos de los países latinoamericanos* (en serbio, Editorial e Instituto de Estudios Europeos Zoran Stojanović, 2023). Participó en numerosos encuentros científicos nacionales e internacionales dedicados a los temas de España, Portugal y la región latinoamericana.

Camila Amorim Jardim es doctora en Relaciones Internacionales por la Pontificia Universidad Católica de Río de Janeiro (PUC-Rio). Actualmente es investigadora postdoctoral en el Instituto de Relaciones Internacionales de la Universidad de Brasilia (UnB), Brasil, y trabaja como especialista en Política Internacional en Greenpeace Brasil. Sus intereses de investigación incluyen el análisis de la política exterior, la política exterior brasileña, el populismo y la extrema derecha, el poscolonialismo y el psicoanálisis aplicado a la política.

Devika Misra es profesora adjunta en la Escuela Jindal de Asuntos Internacionales, Sonipat, India. Posee un doctorado y un máster en Estudios Latinoamericanos y un máster en Política otorgados por la Escuela de Estudios Internacionales de la Universidad Jawaharlal Nehru. Es licenciada en Filología Inglesa por el Lady Shri Ram College for Women de la Universidad de Delhi. Devika ha desempeñado roles como profesora visitante en la Universidad de São Paulo (USP) y en la Universidad del Estado de Rio de Janeiro (UERJ). También fue profesora invitada en la Universidad Federal Fluminense (UFF), donde impartió cursos sobre política exterior india y perspectivas asiáticas de las Relaciones Internacionales. Su enfoque pedagógico es fuertemente interdisciplinario con énfasis en la tutoría académica. Actualmente, se desempeña como investigadora asociada en la Coordinadora Regional de Investigaciones Económicas y Sociales (CRIES) en Buenos Aires, Argentina y Fellow for Comparative Regionalism en el Centre for Regional Integration, Reino Unido.

Amurabi Oliveira es profesor asociado del Departamento de Sociología y Ciencias Políticas de la Universidad Federal de Santa Catarina (Brasil) y miembro afiliado de la Academia Brasileña de Ciencias y de la Global Young Academy. Sus últimas investigaciones se centran en el auge de los movimientos conservadores y sus repercusiones en la educación, así como en la influencia de la desinformación en la democracia. Entre sus publicaciones más recientes se encuentran el libro *Etnografía para educadores* (en portugués, UNESP 2023) y el artículo "National curricula and citizenship education in populist times. Los casos de Brasil y España" en *Compare: A Journal of Comparative and International Education* en coautoría con Marta Estellés y Jordi Castellví.

M. Isabel Garrido Gómez es catedrática de Filosofía del Derecho de la Universidad de Alcalá (España), decana de su Facultad de Derecho y codirectora del máster universitario en Protección Internacional de los Derechos Humanos. Sus principales líneas de trabajo son: el derecho en la sociedad global, los derechos fundamentales, la democracia en la esfera jurídica, los derechos de la familia y de la mujer, la igualdad y no discriminación y la función de los jueces. Entre sus publicaciones se encuentran los libros: *Derechos fundamentales y Estado social y democrático de Derecho* (Dilex, 2007), *La igualdad en el contenido y la aplicación de la ley* (Dykinson, 2009), *Las transformaciones del Derecho en la sociedad global* (Aranzadi, 2010) y *Análisis e implicaciones de los derechos sociales* (Dykinson, 2022).

Laura Loeza Reyes es investigadora en el Centro de Investigaciones Interdisciplinarias en Ciencias y Humanidades de la Universidad Nacional Autónoma de México. Es doctora en Ciencia Política por la Universidad de París I, Panthéon-Sorbonne (1998-1999), maestra en Sociología Política (1994-1996) del Instituto de Investigaciones Dr. José María Luis Mora, México y licenciada en Sociología (1982-1986) de la Facultad de Ciencias Políticas y Sociales de la Universidad Nacional Autónoma de México (UNAM). Sus temas de investigación son las organizaciones de la sociedad civil, los derechos humanos, los procesos de cambio político en México y las redes de actores sociales, todos ellos interrelacionados. Ha coordinado algunos libros como: *Políticas de identidad en el contexto de la crisis de la democracia* (Centro de Investigaciones Interdisciplinarias en Ciencias y Humanidades, 2021), *Derechos Humanos y Conflictos por la Justicia en América Latina* (coeditor Jairo Antonio López Pacheco, Centro de Investigaciones Interdisciplinarias en Ciencias y Humanidades, 2019).

Karla Ivonne Martínez Hernández es licenciada en Relaciones Internacionales por la Universidad Nacional Autónoma de México (UNAM). Trabaja como analista en LAB-CO, un laboratorio de innovación en políticas públicas en los temas de seguridad, violencia y justicia. Sus principales intereses de investigación son las violaciones a derechos humanos, trata de personas y justicia en México. Su publicación más reciente es su tesis titulada "La trata de personas con fines de mendicidad forzada: violación a los derechos humanos de las personas con discapacidad".

Daria Konarska completó una maestría en Estudios Americanos en la Universidad Jaguelónica, así como dos licenciaturas en la misma universidad: la primera en Estudios Latinoamericanos y la segunda en Estudios de Oriente Próximo. Actualmente está realizando un doctorado en Estudios Políticos y Jurídicos en la Universidad Pontificia Bolivariana (UPB) en Medellín, Colombia. En 2022, participó en un programa de intercambio bilateral como estudiante visitante en la Universidad Nacional de Colombia, donde realizó una investigación sobre las exguerrilleras de las FARC-EP. Sus intereses académicos se centran en temas relacionados con la política y la historia contemporánea de Colombia.

Daniel Manchinelly es doctor en Ciencia Social con especialidad en Sociología por El Colegio de México. Actualmente se desempeña como investigador temporal en la Universidad La Salle, México a través del proyecto 320284 del Consejo Nacional de Humanidades, Ciencia y Tecnología (CONAHCYT) llamado "Una mirada desde la demografía para proyectar el futuro de la educación superior". Sus intereses de investigación han sido: migración internacional, salud pública, corrupción y su combate, vulnerabilidad laboral y educación indígena. Su publicación más reciente se llama: "Desigualdad de género y vulnerabilidad laboral en el mercado de trabajo en territorios urbanos: aproximación a la situación en la Ciudad de México" en I. Escamilla Herrera, A. Guillermo Aguilar (eds.), *Vulnerabilidad socioterritorial en zonas metropolitanas de la Región Centro* (UNAM, 2023).

Érica Sarmiento es profesora asociada de Historia de América en la Universidad Estatal de Río de Janeiro (UERJ) y en el Programa de Postgrado en Historia Política (UERJ). Doctora en Historia por la Universidad de Santiago de Compostela (España), coordinadora del Laboratorio de Estudios sobre Inmigración (UERJ) y de la Cátedra Sérgio Viera de Mello (ACNUR/UERJ), pro-científica de la UERJ, investigadora de Productividad nivel 2 del CNPQ y Científica de Nuestro Estado de la FAPERJ. Ha publicado libros como *Migraciones forzadas, resistencias y perspectivas: Centroamérica, México y Estados Unidos (2016-2020)* (en portugués, Intermeios, 2021) y *Vozes Migrantes no século XX. Relatos de la inmigración española en Río de Janeiro* (en portugués, Editora Ayran, 2023).

Zulia Orozco Reynoso es investigadora titular de tiempo completo adscrita al Instituto de Investigaciones Sociales de la Universidad Autónoma de Baja California (UABC) y miembro del Sistema Nacional de Investigadores, Nivel 1. Sus áreas de interés son la seguridad transfronteriza, el crimen organizado y los mercados ilegales en la región Tijuana – San Diego. Su más reciente publicación –en coautoría– se intitula *Metodologías para la Seguridad y la Paz Social*, bajo los sellos editoriales de la UNAM, la UABC y el Colmex.

Redaktor prowadzący
Mirosław Ruszkiewicz

Redakcja techniczna
Barbara Górska

Korekta techniczna
Alicja Dziura

Skład
Wojciech Wojewoda

Wydawnictwo Uniwersytetu Jagiellońskiego
Redakcja: ul. Michałowskiego 9/2, 31-126 Kraków
tel. 12-663-23-80